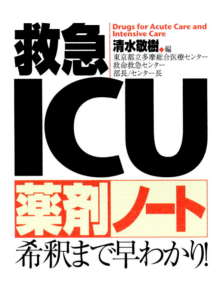

救急ICU薬剤ノート

希釈まで早わかり！

Drugs for Acute Care and Intensive Care

清水敬樹◆編
東京都立多摩総合医療センター
救命救急センター
部長/センター長

羊土社 YODOSHA

謹告

　本書に記載されている診断法・治療法に関しては，発行時点における最新の情報に基づき，正確を期するよう，著者ならびに出版社はそれぞれ最善の努力を払っております．しかし，医学，医療の進歩により，記載された内容が正確かつ完全ではなくなる場合もございます．

　したがって，実際の診断法・治療法で，熟知していない，あるいは汎用されていない新薬をはじめとする医薬品の使用，検査の実施および判読にあたっては，まず医薬品添付文書や機器および試薬の説明書で確認され，また診療技術に関しては十分考慮されたうえで，常に細心の注意を払われるようお願いいたします．

　本書記載の診断法・治療法・医薬品・検査法・疾患への適応などが，その後の医学研究ならびに医療の進歩により本書発行後に変更された場合，その診断法・治療法・医薬品・検査法・疾患への適応などによる不測の事故に対して，著者ならびに出版社はその責を負いかねますのでご了承ください．

序

　薬剤に関する医学書は良書が多数出まわっています．いずれも内容，量，質とも非常に豊富で多数の知識を得ることができます．その中でわれわれの救急・ICU領域においては，必要な薬剤や投与方法などはある程度限定されます．これら必要な薬剤を集約化して突き詰めることで本書の付加価値を高めたいと考えました．

　救急科専門医や集中治療専門医の皆さんはもちろんのこと，普段から救急・ICUに縁が深いとはいえない診療科の医師，スタッフの皆さんの患者が重症化してICUに入室し，自身で患者管理を施行しなければならなくなった際の薬剤の選択，投与に関してのお手伝いができればと思います．

　特に臨床経験が浅いレジデント諸君は，経験が浅いにもかかわらず薬剤投与の決定権を自由に与えられており，かつその内容に関しても上級医からのチェックやフィードバックが十分に得られていないことも多々あります．彼らに重症患者に特化した薬剤という絞った範囲での選択肢を与えることでインシデントを防ぐ効果も期待しています．また，薬剤は希釈して使用する場合が多く，希釈方法もさまざまではありますが一般的な原則や普及している希釈方法があります．本書ではこれらの希釈方法，つまり「現場で実際にどのように投与するか」という現場主義の立場から推奨すべき希釈方法も記載しています．さらに救急・ICU領域における薬剤投与のちょっとしたコツなどの記載も各執筆担当者の先生にお願いしました．

　薬剤投与は優秀な外科医の鋭いメスと同様に，期待した薬理効果が発揮されれば起死回生の治療になる強力な「特効薬」になります．その一方で投与方法を誤まったり，または意図したような薬理作用の発現に乏しければ患者に留めをさしてしまう

「毒物」にもなる諸刃の剣となり得ます．同じ薬剤の投与でも患者の全身状態，特に循環血液量や心機能，呼吸機能，肝腎機能などにより得られる効果はさまざまです．これらを評価して全身状態を見極めながらの薬剤投与を行うことが救急科専門医・集中治療専門医としての腕の見せ所になります．

　自分が医師になった初日に上級医の先生に「フェンタを持ってくるように」と言われて金庫番の上級医の所に行き，「ファンタをください」と言ってニヤニヤされながら上級医達に「グレープなのかオレンジなのか」とからかわれたことは今でも鮮明に覚えています．恥ずかしすぎる過去ですが非常に懐かしくもあります．本書を片手に全国の救急・ICUに携わる先生方，スタッフの皆さんの診療のお手伝いができることを願っています．

　最後になりましたが現在赴任している東京都立多摩総合医療センターにて救急・集中治療に対する良き理解者でわれわれを支えていただいている近藤泰児院長と，自分の生涯の師匠である昭和大学医学部救急医学教室の三宅康史教授に心から感謝を申し上げます．また，時間的に厳しい日程の中でわれわれを適宜叱咤激励していただいた羊土社編集部の中田志保子氏，保坂早苗氏に御礼を申し上げます．

2015年2月

　　　　　　　　　　　　　　　　　　　　　　　　　　　清水敬樹

Drugs for Acute Care and Intensive Care
救急ICU薬剤ノート
希釈まで早わかり！
目次

序	清水敬樹	3
目次		5
本書の使い方		11
略語一覧		15

① 筋弛緩薬　　20

● スキサメトニウム … 22 ● ロクロニウム … 23 ● ベクロニウム … 24
　　　　　　　　　　　　　　　　　　　　　　　　　　　岩下義明

② 昇圧薬・強心薬　　26

● エフェドリン … 31 ● フェニレフリン … 32 ● ドパミン … 33 ● ドブタミン … 35 ● アドレナリン … 36 ● ノルアドレナリン … 38
　　　　　　　　　　　　　　　　　　　　　　　　　　　竹田寛恵

● イソプロテレノール（イソプレナリン）… 39 ● ミルリノン … 40
● オルプリノン … 42 ● コルホルシンダロパート … 43 ● ドロキシドパ … 44　　　　　　　　　　　　　　　　　　　　　　永田健一郎

③ 降圧薬・血管拡張薬　　46

● ジルチアゼム … 49 ● ニカルジピン … 50 ● ニトログリセリン … 52
● 硝酸イソソルビド … 53 ● ニコランジル … 55 ● アルプロスタジルアルファデクス … 56 ● エポプロステノールナトリウム … 58
　　　　　　　　　　　　　　　　　　　　　　　　　　　麻喜幹博

④ 鎮静薬　60

- プロポフォール … 66　●ミダゾラム … 68　●ジアゼパム … 70　●フルニトラゼパム … 71　●デクスメデトミジン … 72　●ゾルピデム … 74　●クロルプロマジン … 75 ──────────────── 速水宏樹

⑤ 鎮痛薬　76

- フェンタニル … 80　●モルヒネ … 82　●ペンタゾシン … 83　●ブプレノルフィン … 84　●ケタミン … 85　●フルルビプロフェンアキセチル … 86　●アセトアミノフェン … 87 ─────────── 菅野敏之

⑥ 抗凝固薬　88

- ヘパリンナトリウム … 94　●ナファモスタット … 96　●ガベキサート … 98　●アンチトロンビンⅢ … 99　●フォンダパリヌクス … 100　●エノキサパリン … 101　●トロンボモデュリン アルファ … 102　●ダルテパリン … 103　●アルガトロバン … 104　●ワルファリン … 106　●ダナパロイド … 108　●ヘパリンカルシウム … 109

────────────────────── 佐藤　祐

⑦ 抗不整脈薬　112

- ランジオロール … 116　●ベラパミル … 118　●プロプラノロール … 119　●リドカイン … 120　●メキシレチン … 122　●フレカイニド … 123　●ピルシカイニド … 125 ──────── 高氏修平，牧野隆雄

- アトロピン … 127　●ジゴキシン（ジギタリス）… 128　●アミオダロン … 129　●ニフェカラント … 131 ─────────── 塩澤知之

⑧ t-PA・血栓溶解薬　132

- アルテプラーゼ … 136　●モンテプラーゼ … 138　●ウロキナーゼ … 139 ──────────────────────── 田中幸太郎

contents

❾ 利尿薬   142

- フロセミド … 146 ● カンレノ酸カリウム … 148 ● 濃グリセリン … 149 ● D-マンニトール … 150 ● カルペリチド … 151

土井信一郎

❿ 抗ウイルス薬   152

- アシクロビル … 156 ● ビダラビン … 158 ● オセルタミビル … 160 ● ペラミビル … 162 ● ラニナミビル … 163

早野大輔

⓫ 抗菌薬   164

- アンピシリン・スルバクタム … 166 ● ピペラシリン・タゾバクタム … 167 ● セファゾリン … 169 ● セフメタゾール … 170 ● セフトリアキソン … 171 ● セフェピム … 173 ● メロペネム … 174 ● バンコマイシン … 176 ● テイコプラニン … 178 ● トブラマイシン … 180 ● アミカシン … 182 ● シプロフロキサシン … 184 ● クリンダマイシン … 186 ● ミノサイクリン … 187 ● スルファメトキサゾール・トリメトプリム … 188

本田仁, 堀内美樹博

- メトロニダゾール … 189

田頭保彰

⓬ 抗真菌薬   190

- フルコナゾール … 192 ● ミカファンギン … 193 ● カスポファンギン … 194 ● リポソーマル アムホテリシンB … 195

田頭保彰

⑬ 抗痙攣薬　196

- ●フェノバルビタール … 200　●フェノバルビタールナトリウム … 202　●フェニトイン … 204　●ホスフェニトイン … 206　●バルプロ酸 … 208　●クロナゼパム … 210　●カルバマゼピン … 212　●硫酸マグネシウム … 214　●ガバペンチン … 216

———森川健太郎

⑭ 消毒薬　218

- ●ポビドンヨード … 222　●クロルヘキシジン含有エタノール … 224　●クロルヘキシジン … 226　●塩化ベンザルコニウム … 227

———山下智幸

⑮ 経管投与で頻用する薬剤　228

- ●レボチロキシンナトリウム … 230　●GFO … 232　●メトロニダゾール … 234　●バンコマイシン（経口）… 236　●ニフェジピン … 238　●REF-P1 … 240

———萩原祥弘

⑯ 中毒で使用する薬剤　242

- ●活性炭 … 244　●プラリドキシムヨウ化メチル … 245　●アセチルシステイン … 246　●グルカゴン … 247　●まむし抗毒素 … 248　●セファランチン … 249

———光銭大裕

⑰ 軟膏・クリーム　250

- ●白色ワセリン … 252　●ジメチルイソプロピルアズレン … 253　●スルファジアジン銀 … 254　●ヨウ素 … 255　●トラフェルミン … 256

———堀越久子

contents

⑱ 消化管蠕動薬　258

●エリスロマイシン … 262　●大建中湯 … 264　●メトクロプラミド … 266　●パンテノール … 267　●ジノプロスト … 268

萩原祥弘

⑲ 輸液・輸血　270

●20％人血清アルブミン … 272　●5％人血清アルブミン … 273　●生理食塩液 … 274　●蒸留水／注射用水 … 275　●人ハプトグロビン … 276　●透析液 … 277

齊藤　修

⑳ 造影剤　278

●アミドトリゾ酸ナトリウムメグルミン液 … 280　●アミドトリゾ酸ナトリウムメグルミン注射液 … 282

萩原祥弘

㉑ 電解質補正時に使用する薬剤　284

●塩化ナトリウム … 286　●塩化カリウム … 287　●ポリスチレンスルホン酸ナトリウム／ポリスチレンスルホン酸カルシウム … 288　●グルコン酸カルシウム／塩化カルシウム … 290　●フルスルチアミン … 292　●ビタミンB_1／B_6／B_{12} … 293　●リン酸ナトリウム … 294

九鬼隆家

㉒ 外傷で使用する薬剤　296

●沈降破傷風トキソイド … 300　●抗破傷風人免疫グロブリン … 301　●トロンビン … 303　●カルバゾクロムスルホン酸ナトリウム … 304　●トラネキサム酸 … 305　●エプタコグ アルファ（rFⅦa製剤） … 306

小島直樹

㉓ 拮抗薬　　　308

● フルマゼニル … 310　● ナロキソン … 312　● スガマデクス … 314
● プロタミン … 316 ──────────────── 山下智幸

㉔ 呼吸器関係の薬剤　　　318

● サルブタモール … 324　● アミノフィリン … 326　● ツロブテロール … 328　● シクレソニド … 329　● ブデソニド … 330　● フルチカゾンプロピオン酸エステル … 331　● ベクロメタゾンプロピオン酸エステル … 332　● モメタゾンフランカルボン酸エステル … 333　● フルチカゾンプロピオン酸エステル/サルメテロールキシナホ酸塩 … 334　● ブデソニド/ホルメテロール … 335 ──────────────── 加茂徹郎

㉕ ステロイド　　　336

● コルチゾン … 339　● ヒドロコルチゾン … 340　● プレドニゾロン … 341　● メチルプレドニゾロン … 342　● デキサメタゾン … 343　● ベタメタゾン … 344 ──────────────── 岩下義明

㉖ その他の薬剤　　　346

● デスモプレシン酢酸塩 … 348　● ビペリデン塩酸塩 … 349　● ファスジル塩酸塩 … 351　● エドロホニウム … 352　● ドキサプラム … 353　● パパベリン … 354　● インスリン … 355　● バソプレシン … 357　● 炭酸水素ナトリウム … 358　● オメプラゾール（静注用）… 359　● 酸化マグネシウム … 360　● 炭酸リチウム … 362
──────────────── 井手亮太

薬剤名索引　　　364
重要語索引　　　371
執筆者一覧　　　374

本書の使い方

本書利用にあたって

　本書は，主に救急・集中治療領域で使用する薬剤について，現在よく使用する薬剤を中心に，専門医が実臨床の現況をふまえ，執筆者の責任において解説したものです．救急・集中治療の現場においての実践的な内容を優先した記述としておりますので，添付文書を網羅しておらず，また添付文書外情報も含んでおります．効能・効果，用法・用量，使用上の注意等の詳細につきましては各薬品の添付文書をご確認ください．

(医薬品医療機器情報提供ホームページ)
http://www.info.pmda.go.jp/psearch/html/menu_tenpu_base.html

また，保険適用外使用についても記述していますので，保険診療を目的とした施設におかれましてはご留意いただけますようお願い申し上げます．

「希釈法・用法・用量」の表記について

　各薬剤の解説ページに記載されている「希釈法・用法・用量」では，以下の略語表記を用いています

生理食塩液	NS
静注	Tz
ブドウ糖液	iv
動注	ia
点滴静注，持続静注	dIv
持続動注	dia
皮下注	sc
筋注	im
希釈液	DS (dilute solution)
ボーラス（単回）投与	one shot
注射用水，注射用蒸留水	DW (distilled water)

本書は，各薬剤の分類ごとの**「概説のページ」**と使用法や注意点をまとめた**「薬剤のページ」**で構成され，重要な情報が効率的に理解できるように工夫されています．

概説のページ

薬剤のページ

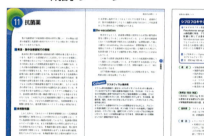

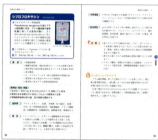

概説のページ 各薬剤の分類ごとに統括的に概説しています

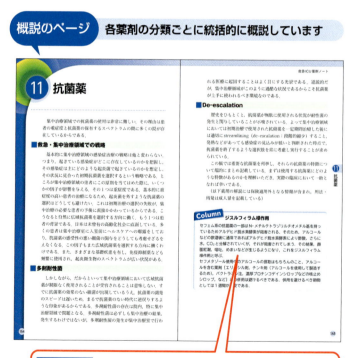

Column では知っておきたいマメ知識を記載しています

薬剤のページ
各薬剤について以下の内容より採択して解説しています

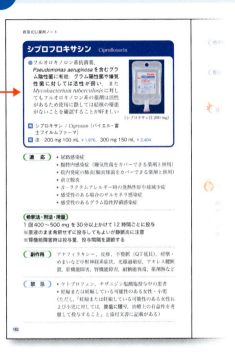

● **一般名**
　注：一部，正式名称でなく通称の記載としております
● **特徴**
　薬効や薬理作用などの特徴を簡潔に示しています
● **商品名（メーカー名）**
　主な商品を掲載しています．商品名・メーカー名は一部省略して記載している場合があります．
　また，メーカー名につきましては，2社以上の場合
　製造販売（元）- 発売もしくは販売（元）
　と記載しています
● **規格（薬価）**
　剤形・容量を記載しています
● **製剤写真**
　注：外観が予告なく変更される可能性，予告なく販売中止になる可能性があります．最新のものは各メーカーのHPなどをご確認ください

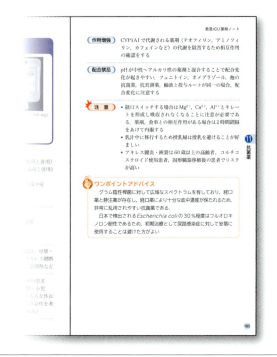

以下，実際の診療に合わせた内容となっています

- **適応**
  注：適用外使用について記述している箇所もございますので，ご留意ください
- **希釈法・用法・用量**
  原則的に成人への投与量を記載しています．用いられている略語に関しては，11ページをご参照ください
- **副作用**
- **禁忌**
- **併用禁忌**
- **慎重投与**
- **作用増強・減弱**
- **配合禁忌**
- **効果発現や持続時間**
- **拮抗薬**
- **注意**
- **その他**
  上記以外のポイントとなる事柄について解説しています
- **ワンポイントアドバイス**
  シチュエーションごとの使用法あるいは使用上注意すべきポイント，現場でのノウハウなどを解説しています

● 略語一覧

略語	英語	日本語
ACE	angiotensin-converting enzyme	アンジオテンシン変換酵素
ACT	activated coagulation time	活性凝固時間
AKA	alcoholic ketoacidosis	アルコール性ケトアシドーシス
ALT	alanine aminotransferase	アラニンアミノトランスフェラーゼ
AmpC	amoxicillin	アモキシシリン
APS	anti-phospholipid antibody syndrome	抗リン脂質抗体症候群
APTT	activated partial thromboplastin time	活性化部分トロンボプラスチン時間
AST	aspartate aminotransferase	アスパラギン酸アミノトランスフェラーゼ
AUC	area under the blood concentration time curve	薬物血中濃度-時間曲線下面積
CCB	calcium channel blocker	カルシウム拮抗薬
CDAD	*Clostridium difficile* associated diarrhea	クロストリジウム・ディフィシル関連下痢症
CHDF	continuous hemodiafiltration	持続的血液透析濾過
CICV	cannot intubate, cannot ventilate	
COPD	chronic obstructive pulmonary disease	慢性閉塞性肺疾患
CPA	cardiopulmonary arrest	心肺停止
CPR	cardiopulmonary resuscitation	心肺蘇生法
CRP	C-reactive protein	C反応性タンパク
CV	central vein	中心静脈
DHP	direct hemoperfusion	直接血液灌流
DIC	disseminated intravascular coagulation	播種性血管内凝固症候群

略語	英語	日本語
DKA	diabetic ketoacidosis	糖尿病性ケトアシドーシス
DPI	dry powder inhaler	ドライパウダー吸入器
DPT	diphtheria pertussis tetanus combined vaccine	ジフテリア・百日咳・破傷風三種混合ワクチン
DVT	deep venous thrombosis	深部静脈血栓症
EF	ejection fraction	駆出分画(率)
ESBL	extended spectrum β-lactamase	基質拡張型β-ラクタマーゼ
FFP	fresh frozen plasma	新鮮凍結血漿
HELLP	syndrome of hemolysis elevated liver enzymes and low platelet count	HELLP症候群
HIT	heparin induced thrombocytopenia	ヘパリン起因性血小板減少症
HUS	hemolytic uremic syndrome	溶血性尿毒症症候群
ICS	inhaled corticosteroid	吸入ステロイド薬
INR	international normalized ratio	国際標準比
ISDN	isosorbide dinitrate	硝酸イソソルビド
ITP	idiopathic thrombocytopenic purpura	特発性血小板減少性紫斑病
IV-PCA	intravenous patient controlled analgesia	経静脈患者自己疼痛管理
IVH	intravenous hyperalimentation	高カロリー輸液
LABA	long-acting beta 2 agonist	長時間作用型β_2刺激薬
MAO	monoamine oxidase	モノアミン酸化酵素
MRCNS	methicillin resistant coagulase negative *Staphylococci*	メチシリン耐性コアグラーゼ陰性ブドウ球菌
MRSA	methicillin-resistant *Staphylococcus aureus*	メチシリン耐性黄色ブドウ球菌

略語	英語	日本語
MSSA	methicillin-sensitive *Staphylococcus aureus*	メチシリン感受性黄色ブドウ球菌
NCSE	non-convulsive status epilepticus	非痙攣性てんかん重積発作
NMTT	N-methylthiotetrazole	
nnRTIs	non-nucleoside reverse transcriptase inhibitors	非ヌクレオシド系逆転写酵素阻害薬
NOMI	nonocclusive mesenteric ischemia	非閉塞性腸管虚血症
nRTIs	nucleoside reverse transcriptase inhibitors	ヌクレオシド系逆転写酵素阻害薬
NTG	nitroglycerin	ニトログリセリン
NYHA	New York Heart Association	ニューヨーク心臓協会
OPSI	overwhelming postsplenectomy infection	脾臓摘出後重症感染症
PA	plasminogen activator	プラスミノーゲン活性化因子
PCAS	post-cardiac arrest syndrome	心停止後症候群
PCI	percutaneous coronary intervention	経皮的冠動脈インターベンション
PCPS	percutaneous cardiopulmonary support	経皮的心肺補助装置
PEA	pulseless electrical activity	無脈性電気活動
pMDI	pressurized metered-dose inhaler	加圧式定量噴霧吸入器
PRSP	penicillin-resistant *Streptococcus pneumoniae*	ペニシリン耐性肺炎球菌
PT	prothrombin time	プロトロンビン時間
PT-INR	prothrombin time-international normalized ratio	プロトロンビン時間-国際標準化
PTC	post-tetanic count	テタヌス刺激後収縮回数

略語	英語	日本語
PVC	premature ventricular contraction	心室期外収縮
RAS	renin-angiotensin system	レニン・アンジオテンシン系
SIADH	syndrome of inappropriate secretion of antidiuretic hormone	抗利尿ホルモン不適合分泌症候群
SLE	systemic lupus erythematosus	全身性エリテマトーデス
SMA	superior mesenteric artery	上腸間膜動脈
SNRI	serotonin and norepinephrine reuptake inhibitor	セロトニン・ノルアドレナリン再取り込み阻害薬
SRA	serotonin release assay	
SSRI	selective serotonin reuptake inhibitor	選択的セロトニン再取り込み阻害薬
SU	sulfonylurea	スルホニル尿素
t-PA	tissue plasminogen activator	組織型プラスミノーゲン活性化因子
TDM	therapeutic drug monitoring	治療薬物モニタリング
TOF	train of four	四連刺激
TTP	thrombotic thrombocytopenic purpura	血栓性血小板減少性紫斑病
uPA	urokinase-type plasminogen activator	ウロキナーゼ型プラスミノーゲン活性化因子
VF	ventricular fibrillation	心室細動
VT	ventricular tachycardia	心室頻拍
WPW症	Wolff-Parkinson-White syndrome	ウォルフ・パーキンソン・ホワイト症候群

Drugs for Acute Care and Intensive Care

救急ICU薬剤ノート

希釈まで早わかり！

1 筋弛緩薬

筋弛緩薬は"息の根を止める薬"（＝呼吸を止める薬）である．これは，この薬の最大のメリットであり，かつ，デメリットでもある．この薬を使用する際は，この点を常に念頭において使用する必要がある．

■筋弛緩薬の作用機序

筋弛緩薬は神経筋接合部に作用して，筋弛緩作用をきたす．この神経筋接合部への作用機序により，脱分極性と非脱分極性に分けられる．脱分極性薬剤は神経終末のアセチルコリン受容体に結合し，持続的に脱分極させることによりアセチルコリン受容体を不活性化する．これにより筋の興奮が生じなくなる．非脱分極性薬剤はアセチルコリン受容体の競合阻害により，神経終末を脱分極させずに筋弛緩作用を得る．脱分極性薬剤はその作用機序のため，作用発現までの時間が短いが，線維束攣縮（fasciculation），血中K値の上昇などの副作用がある．非脱分極性薬剤はこのような副作用がないが，本邦で長く主流であったベクロニウムは効果発現までの時間が長いというデメリットがあった．非脱分極性薬剤で効果発現までの時間が短いロクロニウムの登場により，本邦で使用される筋弛緩薬は専らロクロニウムが主流となった．また，半減期が短く，危機的な筋弛緩状態からの速やかなリバースが可能な拮抗薬としてスガマデクス（ブリディオン）が存在することも頻用される理由の一つである．

■筋弛緩薬の適応

救急集中治療領域における主な適応は，①挿管時に用いる場合，②低体温療法時のシバリング予防，③ARDSに対する呼吸努力の抑制，の3つがあげられる．

挿管時に用いる際は血圧低下をきたさずに筋弛緩を得られるため，挿管を容易にする．しかし患者の自発呼吸も完全に消してしまうため，挿管ができずマスク換気もうまくいかなくなった場合

CICV（cannot intubate, cannot ventilate）と呼ばれる極めて危険な状態に陥る．筋弛緩薬を用いての気管挿管を行う場合は必ず挿管困難症例に対応できる人とデバイスを集めてから行うことが重要である．

また，心肺停止蘇生後患者に対する脳低温療法，脳平温療法の施行が一般的となっており，シバリング抑制目的に使用されることも多くなった．

ARDS患者に対する筋弛緩薬の使用は議論が分かれる．否定的な意見としては，横隔膜の運動が障害されて背側肺障害が強くなること，筋委縮が起こり人工呼吸器の離脱が困難になることなどが指摘されている．従来，筋弛緩薬は人工呼吸器との同調性が悪い患者にのみ投与されていたが，近年は炎症反応の改善効果や，臨床試験においても筋力低下をきたさずに病院内死亡率，人工呼吸期間の低下をきたすことが報告されている[1, 2]．

Column ACURASYS（ARDS et Curarisation Systematique）

発症から48時間以内にフランス国内の20施設のICUに収容された重症ARDS患者にcisatracurium besylateという筋弛緩薬の投与を行った結果，筋力が低下することなく死亡率が低下することが示された．340例中，筋弛緩薬投与群178例，プラセボ群162例，P/F＜150，プライマリアウトカムは90日生存率で筋弛緩薬投与群31.6％，プラセボ群40.7％であった．

文献

1) Papazian L, et al：Neuromuscular blockers in early acute respiratory distress syndrome. N Engl J Med, 363：1107-1116, 2010
2) Alhazzani W, et al：Neuromuscular blocking agents in acute respiratory distress syndrome：a systematic review and meta-analysis of randomized controlled trials. Crit Care, 17：R43, 2013

スキサメトニウム　Suxamethonium

- ●別名：サクシニルコリン / Succinylcholine
- ●脱分極性筋弛緩薬．投与後，速やか（60秒以内）に筋弛緩作用を得られる．脱分極に伴い一過性の筋収縮（線維束性攣縮）をきたす

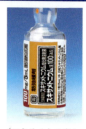

（スキサメトニウム注100「AS」）

- 商 スキサメトニウム / Suxamethonium（アステラス）
- 規 注 2％1 mL ¥92，2％2 mL ¥92，2％5 mL ¥109

適応
麻酔，挿管時の迅速な筋弛緩

希釈法・用法・用量
- 間歇的投与法：1回10〜100 mg（原液0.5〜5 mL）
- 静脈内注射
- 投与前に必ずK値を確認する
- 1 mg/kgの投与量で100％ブロックが1分以内に生じ，4分間持続後に10分で回復する

副作用
ショック，アナフィラキシー，悪性高熱，気管支痙攣，遷延性無呼吸，心停止，呼吸抑制，横紋筋融解症

その他
Precurarization：
本薬の投与2分前に少量の非脱分極性筋弛緩薬の投与（ベクロニウム0.01〜0.02 mg/kg）で線維束性攣縮による筋肉痛，眼圧上昇などを予防できる

ワンポイントアドバイス
ロクロニウムの出現により出番が減ってはいるものの，短時間で効果が発現するために使用しやすい．また，作用時間が短いため喉頭展開に時間がかかりすぎると筋弛緩作用が減弱するので注意する

ロクロニウム Rocuronium

- 非脱分極性筋弛緩薬．効果発現が早く（0.6 mg/kg投与で84.8秒），半減期が短い．拮抗薬も存在するため，現在最も使用される筋弛緩薬

商 エスラックス / Eslax（MSD）
規 静注　25 mg 2.5 mL ¥604，
　　50 mg 5 mL ¥1,085

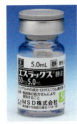

（エスラックス静注 50 mg）

適応
麻酔，挿管時の迅速な筋弛緩，ICUでの持続筋弛緩

希釈法・用法・用量
- 単回投与：原液50 mg iv
  （0.6〜0.9 mg/kg，簡易には1 mg/kgと覚えるとよい）
- 持続投与：原液2 mL/時（1〜3 mL/時）div
- 代謝産物（17-desacetyl体）に筋弛緩活性がないのでdivに有利

副作用
横紋筋融解症，気管支攣縮

禁忌
重症筋無力症，筋無力症候群

その他
ロクロニウム0.6 mg/kg iv時
　①効果発現：84.8秒
　②作用持続：41分（プロポフォール併用）
　　　　　　56分（セボフルラン併用）
　③分布容量：181 mL/kg
　④排泄半減期：75分
　⑤クリアランス：4.1 mL/kg/分

ベクロニウム Vecuronium

● 非脱分極性筋弛緩薬．ロクロニウムの発売前は救急ICU領域で頻用されていた．ロクロニウムより効果発現までの時間が長く，半減期が長い

- **商** マスキュラックス / Musculax（MSD）
- **規** 静注用 4 mg（溶解液付）¥ 383, 10 mg ¥ 807

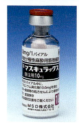
（マスキュラックス静注用 10 mg）

適応　麻酔，挿管時の迅速な筋弛緩，ICUでの持続筋弛緩

希釈法・用法・用量
- 単回投与：1 V（10 mg）+ NS 10 mL
  → 5〜6 mL（0.08〜0.1 mg/kg）iv
- 持続投与：5 V（50 mg）+ NS 50 mL
  → 2 mL/時（1〜3 mL/時）div

副作用　横紋筋融解症，気管支痙攣

禁忌　重症筋無力症，筋無力症候群，妊婦または妊娠している可能性のある患者

その他　静注用全身麻酔薬であるチオペンタールナトリウム，チアミラールナトリウムなどの塩基性薬剤と混合すると塩基性薬剤の沈殿を生じる

ワンポイントアドバイス

ロクロニウムの出現で出番は減ってきているが，逆にロクロニウムより半減期が長いことをメリットとして，脳低温療法の導入，維持期の筋弛緩薬のワンショットや外傷性大動脈損傷などでの体動予防でのワンショット投与，その他何らかの理由でICU内で筋弛緩が必要な場合に選択肢の1つにあがってくる

1 筋弛緩薬

2 昇圧薬・強心薬

　救急現場や麻酔管理において，さまざまな要因によって循環動態が変動する．その中で昇圧薬や強心薬が必要となる場面では輸液だけでは改善できない状態になっていることが予想できる．本稿においては，循環動態を安定化するため，ひいては患者の全身状態を安定させるための薬剤の投与方法について述べていく．昇圧薬はあくまでも補助治療であるため，ショックなどの緊急を要する病態の鑑別（表1），原因疾患の治療（表2）を行うことが大切であることを忘れてはならない．

■ 昇圧薬・強心薬の作用機序（表3）

　エフェドリンはアドレナリン受容体に間接的に作用する薬剤で，シナプス前細胞からノルアドレナリンを放出させ，後細胞に作用し，アゴニストとしてα，β刺激作用を引き起こす．フェニレフリンはアドレナリン類似の構造をもつ選択的α_1受容体刺激

表1 ● 5H5T

Hypovolemia	脱水
Hypoxia	低酸素血症
Hypothermia	低体温症
Hyper/Hypo kalaemia / glycemia	高・低カリウム血症，高・低血糖
H$^+$（acidosis）	アシドーシス
Tension pneumothorax	緊張性気胸
Tamponade（cardiac）	心タンポナーデ
Thrombosis （massive pulmonary embolism）	肺梗塞
Thrombosis（MI）	心筋梗塞
Toxius	薬物中毒

MI：myocardial infarction
文献1より引用

表2 ● 各ショックの原因と治療

分類	原因	治療
循環血液量減少性ショック	前負荷 （大量出血など）	・輸液 〔輸液のみでは血圧が安定しない・低血圧が持続する場合は一時的にカテコラミン（ドパミン・ノルアドレナリン）を使用する〕
心原性ショック	心機能 （心筋梗塞，弁膜症，不整脈など）	・循環器専門医へのコンサルト〔輸液・利尿薬・カテコラミン（ドパミン・ドブタミン）・血管拡張薬〕 ・機械的補助循環の使用（IABPなど） ・原因に対し，PCI・CABGなど
閉塞性ショック	前負荷 （緊張性気胸，心タンポナーデ，肺塞栓）	・タンポナーデの解除，緊張性気胸の解除など
血液分布異常性ショック	前負荷・後負荷 （アナフィラキシーショック，敗血症性ショック，神経原性ショック）	・輸液 ・カテコラミン（ドパミン・ノルアドレナリン・バソプレッシン）

アシドーシス下ではカテコラミンの反応が減弱するため，高用量のカテコラミンに反応しない場合はアシドーシスの存在を疑う必要がある．

表3 ● 代表的な強心薬・昇圧薬の心・血管への作用

	ドブタミン	ノルアドレナリン	アドレナリン	イソプロテレノール	ミルリノン
心拍数・心収縮性	↑	不変 （高用量で軽度↑）	不変 （高用量で軽度↑）	↑	不変 （高用量で軽度↑）
心拍出量	↑	変動	↑	↑	↑
血圧	↑	↑↑↑	↑↑↑	さまざま	さまざま
体・肺血管抵抗	↓	↑↑↑	↑↑	↓	↓
前負荷	↓	↓もしくは不変	↓もしくは不変	↓	↓↓
心筋酸素消費	↑↑	↑↑	↑↑	↑	ほとんど変化なし

薬で,血管収縮作用をもたらす.選択性が高いため,昇圧する際に使用しても頻脈性不整脈などが起きにくい.

ドパミンやドブタミンといった薬剤は心筋細胞や血管平滑筋細胞に存在する各種アドレナリン受容体に作用することで細胞内Caイオンを調整し,強心作用(収縮力と弛緩力の増加)および血管収縮・拡張作用をもたらし,アドレナリン受容体サブタイプの作用部位に応じて,異なる生理的作用を示す(表4).ドパミンはノルアドレナリンの前駆体で用量によって作用点や作用機序が異なり,各用量によってα作用優位,β作用優位といった用量依存的な作用を呈する.アドレナリンはα受容体にもβ受容体にも直接作用し,受容体への選択性は低いが強力な血管収縮作用,強心作用,気管支拡張作用を有する.ドブタミン,ノルアドレナリンにはドパミンのような用量による作用点の違いはないため,用量での使い分けはない.β刺激作用の強いドブタミンは純粋にβ作用(強心・血管拡張作用)を期待する場合に必要量使用し,α/β作用とも強いノルアドレナリンは血管収縮作用・強心作用の両側面からの強い昇圧効果を期待する場合に必要量使用する.

イソプロテレノール,ドロキシドパは体内で直接アドレナリン受容体に作用する薬剤である.前者はβ受容体を介し,心臓への陽性変時変力作用や気管支拡張作用をもたらし,後者はノルアドレナリンのプロドラッグであり,体内でα₁受容体に作用して血管平滑筋を収縮させ,血圧上昇をもたらす(表4).

ミルリノン,オルプリノン,コルホルシンダロパートについては,アドレナリン受容体を介さずに細胞内シグナル伝達経路に作用し,細胞内Caイオンチャネルを活性化することで,強心作用をもたらす薬剤である.低心機能の心不全患者においては心機能

表4 ● カテコラミンと各アドレナリンレセプターの作用強度

薬剤名	α刺激作用/ 血管収縮	β₁刺激作用/ 陽性変力変時作用	β₂刺激作用/ 末梢動脈拡張
ドブタミン	＋	＋＋＋	＋＋
ドパミン	＋〜＋＋	＋〜＋＋	－
ノルアドレナリン (ドロキシドパ)	＋＋＋	＋＋＋	－
イソプロテレノール	－	＋＋＋	＋＋＋

が低下しているのと同時に前負荷および後負荷が増大していることが多く，後者の3薬剤については強心作用に加え，血管拡張作用により後負荷を解除し，循環の改善をもたらす．

■心不全への適応

心不全治療においてはカルペリチドや硝酸薬などの血管拡張薬もしばしば使用されるが，血管拡張のみでは循環を維持できないような症例においては強心作用を兼ね備えたPDE Ⅲ阻害薬が必要になることがある．感覚的にはPDE Ⅲ阻害薬はドブタミンのもつ強心作用と硝酸薬やカルペリチドなどが有する血管拡張作用を併せ持った薬剤といえる（図）．不全心筋では局所心筋においてノルアドレナリン濃度がきわめて高濃度に存在しており，慢性心不全患者は常にβ受容体が脱感作状態となっている．このような状態で一般的なカテコラミン製剤を使用しても，強心効果は制限されてしまうため，アドレナリン受容体を介さずに作用するこれら薬剤はカテコラミン抵抗状態に有効とされている．さらに，カテコラミン製剤と比較して血管拡張作用が強いため，心酸素消

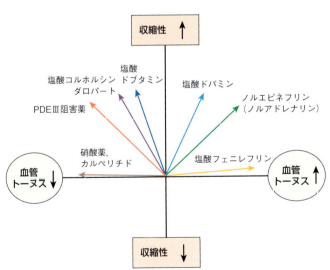

図● 各種心不全治療薬の強心血管拡張作用バランス
文献2より引用

費量の増加もカテコラミンより軽度にすむという利点も指摘されている[3]．重症の慢性心不全患者に対してしばしばβ遮断薬が投与されているが，そのような患者が急性増悪した際に，β遮断薬を中止しなくとも（あるいは減量して），PDE Ⅲ阻害薬を使用することで，強心性血管拡張作用を得ることができ治療に有効であることも示唆されている[4]．しかし，OPTIME-CHF試験ではミルリノンの投与により低血圧や，心房性不整脈などの副作用が有意に多く，必ずしも入院期間の短縮や予後の改善をもたらすわけではなく，ルーチンでの使用は推奨されないとも結論づけており，重症心不全，低拍出症候群など症例を限定した使用が奨められている[5]．

文　献

1) 尾中寛恵：カテコラミン製剤のABC．レジデントノート，15：2212-2221，2013
2) 安村良男：急性心不全に強心薬をこのように使ってみよう．呼吸と循環，52：897-902，2004
3) 「重症心不全の予防と治療」（北風政史/編），中外医学社，2009
4) Felker GM, et al：Heart failure etiology and response to milrinone in decompensated heart failure: results from the OPTIME-CHF study. J Am Coll Cardiol, 41：997-1003, 2003
5) Cuffe MS, et al：Short-term intravenous milrinone for acute exacerbation of chronic heart failure：a randomized controlled trial. JAMA, 287：1541-1547, 2002

エフェドリン Ephedrine

- 周術期の低血圧に対する昇圧薬の第1選択薬となることが多い，胎盤・子宮血流を障害しない昇圧薬．α，β作用により，緩徐に心拍出量および末梢血管抵抗を増加させ血圧・心拍数を増加させる

商 ヱフェドリン「ナガヰ」／ Ephedrin NAGAI（日医工）

規 注射液 4％1 mL ￥92

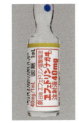

（ヱフェドリン「ナガヰ」注射液40 mg）

適応 血圧上昇作用，気管支拡張作用，鼻粘膜血管収縮作用

希釈法・用法・用量
1 A（40 mg）＋ NS 7 mL（＝5 mg/mL）⇒ 1〜2 mL iv
or 1 A（40 mg）＋ NS 9 mL（＝4 mg/mL）⇒ 1〜2 mL iv

副作用 心室細動，心室頻拍など

禁忌 アドレナリン，イソプレナリン，ドパミンなどのカテコラミン投与中の患者

効果発現や持続時間 持続時間：静注では10〜15分
- $β_2$作用（気管支拡張作用）があり，その作用はアドレナリンより弱いが持続的である
- $α_1$作用（血管収縮作用）と$β_1$作用（心臓刺激作用）によって血圧が上昇する．その強さはアドレナリンの1/100だが持続時間は7〜10倍である

注意 心臓麻酔や心不全患者では，心拍数の増加は心筋酸素消費量の増加を招く危険性があり，徐脈を伴う非虚血性心疾患の症例などに適応が限られる

フェニレフリン　Phenylephrine

- α作用により末梢血管抵抗を増加させることで昇圧効果を得る．心拍出量増加は認められず心臓酸素需要量の増加もないため，冠動脈疾患の患者での昇圧薬として第1選択薬となることが多い
- 鎮静導入に伴う血管拡張や出血による循環血液量不足の一時的な対処としても有用である

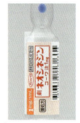

（ネオシネジンコーワ注1 mg）

商　ネオシネジンコーワ / Neo-synesin Kowa（興和）
規　注　0.1％1 mL ￥59，0.5％1 mL ￥61

適応　急性低血圧あるいはショック時の補助治療，発作性上室性頻拍，局所麻酔の作用延長（添加による）

希釈法・用法・用量
- 1 A（1 mg）＋NS 9 mL（＝0.1 mg/mL）⇒1～2 mL iv
  or 1 A（1 mg）＋NS 19 mL（＝0.05 mg/mL）⇒1～4 mL iv
- 成人2～5 mg sc or im
  ※1～10 mgの範囲で適宜調節し，初回量は5 mgまで
- 原液0.024×体重（kg）mL＋NSで全量20 mL⇒div
  ※1 mL/時＝0.1 μg/kg/分

注意
- 反射性徐脈になる
- 急速な後負荷の増加による心不全の悪化には十分に留意する

 ワンポイントアドバイス

　基本的な考え方として徐脈かつ低血圧の場合にはエフェドリンを，また頻脈かつ低血圧の場合の一時的な昇圧にはフェニレフリンの投与を施行する場合が多い．同様に，敗血症性ショックにおけるノルアドレナリンの持続静注でβ₁作用が前面に強く出る患者も存在し，その際にβ遮断薬の投与やフェニレフリンの持続静注への変更も選択肢にあがる

ドパミン　Dopamine（DOA）

- DOAと呼ばれるカテコラミン製剤．α・β受容体に作用し，心刺激作用と末梢血管収縮作用の両方の効果として，強心・昇圧効果が期待できる

商 イノバン / Inovan（協和発酵キリン）
カタボン / Catabon（大正-テバ）
プレドパ / Predopa（マイラン-ファイザー）

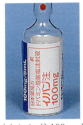
（イノバン注100 mg）

規〈イノバン〉
注　50 mg 2.5 mL ¥732, 100 mg 5 mL ¥848, 200 mg 10 mL ¥1,437
シリンジ　0.1％50 mL ¥845, 0.3％50 mL ¥1,292, 0.6％50 mL ¥2,220
〈カタボン〉
Low注　0.1％200 mL ¥926
Hi注　0.3％200 mL ¥1,395
〈プレドパ〉
注　0.1％200 mL ¥926, 0.3％200 mL ¥1,395

適　応　急性循環不全

希釈法・用法・用量

1〜5μg/kg/分で開始し，20μg/kg/分まで増量可
【用量による効果の違い】
- 低用量（1〜3μg/kg/分）：腎血流増加（腎保護作用はないが尿量増加）・腸間膜血流増加
- 中等量（3〜10μg/kg/分）：β作用による心収縮力増加・末梢血管拡張
- 高用量（10〜μg/kg/分）：α作用による末梢血管収縮

【イノバン希釈法の考え方】（イノバン：20 mg/mL）
① 原液〔0.06×体重（kg）〕mL＋NS＝全量20 mLにする
② 1 A（100 mg）＋NS＝全量〔1668÷体重（kg）〕mLにする
③〔体重（kg）×3〕mg＋NS＝全量50 mLにする
→これら①〜③はすべて1 mL/時＝1μg/kg/分になる

④ 1 A（100 mg）＋ NS 45 mL ＝全量 50 mL にする
→〔0.03 ×体重（kg）〕mL/時＝ 1 μg/kg/分になる

【カタボン投与例】
- カタボン Low：〔0.06 ×体重（kg）〕mL/時＝ 1 μg/kg/分
- カタボン Hi：〔0.02 ×体重（kg）〕mL/時＝ 1 μg/kg/分
  →カタボン Low の 1/3！

副作用　（高濃度投与で）不整脈，冠動脈攣縮，麻痺性イレウス，末梢虚血

禁忌　褐色細胞腫

効果発現や持続時間
- 半減期：1〜2分
- 中止後 10 分以内で効果消失

- アルカリ溶液で非活性化
- 頻拍を増強するため脱水や出血がある場合は，必ず十分な輸液を行う

Column 敗血症性ショックにはノルアドレナリン？

2,043 人の敗血症性ショック患者を対象にした 6 つの RCT のメタ解析ではドパミン投与群とノルアドレナリン投与群を比較して 28 日後の死亡率はノルアドレナリンが 48％でドパミンが 53％であった．P 値は 0.028 で有意差ありとなった．また不整脈イベントはノルアドレナリン群でなかった．敗血症性ショック時にはドパミンよりもノルアドレナリンを第 1 選択にするという見解を支持する論文である[1]．

文献

1) Vasu TS, et al：Norepinephrine or dopamine for septic shock: systematic review of randomized clinical trials. J Intensive Care Med, 27：172-178, 2012

ドブタミン　Dobutamine（DOB）

- α作用はほとんどなく，昇圧目的よりは心収縮力増強作用を期待した強心薬目的のβ作動薬として用いられる
- 末梢血管抵抗が低下し後負荷の軽減が得られ，また肺血管抵抗も下げるため，肺うっ血のみられる心不全で適応となることがある

商 ドブトレックス / Dobutrex（塩野義）
　　ドブポン / Dobupum（テルモ－協和発酵キリン）

規 〈ドブトレックス〉
注射液　100 mg　¥1,208
キット点滴静注用　0.1％200 mL　¥2,862，0.3％200 mL　¥5,421
〈ドブポン〉
注　0.1％50 mL　¥460，0.3％50 mL　¥801，0.6％50 mL　¥1,469

（ドブトレックス注射液 100 mg）

適　応　急性循環不全における心収縮力増加

希釈法・用法・用量
1～5μg/kg/分で開始し，20μg/kg/分まで増量
※基本的な希釈法はドパミンと同様
【希釈法の考え方】
① 原液〔0.06×体重（kg）〕mL＋NS＝全量20 mLにする
② 1A（100 mg）＋NS＝全量〔1668÷体重（kg）〕mLにする
③〔体重（kg）×3〕mg＋NS＝全量50 mLにする
→これら①～③はすべて1 mL/時＝1μg/kg/分になる
④ 1A（100 mg）＋NS＝全量50 mLにする
→〔0.03×体重（kg）〕mL/時＝1μg/kg/分になる

禁　忌　閉塞性肥大型心筋症

効果発現や持続時間　半減期：2.4分

注　意
- β遮断薬内服症例では効果が低い場合がある
- 循環血液量が不足している状況下での使用では頻脈に陥りやすく，その結果，いわゆる「から打ち」になり血圧も低下する

昇圧薬・強心薬

アドレナリン　Adrenaline

- α作用・β作用ともに強く，心肺蘇生やアナフィラキシーショック時などに使用される．昇圧薬としては，血圧低下時の第1選択薬ではなく，ノルアドレナリンやその他のカテコラミン製剤では十分な効果が得られない場合に低用量から併用を考慮する

商 ボスミン / Bosmin（第一三共）
規 注　0.1％1 mL　¥92
　　外用液　0.1％1 mL　¥8.00

適応　心肺停止，アナフィラキシーショック，気管支喘息，異常低血圧時の昇圧

希釈法・用法・用量
〈心肺停止時〉
- 1A（1 mg）iv（3〜5分ごとにくり返す）
- 小児では0.01 mg/kg iv⇒NSで後押しを
- 気管内投与は1回2〜2.5倍量

〈アナフィラキシーショック時〉　0.3 mg im
〈喘息重積発作時〉　0.1〜0.3 mg sc

併用禁忌　ブチロフェノン系・フェノチアジン系などの抗精神病薬，イソプロテレノールなどのカテコールアミン製剤，アドレナリン作動薬

注意
- 長期間使用による末梢循環不全によるアシドーシス，腸管虚血の危険性あり
- 「○倍ボスミン」と呼ばれるアドレナリン希釈倍数はインシデントを誘発しやすい．そのためアドレナリン希釈倍数の呼称を院内で統一したり，「○倍ボスミン」という呼びかたを廃止したりするなどの対策をとる必要がある

Column アナフィラキシーショックに対するアドレナリン自己注射製剤の《エピペン》

エピペンにはアドレナリン0.3 mg製剤とアドレナリン0.15 mg製剤の2種類が存在する．成人は0.3 mg製剤を投与し，小児は体重に応じて0.15 mg製剤または0.3 mg製剤を投与する．筋注後には薬液が放出しない仕組みで残液があっても再注射はできない．注射部位は，大腿部前外側が推奨されている．

Column 皮下注 vs 筋注

アドレナリンの血中濃度が最高値に達するのは皮下注では約34分後，筋注では約8分後である．皮下注は筋注や静注に比べて薬液の吸収速度は遅いが，持続時間は長い．さらに血中濃度は徐々に上昇するため，有効血中濃度を長時間持続できるメリットがある．筋注に関しては骨格筋が血管が豊富である．特にアドレナリンの皮下注では血管は収縮するが筋注では骨格筋の血管は拡張して吸収しやすくなり，皮下注の2倍の速度ともいわれている．また，薬液の吸収がスムーズである．
そのためアナフィラキシーショックでは0.3 mgを筋注し，また喘息重積発作では0.1～0.3 mg皮下注を20分おきにくり返し反復投与する．そしてCPAでは1 mgを静注する．

ノルアドレナリン　Noradrenaline（NAD）

●輸液負荷やドパミン・ドブタミンなどが奏功しない低血圧の補正にしばしば用いられ，敗血症性ショックによく用いられる．強力なα作用により末梢血管抵抗増加・後負荷増加を生じ，収縮期・拡張期血圧がともに上昇する

商 ノルアドリナリン / Nor-Adrenalin（第一三共）
規 注　0.1％1 mL ￥92

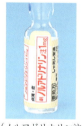

（ノルアドリナリン注 1 mg）

適応
急性低血圧またはショック時の補助治療

希釈法・用法・用量
0.05〜2 μg/kg/分で使用
※1 Aを全量〔1668÷体重（kg）〕mLに希釈
　→1 mL/時＝0.01 μg/kg/分になる
※〔0.15×体重（kg）〕mL＋NS＝全量50 mLに希釈
　→1 mL/時＝0.05 μg/kg/分になる
【例】
- 10 A＋NS 90 mL→0.1 mg/mL⇒1〜60 mL/時
- 24 A＋NS 56 mL→0.3 mg/mL⇒0.1〜20 mL/時

禁忌
心室頻拍，コカイン中毒

併用禁忌
ハロゲン含有吸入麻酔薬，他のカテコールアミン製剤

慎重投与
高血圧，甲状腺機能亢進

注意
血圧低下時にはショックの鑑別を行う．その際の緊急避難的な対応として一時的に本剤を静注することがある
ワンショットとしては
・1 A＋NS 19 mL⇒1〜3 mL iv
・1 A＋NS 9 mL⇒1〜2 mL iv
などの組成が頻用されている

イソプロテレノール（イソプレナリン）
Isoproterenol (Isoprenaline)

- 非選択性βアドレナリン作動薬．$β_1$刺激作用（心拍数と心臓収縮力の増大），$β_2$刺激作用（気管支，消化管の平滑筋弛緩）を引き起こす

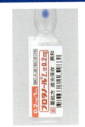

商 プロタノール / Proternol（興和）
規 L注 0.02％1 mL ¥237, 0.02％5 mL ¥1,034
　 S錠 15 mg ¥26.2

(プロタノールL注0.2 mg)

適応 ①気管支喘息の重症発作，②Adams-Stokes症候群，③急性心不全，④低拍出量症候群

希釈法・用法・用量
①持続静注：初期投与量 0.005γ，常用量 0.005～0.2γ
【体重60 kg例】
0.2 mg/A×3 ⇒ 0.6 mg（3 mL）＋等張液
⇒全量40 mL ⇒ 1.2 mL/時（0.005γ）
※徐脈のときは心拍数50～60/分を目標に1～2 mL/時ずつ増量
②ボーラス静注：0.2 mg/A＋等張液⇒全量10 mL⇒1 mLずつiv

副作用 不整脈，低カリウム血症，心筋酸素需要↑による心筋虚血誘発，過量投与で拡張期血圧の低下

禁忌 閉塞性肥大型心筋症，ジギタリス中毒

慎重投与 甲状腺中毒症

ワンポイントアドバイス

- 気管支喘息への適応があるが，非選択的な薬剤であるため，使用中に好ましくない心臓への副作用を伴う．気管支喘息へは他の$β_2$選択的作動薬を使用するのが好ましい
- 徐脈（洞不全症候群や房室ブロック）で緊急にペースメーカー治療が行えない施設やその他適応とならない場合に急場しのぎとして使われることがある

ミルリノン　Milrinone

- ドブタミンよりも血管拡張作用を増強させた強心性血管拡張薬．細胞内cAMP濃度を増加させることで間接的に細胞内Ca^{2+}濃度を増加させ，心収縮力を増大させ，拡張弛緩率と頻度を増強させる
- 血管平滑筋にも作用し，血管拡張から血管抵抗の低下をもたらす

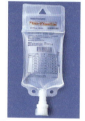
（ミルリーラK注射液 22.5 mg）

商 ミルリーラ / Milrila（アステラス）
規 注射液　10 mg 10 mL　¥5,403
　　　K注射液　22.5 mg 150 mL　¥10,384

適応
他剤でコントロールできない急性心不全（ファーストライン治療として用いられることは少ない）．主に低拍出状態（CS3）の急性心不全管理

希釈法・用法・用量
- 初期量：50 μg/kg
※実際は単回投与しないで少量維持量から漸増することが多い
- 維持量：0.25～0.75 γ　※腎不全時はこの半量以下で投与開始

【体重60 kg例】
ⅰ）原液使用の場合
原液（10 mg/10 mL）×2 A＝20 mL にして使用
初期量：50 μg/kg＝3 mL iv　維持量：0.25 γ＝0.9 mL/時 div
ⅱ）希釈して使用する場合
原液（10 mg/10 mL）×1 A＋等張輸液 40 mL＝全量 50 mL に希釈
初期量：50 μg/kg＝15 mL iv　維持量：0.25 γ＝4.5 mL/時 div

副作用
不整脈（心室性，上室性），血圧低下，血小板減少（アムリノンより軽い）

禁忌
閉塞性肥大型心筋症

ワンポイントアドバイス

重症心不全では細胞内cAMPが枯渇している可能性もあり，このような場合に少量のカテコラミンを併用すると細胞内cAMP濃度が上昇し，相乗的効果を得られるとの報告がある[1]．この点から実際に重症心不全の治療を行う場合は少量のドブタミン（2〜3γ程度）を併用することが多く，ミルリーラ自体は0.125〜0.25γ（50 kg 5倍希釈時で2〜4 mL/時程度）から開始し，0.5mL/時ずつ増量しながら効果をみる．**腎機能低下例ではCr＜2 mg/dL程度が使用限度**．開始時も0.125γにまで減量して血圧や脈拍数をモニターしながら増量するが，**腎機能が経時的に悪化しているなかで使用すると血圧低下や不整脈が出現する頻度が上昇する**ため使用は奨められない

文 献

1) Gage J, et al：Additive effects of dobutamine and amrinone on myocardial contractility and ventricular performance in patients with severe heart failure. Circulation, 74：367-373, 1986

オルプリノン　Olprinone

- 心筋，血管平滑筋において細胞内cAMP濃度を上昇させ，強心作用，血管拡張作用をもたらす．ミルリノンよりも血管拡張作用が強い

商 コアテック / Coretec（エーザイ）
規 注　5 mg 5 mL　¥5,195
　　注SB　9 mg 150 mL　¥8,315

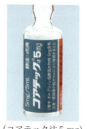
（コアテック注5 mg）

適応
他剤でコントロールできない急性心不全．主に低拍出状態（CS3）の急性心不全管理

希釈法・用法・用量
- 初期量：10 μg/kg
※実際は単回投与しないで少量維持量から漸増することが多い
- 維持量：0.1〜0.4 γ　※腎不全時はこの半量以下で投与開始

【体重60 kg例】
原液（5 mg/5 mL）×1 A＋等張輸液35 mL＝全量40 mLに希釈
初期量：10 μg/kg＝4.8 mL iv　維持量：0.1 γ＝2.9 mL/時 div
⇒血圧や不整脈の状態，反応を見ながら漸増

副作用
不整脈，血圧低下，血小板減少（アムリノンより軽い）

禁忌
閉塞性肥大型心筋症，妊婦への投与

ワンポイントアドバイス

ミルリノンに比して血管拡張作用が強いとされており，小動脈や細動脈拡張作用も有し，他のPDE Ⅲ阻害薬と比べ腹部臓器血流を有意に増加させたと報告されている．文献的にもオルプリノンはミルリノンに比し後負荷軽減作用が強く，ミルリノンはオルプリノンに比し強心作用が強いと述べられている．血管拡張作用が強く，半減期も50分と比較的長いことから，**腎機能低下例では血圧低下が遷延することがあり注意する**

コルホルシンダロパート Colforsin Daropate

- β受容体を介さず，cAMP合成酵素のアデニル酸シクラーゼを直接活性化させることにより心筋細胞内のcAMP量を増加させ，細胞内のCa濃度が上昇し心筋の収縮力を増強する

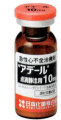

商 アデール / Adehl（日本化薬）
規 点滴静注用 5 mg ¥ 4,317, 10 mg ¥ 7,478

(アデール点滴静注用 10 mg)

（適 応） 他剤でコントロールできない急性心不全．主に低拍出状態（CS3）の急性心不全管理

（希釈法・用法・用量）
維持量：0.5～0.75 γ　※腎不全時はこの半量以下で投与開始
【体重60 kg例】
原液（5 mg）× 5 V + NS = 全量50 mLに希釈
⇒ 0.5 γ = 3.6 mL/時 div
⇒ 血圧や不整脈の状態，反応を見ながら漸増

（副作用） 不整脈，血圧低下，血小板減少

（禁 忌） 閉塞性肥大型心筋症，高度の大動脈弁狭窄または僧帽弁狭窄

（慎重投与） 妊婦への投与

ワンポイントアドバイス

　本邦のみ使用可能な薬剤．PDE阻害薬に比べ**効果発現が遅く，心拍数増大が顕著で頻脈性不整脈の頻度が多いことから現在はあまり使用されていない**．ミルリノンよりも強心作用が強いとの報告があるが，その有効性についてはさらなる検証が必要とされている[1]．また，作用機序の違いからPDE Ⅲ阻害薬との少量併用療法の有効性が示唆されている[2]

文 献
1) 「重症心不全の予防と治療」（北風政史／編），中外医学社，2009
2) 「循環器病の診断と治療に関するガイドライン（2010年度合同研究班報告）：急性心不全治療ガイドライン（2011年改訂版）」（http://www.j-circ.or.jp/guideline/pdf/JCS2011_izumi_h.pdf）

ドロキシドパ　Droxidopa

- ノルアドレナリンの前駆体であり，生体内でノルアドレナリンに変換され作用する．ノルアドレナリンと異なり，血液脳関門を通過して脳内に移行するため，パーキンソン病患者にも使用される

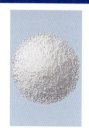

（ドプス細粒20％）

- 商　ドプス / Dops（大日本住友）
- 規　細粒　20％1g ¥132.3
  - カプセル　100 mg ¥70.8，200 mg ¥130.6
  - OD錠　100 mg ¥70.8，200 mg ¥130.6

（適　応） 自律神経障害をきたす神経変性疾患の起立性低血圧，血液透析患者の起立性低血圧

（希釈法・用法・用量）
- 初期量：100 mg/日から開始⇒反応をみながら徐々に増量
- 標準維持量：300〜600 mg/日→2〜3回分服
  ※透析前使用は200〜400 mg/回を透析開始30分〜1時間前に内服

（副作用） 血球減少，悪性症候群

（禁　忌） 妊婦，閉塞隅角緑内障，重症末梢血管病変，他のカテコラミン投与中，ハロゲン含有吸入麻酔薬投与中

Column　ドロキシドパの使用法

救急・ICU領域で，急性期を乗り切ってICUから一般病棟への転棟を考慮する時期にどうしても0.1〜0.2γのノルアドレナリンを中止すると血圧が低下してしまい，中止できないケースがある．その際に胃管や経口で本剤を少量投与して血圧を維持させて一般病棟へ転棟することもある．

あるいは血液透析患者で血液透析中に血圧低下気味でCHDFか血液透析か迷う場合に，経口または胃管投与で血圧の維持を図ることもある．

2 昇圧薬・強心薬

3 降圧薬・血管拡張薬

降圧薬・血管拡張薬の種類

救急ICU領域において降圧薬・血管拡張薬は重要であり使用頻度も多い．脳出血や急性大動脈解離などの高血圧緊急症での降圧薬投与や，急性心不全・急性心筋梗塞などの初期診療における血管拡張薬の使用は頻繁である．一口に降圧薬・血管拡張薬といっても種類は多い．利尿薬・β遮断薬・α遮断薬・Ca拮抗薬・アンジオテンシン変換酵素阻害薬・アンジオテンシンⅡ受容体拮抗薬・レニン阻害薬・硝酸薬（冠血管拡張薬）・中枢系交感神経抑制薬・末梢系交感神経抑制薬と，プロスタグランジン製剤・エンドセリン受容体拮抗薬・PDE-5阻害薬である．本稿ではこの中のうち，「Ca拮抗薬」「冠血管拡張薬」「プロスタグランジン製剤」に焦点を絞り解説する．

Ca拮抗薬

「**Ca拮抗薬**」はその薬効として以下の3種類に分けられる．
①降圧薬
②抗不整脈薬［Vaughan-Williams分類：Ⅳ群〔心拍数コントロール（レートコントロール）薬〕］
③抗狭心症薬

また，化学式の違いからは
①ジヒドロピリジン（DHP）系
②ベンゾチアゼピン（BZT）系
③フェニルアルキルアミン（PAA）系（ベラパミル系）
の3つに分類される．

主にDHP系は降圧薬，PAA系はレートコントロール薬，BZT系はその中間に位置する．本稿ではDHP系として**ニカルジピン**（ペルジピン），BZT系として**ジルチアゼム**（ヘルベッサー）を紹介する．抗不整脈薬の顔を持つベラパミル（ワソラン）は「**7.抗不整脈薬**」の稿での紹介（118ページ参照）となるが，ヘルベッ

サーも点滴ではレートコントロール薬としてもよく用いられる．ちなみに，DHP系降圧薬は他にニフェジピン（アダラート）・アムロジピン（アムロジン）・シルニジピン（アテレック）・ベニジピン（コニール）などがあり，内服薬として多く使用されている．

抗狭心症薬としては主に冠攣縮性狭心症に対して，コニール・ヘルベッサーなどがよく使用される．

■ 冠血管拡張薬

「冠血管拡張薬」は硝酸薬と，Kチャネル開口薬の1つである**ニコランジル**（シグマート）が代表薬である．硝酸薬は**ニトログリセリン**（NTG，ミオコール）と**硝酸イソソルビド**（ISDN，ニトロール）があり，NTGはISDNに比べ作用時間が短く，降圧効果が強い特徴がある．本稿では取り上げないがニトロプルシドもNOを介した血管拡張薬で，強い降圧効果をもたらし高血圧緊急症において降圧薬として使用される場面もあるが，副作用が多いためあまり使用されていない．ニコランジルには降圧作用はほとんどなく，血圧の低い患者において冠血管拡張が必要な場面によく使用される．ニトロプルシドやニコランジルは経皮的冠動脈インターベンション（PCI）時に冠動脈血流がslow flowとなったときにflowを改善させる目的で超選択的に冠動脈注することもある．

■ プロスタグランジン製剤

「プロスタグランジン（PG）製剤」はエイコサノイドの1つであるプロスタグランジンの受容体アゴニストである．エイコサノイドとは炭素数20の不飽和脂肪酸により生成される生理活性物質で，プロスタグランジン・トロンボキサン・ロイコトリエンの総称である．これらは細胞膜でできる最終物質であり，細胞・組織レベルでさまざまな作用を呈する．

このうちPGE_1（プロスタグランジンE）アゴニストである**アルプロスタジル**（プロスタンディン）と，PGI_2（プロスタサイクリン）アゴニストの**エポプロステノールナトリウム**（フローラン）を取り上げる．

PGE_1は末梢血管拡張作用，血小板凝集抑制作用，赤血球変形能改善作用，細胞保護作用を有しており，その薬剤の代表である

アルプロスタジルは，慢性動脈閉塞症，血行再建術後の血流維持，また手術時の血圧管理にも使用され，血圧低下時でも重要臓器の血流や機能を維持できる薬剤として評価されている．

PGI_2は強力な血管拡張作用と血小板凝集抑制作用を有し，エポプロステノールナトリウムは肺動脈性肺高血圧症の治療薬としての適応がある．

文　献

1) 「NEW薬理学　改定第4版」（田中千賀子/編），南江堂，2002
2) 「今日の治療薬2014」（浦部晶夫，他/編），南江堂，2014
3) 吉田祐文：アルプロスタジルアルファデクスの点滴速度と静脈炎の発生に関する検討．新薬と臨床，51：1036-1038，2002
4) 国枝武義，他：原発性肺高血圧症に対するエポプロステノールナトリウムの臨床評価．臨床医薬，14（6）：1091-1119，1998

ジルチアゼム　Diltiazem

- ベンゾチアゼピン系Ca拮抗薬の1つである．作用機序はニカルジピンと同様であるが，ジヒドロピリジン結合部位が細胞膜外側であるのに対し，ベンゾチアゼピン結合部位は細胞膜内に存在する．降圧効果は弱く，徐拍化が主である

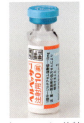
(ヘルベッサー注射用10)

商 ヘルベッサー / Herbesser（田辺三菱）
規 注射用 10 mg ¥ 406，50 mg ¥ 1,391，250 mg ¥ 5,845

(適 応) 頻脈性不整脈（上室性）・高血圧緊急症

(希釈法・用法・用量)
【徐拍目的】
- 10 mg + NS 20 mL ⇒ 5分程度かけ緩徐に iv
- 50 mg + NS or 5％ Tz 50 mL（1 mg/mL）⇒ 4 mL/時 div
  ※血圧が低い場合：2 mL/時
  ⇒効果不十分な場合は 1 mL/時ずつ up

【降圧目的】
- 150 mg + NS 50 mL（3 mg/mL）⇒ 4 mL/時 div
  ⇒血圧をみて上げ下げ

(副作用) 房室ブロック・高度徐脈・肝障害

(禁 忌) Ⅱ度以上の房室ブロック・洞不全症候群・妊婦・重篤な低血圧・心原性ショック・うっ血性心不全・重篤な心筋症

(作用増強) 降圧増強：β遮断薬・ジギタリス

(効果発現や持続時間) CYP3A4で代謝される．10 mg iv にて半減期1.9時間

(注 意) 房室伝導抑制作用が強いため，徐拍患者への降圧目的での治療には要注意．また陰性変力作用も少なからず持っているため，心機能低下例での使用時にはショックに注意

ニカルジピン　Nicardipine

- ジヒドロピリジン系Ca拮抗薬の1つであり，血管平滑筋外膜にあるL型膜電位依存性CaチャネルからのCaイオンの細胞内への流入を阻止することにより，血管収縮を抑制し降圧効果が得られる薬剤

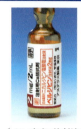

(ペルジピン注射液 2 mg)

商 ペルジピン / Perdipine（アステラス）
規 注射液　2 mg 2 mL　¥188，10 mg 10 mL　¥693，25 mg 25 mL　¥1,516

適応
高血圧緊急症・急性心不全・手術時の異常高血圧の救急処置

希釈法・用法・用量
緊急降圧時：原液2 mL iv ⇒ 血圧をみながら適宜追加投与
持続点滴：原液2 mL ⇒ 目標血圧に合わせて0.5〜1 mL/時ずつ増減
※静脈炎などを起こす場合は希釈して使用
【例】原液50 mg/50 mL ＋ NS 50 mL ⇒ 4 mL/時

副作用
高濃度において静脈炎，肝機能障害，肺動脈圧上昇（急性心不全時）

禁忌
重症大動脈弁狭窄症・僧房弁狭窄症・左室流出路狭窄（閉塞性肥大型心筋症）・低血圧（収縮期血圧90 mmHg未満）・心原性ショック・急性心不全において，発症直後で病態が安定しない重篤な急性心筋梗塞患者

作用増強
降圧薬，β遮断薬，フェンタニル，グレープフルーツジュース，筋弛緩薬，アゾール系薬（ジアゼパム・オメプラゾール・イトラコナゾール）

作用減弱
フェニトイン，リファンピシン

ワンポイントアドバイス

急性大動脈解離，脳出血時など緊急降圧が必要な状況でのfirst choice．脳血管拡張作用があり，脳圧亢進時は使用を避けた方がよい

Column ペルジピンと脳出血，頭蓋内圧亢進

以前からペルジピンの添付文書には
①頭蓋内出血で止血が完成していないと推定される患者
②脳卒中急性期で頭蓋内圧が亢進している患者
での投与が禁忌になっており，これが実際の臨床現場の状況とは異なり，問題になっていた．
2011年6月の添付文書改定により，これらが禁忌から削除され，慎重投与へ移行し，さらに「治療の有益性」などという文章も追加された．また，「警告」として

> 本剤を脳出血急性期の患者および脳卒中急性期で頭蓋内圧が亢進している患者に投与する場合には，緊急対応が可能な医療施設において，最新の関連ガイドラインを参照しつつ，血圧などの患者の状態を十分にモニタリングしながら投与すること．

という文書が加わった．訴訟例も知っているわれわれ指導医にとっては禁忌から外れたことは非常に大きい改定である．

ニトログリセリン　Nitroglycerin

- ●NOを介して血管平滑筋を弛緩させることで，体循環・肺循環のすべての動静脈の血管拡張作用を有する．ISDNに比べ，作用時間が短く降圧作用が強い

商 ミリスロール / Millisrol（日本化薬）
規 注　1 mg 2 mL ¥135, 5 mg 10 mL ¥481, 25 mg 50 mL ¥1,882, 50 mg 100 mL ¥3,326, 50 mg 100 mL ¥3,326
　　冠動注用　0.5 mg 10 mL ¥66

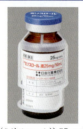
（ミリスロール注25 mg）

適応　急性非代償性心不全，不安定狭心症，持続する狭心症，急性心筋梗塞，冠攣縮性狭心症，高血圧緊急症

希釈法・用法・用量
- 原液2 mL iv ⇒ 血圧に応じて追加iv　※最大10 mL程度
- 原液4 mL/時 div ⇒ 目標血圧にあわせて0.5〜1 mL/時ずつ増減

副作用　低血圧，頭痛，心拍出量低下

禁忌　閉塞隅角緑内障・高度貧血・右室梗塞

慎重投与　重度の大動脈弁狭窄症や流出路狭窄症例

作用減弱　ヘパリン

注意　早ければ投与開始24時間以降から耐性が生じやすい

ワンポイントアドバイス

血圧の高い虚血性心疾患やうっ血性心不全に非常に有効．
救急外来での使用時，重症大動脈弁狭窄症などを見逃したまま大量投与すると循環shutdownとなりうるため，使用前に少なくとも聴診で高度な収縮期雑音がないかどうかは確認しておくべきである

硝酸イソソルビド　Isosorbide Dinitrate

- 肝臓でニトロ基の1つが急速に外れて硝酸剤となり，NOを介して血管平滑筋を弛緩させることで，体循環・肺循環のすべての動静脈の血管拡張作用を有する．NTGより緩徐に効き，持続時間はやや長い

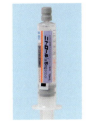

(ニトロール注5 mg)

商 ニトロール / Nitorol（エーザイ）
　　サークレス / Circres（高田）

規 〈ニトロール〉
　シリンジ　5 mg 10 mL ¥339
　注　0.05％ 10 mL ¥247
　点滴静注　0.05％ 100 mL ¥1,801，0.05％ 200 mL ¥3,232
　持続静注シリンジ　25 mg 50 mL ¥1,030
　〈サークレス〉
　注　0.05％ 10 mL ¥185，0.05％ 100 mL ¥1,465，0.1％ 5 mL ¥171，0.1％ 50 mL ¥1,428，0.1％ 100 mL ¥2,614

（適　応） 急性非代償性心不全，不安定狭心症，持続する狭心症，急性心筋梗塞，冠攣縮性狭心症，高血圧緊急症

（希釈法・用法・用量）
- 血圧に応じて原液2 mLから追加iv　※最大10 mL程度
- 原液4 mL/時 div ⇒ 目標血圧にあわせて0.5～1 mL/時ずつ増減

（副作用） 低血圧，頭痛，心拍出量低下，肝機能障害，黄疸

（禁　忌） 閉塞隅角緑内障・右室梗塞・原発性肺高血圧症・脱水症・重篤な低血圧・心原性ショック・神経循環無力症・頭部外傷または脳出血

（慎重投与） 重度の大動脈弁狭窄症や左室流出路狭窄症（高度の閉塞性肥大型心筋症）

（作用増強） PDE-5阻害薬

| 効果発現や持続時間 | 効果は静脈注射後すぐに発現．半減期は1.3時間 |

| その他 | アイトロール・ニトロールR・フランドル（内服薬）・フランドルテープ（貼付剤）と同じ成分 |

ワンポイントアドバイス

血圧の高い虚血性心疾患には非常に有効．

救急外来での使用時，重症大動脈弁狭窄症などを見逃したまま大量投与すると循環shutdownとなりうるため，使用前に少なくとも聴診で高度な収縮期雑音がないかどうかは確認しておくべきである

ニコランジル　Nicorandil

- ATP感受性Kチャネル開口作用と亜硝酸薬の両方の作用を有し，難治性冠攣縮性狭心症や心筋虚血時の心筋保護薬として使用

商 シグマート / Sigmart（中外）

規 注 2 mg ¥320, 12 mg ¥1,341, 48 mg ¥4,438

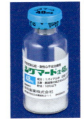
（シグマート注48 mg）

適応
不安定狭心症・急性心不全（慢性心不全急性増悪）

希釈法・用法・用量
48 mg + NS 48 mL（1 mg/mL）⇒ 2～4 mL/時 div

禁忌
重篤な肝・腎・脳機能障害，重篤な低血圧または心原性ショック，Eisenmenger症候群または原発性肺高血圧症，右室梗塞，脱水症，神経循環無力症，閉塞隅角緑内障，亜硝酸エステル薬物過敏症，PDE-5阻害薬投与中

併用禁忌
PDE-5阻害薬，ガマニル酸シクラーゼ刺激薬

効果発現や持続時間
持続点滴開始後1～3時間で一定レベルとなる（2～6 mg/body/時）．単回静注時の半減期は約6分（2 mg/body）

注意
ICUでのST低下や，ノルアドレナリンおよびバソプレシンの高用量による冠動脈収縮へのカウンター目的にしばしば投与している

ワンポイントアドバイス
血圧の低い不安定狭心症患者や冠動脈狭窄を認めている急性心不全に使用される．初期診療による使用ではなく，集中管理中の維持に使用することが多い

アルプロスタジル アルファデクス
Alprostadil Alfadex

- PGE₁アゴニストであり末梢血管拡張作用，血小板凝集作用，細胞保護作用などを有し，末梢血行障害に伴う症状軽減や降圧の効果がある

商 プロスタンディン / Prostandin（小野）
規 注射用　20 μg　¥1,846
　　 点滴静注用　500 μg　¥20,527

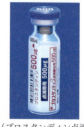
（プロスタンディン点滴静注用 500 μg）

適応

【20 μg 注】
動脈注射：慢性動脈閉塞症の四肢潰瘍・安静時疼痛の改善
静脈注射：振動病における末梢血行障害，末梢循環・神経・運動機能障害，血行再建術後の血流維持，動脈内投与が不適とされる慢性動脈閉塞症の四肢潰瘍・安静時疼痛の改善（※動脈管依存性先天性心疾患における動脈管の開存）
【500 μg 注】
外科手術時の低血圧の維持・外科手術時の異常高血圧の救急処置

希釈法・用法・用量

〈20 μg 注：動脈注射〉
【体重 60 kg 例】1 V ＋ NS 100 mL
⇒微量 infusion pump などで 1.8 mL/時 div（0.1 ng/kg/分）
⇒症状により 1～3 mL/時で調整（0.05～0.2 ng/kg/分）

〈20 μg 注：静脈注射〉1 日 1～2 回
【成人 1 回量例】2～3 V（40～60 μg）＋ NS 500 mL ⇒ 2 時間で投与
（投与速度は 1.2 μg/kg/時を超えないこと）

〈500μg注〉
【体重60kg例】
1 V + NS 20 mL ⇒ 7〜29 mL/時（0.05〜0.2 ng/kg/分）
※1 Vを〔NS 834÷体重（kg）〕mLで溶解
　⇒0.01μg/kg/分＝1 mL/時⇒5〜20 mL/時で調整
【体重60kg例】1 V + NS 834 mL÷60 = 14 mLで溶解

副作用 血圧低下・頻脈・静脈炎

禁忌 【20μg注】 重篤な心不全・肺水腫のある患者（動脈管依存性先天性心疾患の患者は除く），出血している患者，妊婦または妊娠の可能性のある婦人，過敏症の既往
【500μg注】 重症動脈硬化症，心・脳の高度循環障害，重症肝・腎疾患，非代償性の高度出血，ショック，呼吸不全，未治療の貧血，妊婦

効果発現や持続時間 肺で7割が代謝され，半減期は数分．動物実験では投与終了6分後には血中から消失

注意 流量が多いと頻脈を起こす．血圧低下もあり低血圧時は慎重に投与

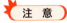
ワンポイントアドバイス
適応により投与方法や量が大幅に異なるため要注意．
アルプロスタジルとして他にパルクス，リプル，プリンクもある

Column　NOMIへのプロスタンディン投与

集中治療領域における独特な使用法の1つにNOMI（non occlusive mesenteric ischemia；非閉塞性腸管虚血）に対する投与がある．SMAにカテーテルを留置しての局所投与としての持続動注や全身投与としての持続静注がある．
①経カテーテル的持続動注
パパベリン 30〜60 mg/時＋プロスタンディン 5μg/時
②全身経静脈的持続静注
プロスタンディン 0.01〜0.03μg/kg/分

エポプロステノールナトリウム
Epoprostenol Sodium

- PGE_2 アゴニストで強力な血管拡張作用と血小板凝集抑制作用を有し，肺動脈性肺高血圧症に対して有効である

商 フローラン / Flolan（GSK）

規 静注用　0.5 mg　¥ 12,499, 1.5 mg ¥ 25,659, 0.5 mg（溶解液付）¥ 15,634, 1.5 mg（溶解液付）¥ 26,855
専用溶解液　50 mL　¥ 2,029

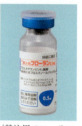
（静注用フローラン 0.5 mg）

適応　肺動脈性肺高血圧症

希釈法・用法・用量
【体重60 kg例】
0.5 mg ＋溶解液50 mL ⇒ 0.72 mL/時（2 ng/kg/分）で開始
⇒ 15分以上間隔をあけ0.36〜0.72 mL/時ずつ増量
※最大3.6 mL/時（10 ng/kg/分）までの範囲で最適速度を決定する

副作用　血圧低下・徐脈・ショック・尿量減少・肺水腫・潮紅

禁忌　右心不全の急性増悪・重篤な左心機能障害・重篤な低血圧・用量調節期に肺水腫が増悪した患者

作用増強　降圧薬・ジゴキシン・抗凝固薬・血栓溶解薬・血小板凝集抑制薬

配合禁忌　あり．単独静脈ルートより投与する

効果発現や持続時間　肺で7割が代謝され，半減期は数分．動物実験では投与終了6分後には血中から消失

注意　本剤を休薬または投与中止する際は徐々に減量すること

3 降圧薬・血管拡張薬

4 鎮静薬

■鎮静の役割

鎮静薬は中枢神経系を抑制することで，抗不安，催眠，健忘作用を呈し，患者の苦痛を軽減する役割をもつ．また特にICUにおいては交感神経の緊張の緩和や，人工呼吸器との同調性の獲得，酸素消費量や代謝の抑制など治療にかかわる役割や人工呼吸器関連の事故防止など安全性確保の役割も大きい．一部を除き鎮痛作用はなく，鎮痛目的やせん妄治療に用いるべきではない．

■鎮静薬の機序

主な鎮静薬であるプロポフォール，ベンゾジアゼピン系，バルビツール系各薬剤はいずれも$GABA_A$受容体を賦活化させることで鎮静作用を引き起こしている．デクスメデトミジンは橋，延髄，特に睡眠・覚醒に関与する青班核のα2アドレナリン受容体に作用して鎮静作用を発現する．

■鎮静の評価と目標

鎮静薬を用いるにあたり重要なことは目標とする「鎮静深度」を定め，設定した目標深度を得られているか評価することである．過剰鎮静，過少鎮静は弊害も多く（表1），避けるべきである．病状は日々変化するため，目標鎮静深度も適時変化させてい

表1 ● 過剰鎮静，過少鎮静の弊害

過剰鎮静	過少鎮静
自発呼吸の抑制 バッキングの消失，排痰の抑制 無気肺や人工呼吸器関連肺炎の発生・進行 意識・麻痺の確認が困難 末梢血管拡張，血圧低下 深部静脈血栓症や肺塞栓症の危険性	苦痛 興奮・せん妄 人工呼吸器の同調性の不良 チューブ類の自己抜去や自己抜管 酸素消費量の増加 基礎代謝量の増加

文献1, 2を参考に作成

く必要がある．鎮静の評価はRASS（Richmond Agitation-Sedation Scale, 表2）やSAS（Sedation-Agitation Scale），RS（Ramsay scale）などがあるが，最近はRASSが用いられる頻度が高い．これはエビデンスが多く，せん妄評価のCAM-ICUへ利用できるためであり，「人工呼吸中の鎮静のためのガイドライン」[2]でも推奨されている．

表2 ● RASS（Richmond Agitation-Sedation Scale）

ステップ1：30秒間，患者を観察する．これ（視診のみ）によりスコア0〜＋4を判定する．

ステップ2：
1) 大声で名前を呼ぶか，開眼するように言う．
2) 10秒以上アイ・コンタクトができなければ繰り返す．以上2項目（呼びかけ刺激）によりスコア－1〜－3を判定する．
3) 動きが見られなければ，肩を揺するか，胸骨を摩擦する．これ（身体刺激）によりスコア－4，－5を判定する．

スコア	用語	説明	
＋4	好戦的な	明らかに好戦的な，暴力的な，スタッフに対する差し迫った危険	
＋3	非常に興奮した	チューブ類またはカテーテル類を自己抜去；攻撃的な	
＋2	興奮した	頻繁な非意図的な運動，人工呼吸器ファイティング	
＋1	落ち着きのない	不安で絶えずそわそわしている，しかし動きは攻撃的でも活発でもない	
0	意識清明な落ち着いている		
－1	傾眠状態	完全に清明ではないが，呼びかけに10秒以上の開眼及びアイ・コンタクトで応答する	呼びかけ刺激
－2	軽い鎮静状態	呼びかけに10秒未満のアイ・コンタクトで応答	呼びかけ刺激
－3	中等度鎮静	状態呼びかけに動きまたは開眼で応答するがアイ・コンタクトなし	呼びかけ刺激
－4	深い鎮静状態	呼びかけに無反応，しかし，身体刺激で動きまたは開眼	身体刺激
－5	昏睡	呼びかけにも身体刺激にも無反応	身体刺激

文献2より引用

表3 ● ICUで使用される鎮静薬の比較

一般名 (商品名)	投与量 希釈	発現時間 作用時間	特徴 注意点(対策)
プロポフォール (1%ディプリバン) (1%プロポフォール注) (2%プロポフォール注)	0.3〜3 mg/kg/時 原液投与 末梢静脈ルート	発現時間 1〜2分 作用時間 10〜15分	・速く効き速く覚める．鎮静レベルを調節しやすい ・1.1 kcal/mLのカロリーがある
			・**心血管系の抑制，呼吸抑制** ・2日以上の持続投与でトリグリセリド上昇の危険性．膵炎報告あり ・**PRIS**：稀だが致死的合併症 (対策：4〜5 mg/kg/時以上での長期投与を避ける)
デクスメデトミジン (プレセデックス)	6 µg/kg/時の投与速度で10分間静注 (初期負荷) 0.2〜0.7 µg/kg/時(維持量) 希釈： 本剤2 mL(デクスメデトミジン200 µg含有)に生理食塩液48 mLを加え4 µg/mLとする	発現時間 初期負荷あり：数分 初期負荷なし： 0.4 µg/kg/時で目標血中濃度到達まで約3時間 作用時間 データなし*	・選択的α₂アゴニスト，鎮痛作用が多少ある ・刺激によって容易に覚醒 ・記憶や認知機能を障害しない唯一の鎮静薬 ・せん妄の発症が少ない ・呼吸抑制がほとんどなく，多くの場合投与しながら抜管が可能
			・**徐脈，血圧上昇，血圧低下など循環系の副作用が多い** 〔対策：初期負荷を行わず0.5〜1 µg/kg/時の速めの速度で開始する，または初期負荷量1 µg/kgを20分(3 µg/kg/時の速度)〜60分(1 µg/kg/時の速度)で緩徐に投与する〕
ミダゾラム (ドルミカム) (ミダゾラム注)	1〜5 mg (1回静注) 2〜10 mg/時 (持続静注) 希釈例： 本剤10 mL(ミダゾラム50 mg含有)に生理食塩液40 mLを加え1 mg/mLとする	発現時間 0.5〜5分 作用時間 <2時間 (長時間使用で作用時間延長)	・GABA_A受容体アゴニスト，鎮痛作用なし ・循環抑制少ない ・拮抗薬：フルマゼニル(アネキセート)
			・呼吸抑制 ・48〜72時間以上の持続投与で覚醒遅延の危険性 ・せん妄発症増加 ・退薬症状(痙攣，せん妄，眼振，頻脈，発熱など)

＊デクスメデトミジンは使用中でも呼吸抑制がほとんどなく意識レベルが保たれるため，投与したままの抜管が可能．したがって「作用が切れる時間」が問題になることは少ない．

文献3を参考に作成

表4 ● PADガイドライン（鎮静関連部分の概要）

- 臨床的な禁忌がない限り浅い鎮静が勧められる（＋1B）
- 浅い鎮静は臨床的アウトカムを改善する（人工呼吸器装着期間やICU在室日数の短縮）（B）
- 鎮静深度評価にはRASSやSASが最も効果的で信頼性がある（B）
- 昏睡状態や麻痺が無い患者では客観的脳機能評価（BISなど）を鎮静深度評価の第一選択として使用することは勧められない（−1B）
- 客観的脳機能評価は筋弛緩薬を使用した患者に主観的鎮静評価の補助として使用することが勧められる（＋2B）
- 非ベンゾジアゼピン系（プロポフォール、デクスメデトミジン）はベンゾジアゼピン系（ミダゾラム、ロラゼパム）より人工呼吸器患者の臨床的アウトカムを改善させるため非ベンゾジアゼピン系を使用することが勧められる（＋2B）
- ベンゾジアゼピン系の使用はICU患者におけるせん妄発症の危険因子であるかもしれない（B）
- 人工呼吸器患者においてデクスメデトミジンはベンゾジアゼピン系と比較してせん妄の発症を予防するかもしれない（B）
- 人工呼吸器患者では1日1回の鎮静の中断もしくは浅い鎮静が勧められる（＋1B）
- 人工呼吸器患者では鎮痛がなされた鎮静（analgesia-first sedation）を行うことが勧められる（＋2B）

文献4を参考に作成

■ 鎮静薬の選択 (表3)

　　鎮静薬は前述した役割を得られる一方で、呼吸抑制や血圧低下など循環器系への影響、筋弛緩作用などもある。また達成できる鎮静深度や作用時間なども薬剤によって異なるため、各鎮静薬の特徴を理解したうえで薬剤選択していく必要がある。当科での一般的な人工呼吸管理患者への鎮静薬の使用法はデクスメデトミジンを基本薬剤とし、目標鎮静深度への不足分をプロポフォールで補うという考えで行っている。これはデクスメデトミジンが浅い鎮静を可能とすると同時に、鎮痛作用を併せ持ち、また呼吸抑制が少ない点から人工呼吸器管理に有利であり、さらにせん妄の発生率を減じるとする報告がある点による。一方で、両薬剤とも循環器系への影響が大きい。深い鎮静を要する患者や循環が不安定な患者ではプロポフォールやミダゾラムの単剤使用も行っている。

■ 最近の話題 ―PADガイドライン―

　米国集中治療医学会より鎮痛・鎮静・せん妄に関するガイドラインが2013年に改定されている[4]．本ガイドラインの要点を表4にまとめるので参考にしてほしい．
　また，「日本版・集中治療室における成人重症患者に対する痛み・不穏・せん妄管理のための臨床ガイドライン」が2014年に発表された[5]．

■ 浅鎮静の方が生存率が高い

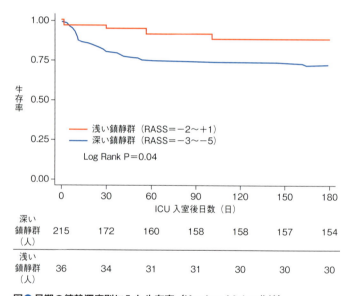

図● 早期の鎮静深度別にみた生存率（Kaplan-Meier曲線）
文献6より引用

文　献

1) 鶴田良介：精神管理.「集中治療専門医テキスト」(一般社団法人　日本集中治療医学会/発行), pp684-694, 総合医学社, 2013
2) 日本呼吸療法医学会　人工呼吸中の鎮静ガイドライン作成委員会：「人工呼吸中の鎮静のためのガイドライン」(http://square.umin.ac.jp/jrcm/contents/guide/page03.html)
3) 藤澤美智子：最近よく使われる鎮静薬. レジデントノート, 15：2222-2229, 2013
4) Barr J, et al：Clinical practice guidelines for the management of pain, agitation, and delirium in adult patients in the intensive care unit. Crit Care Med, 41：263-306, 2013
5) 日本版・集中治療室における成人重症者に対する痛み・不穏・せん妄管理のための臨床ガイドライン. 日本集中治療医学会雑誌, 12：539-579, 2014
6) Shehabi Y, et al：Early intensive care sedation predicts long-term mortality in ventilated critically ill patients. Am J Respir Crit Care Med, 186：724-731, 2012

プロポフォール Propofol

- GABA_A 受容体に作用し，中枢神経抑制作用を発現する．導入・覚醒ともに速く，使用しやすい．鎮静作用も強いが，循環系への影響が大きく血圧低下を起こしやすい．鎮痛作用はない．最も一般的に使用されている鎮静薬の1つである

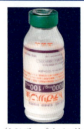

(1％ディプリバン注 1 g 100 mL)

商 ディプリバン / Diprivan（アストラゼネカ）
プロポフォール「マルイシ」/ Propofol Maruishi（丸石）

規 〈ディプリバン〉
注　200 mg 20 mL ¥1,232, 500 mg 50 mL ¥1,830, 1 g 100 mL ¥2,110
注-キット　200 mg 20 mL ¥1,448, 500 mg 50 mL ¥2,084
〈プロポフォール「マルイシ」〉
注　200 mg 20 mL ¥844, 500 mg 50 mL ¥1,193, 1 g 100 mL ¥1,841, 1 g 50 mL ¥1,841

適応　①全身麻酔の導入および維持　②集中治療における人工呼吸中の鎮静

希釈法・用法・用量
人工呼吸中の鎮静：30〜180 mg/時
【例】1％製剤　原液 3〜18 mL/時
処置時の鎮静：（保険適用外）1％製剤 原液 3 mL iv
⇒反応を確認しながら追加投与

副作用　呼吸抑制，舌根沈下，血圧低下，徐脈，アナフィラキシー，propofol infusion syndrome（後述）

禁忌　小児（適応②），妊産婦，本剤に過敏症を呈する患者

効果発現や持続時間　〈効果発現〉1〜2分，〈半減期〉短期使用：3〜12時間　長期使用：50±18.6時間[1]

注 意　プロポフォールは脂肪製剤であるが，防腐剤などは添加されていない．したがって，無菌的操作を徹底し，開封後はすみやかに使用することが望まれる．2011年のCDCガイドライン[1]ではプロポフォール注入に使用した点滴ラインは6～12時間で交換することが勧められている

その他
- 変色尿（白濁色，ピンク色，緑色など）を呈することがある
- 投与時に血管痛を生じるため，投与前に患者へ説明しておく必要がある

ワンポイントアドバイス

　死亡例がある重要な合併症に『propofol infusion syndrome（PRIS）』があり，特に小児で使用禁忌となっている理由である．本疾患は小児での報告が多いが，成人でも発症する．原因はミトコンドリア機能障害をはじめ多説あるが，明確な原因はわかっていない．高用量（>70μg/kg/分）を長期間投与すると起こりやすいとされる．症状は代謝性アシドーシスや高トリグリセリド血症，低血圧，不整脈（徐脈など），急性腎障害，高カリウム血症，横紋筋融解症，肝障害などである．治療は早期に本疾患を認識し，プロポフォールの注入を中止することである[2]

文 献

1) O'Grady NP, et al：Guidelines for the prevention of intravascular catheter-related infections. Clin Infect Dis, 52（0）：e162-93, 2011
2) Barr J, et al：Clinical practice guidelines for the management of pain, agitation, and delirium in adult patients in the intensive care unit. Crit Care Med, 41：263-306, 2013

ミダゾラム　Midazolam

- ベンゾジアゼピン系の鎮静薬で，GABA_A受容体に作用して中枢神経抑制作用を発現する．導入，覚醒ともに速く，使用しやすい．鎮静作用は強い．循環器系への作用は，プロポフォールと比較して弱いが，血圧低下を引き起こす．鎮痛作用はない．健忘作用が他のベンゾジアゼピン系薬剤より強い特徴がある

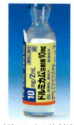
（ドルミカム注射液 10 mg）

商 ドルミカム / Dormicum（アステラス）
ミダゾラム / Midazolam（サンド-富士）
規 〈ドルミカム〉
注射液　10 mg 2 mL　¥133
〈ミダゾラム〉
注　10 mg 2 mL　¥75

（適　応） ①麻酔前投薬　②全身麻酔の導入および維持　③集中治療における人工呼吸中の鎮静　④歯科・口腔外科領域における手術および処置時の鎮静

（希釈法・用法・用量）
人工呼吸中の鎮静：0.03〜0.18 mg/kg/時
【例】ミダゾラム5 A（50 mg）＋ NS 40 mL ⇒ 2〜10 mL/時
処置時の鎮静：（保険適用外）ミダゾラム1 A（10 mg）＋ NS 9 mL
⇒ 3 mL iv
⇒反応を確認しながら追加投与

（副作用） 呼吸抑制，舌根沈下，血圧低下

（禁　忌） 本剤に過敏症のある患者，急性狭隅角緑内障，重症筋無力症，HIVプロテアーゼ阻害薬やHIV逆転写酵素阻害薬を投与中の患者

（併用禁忌） HIVプロテアーゼ阻害薬やHIV逆転写酵素阻害薬

| **効果発現や持続時間** | 〈効果発現〉 2〜5分 〈半減期〉 3〜11時間[1] |

| **拮抗薬** | フルマゼニル（アネキセート） |

| **注 意** | ミダゾラムは代謝産物である1-ヒドロキシミダゾラムもベンゾジアゼピン系であり，ミダゾラムの50％の活性がある．ミダゾラムを48〜72時間以上持続投与すると1-ヒドロキシミダゾラムおよび体内からのミダゾラムの再分布により覚醒遅延を起こすことがある |

| **その他** | フルマゼニルの半減期は50分程度であり，ミダゾラムの作用が再発現することがあり注意を要する |

ワンポイントアドバイス

・高齢者などでは少量でも作用発現し，鎮静や呼吸抑制を期しやすい．逆に，アルコール依存患者やベンゾジアゼピン系常用者では作用が発現しにくい．作用発現に個人差があるため，少量より反応を確認しながら使用することが勧められる
・せん妄の観点より，PADガイドラインでは優先度が低下している

文 献

1) Barr J, et al : Clinical practice guidelines for the management of pain, agitation, and delirium in adult patients in the intensive care unit. Crit Care Med, 41 : 263-306, 2013

ジアゼパム　Diazepam

●ベンゾジアゼピン系の鎮静薬で，$GABA_A$受容体に作用して中枢神経抑制作用を呈する．鎮静作用は中等度であり，処置時の鎮静などに使用されることが多い．抗痙攣作用があり，痙攣患者では第1選択薬である

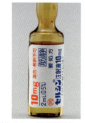

（セルシン注射液 10 mg）

| 商 | セルシン / Cercine（武田）
ホリゾン / Horizon（丸石） |
| 規 | 〈セルシン〉　注射液　5 mg ¥67, 10 mg ¥98
〈ホリゾン〉　注射液　10 mg ¥98 |

適　応	①不安・緊張・抑うつ時　②痙攣発作時
希釈法・用法・用量	原液1A（10 mg）iv ※高齢者の場合：0.5 A（5 mg）iv
副作用	呼吸抑制，舌根沈下，血圧低下，筋弛緩
禁　忌	急性狭隅角緑内障，重症筋無力症，ショック・昏睡，リトナビル（HIVプロテアーゼ阻害薬）を投与中の患者
併用禁忌	HIVプロテアーゼ阻害薬
効果発現や持続時間	〈効果発現〉　2〜5分 〈半減期〉　20〜120時間[1]
拮抗薬	フルマゼニル（アネキセート）
注　意	投与時に血管痛や血管炎を生じることがある
その他	精神疾患患者やせん妄患者に鎮静目的でベンゾジアゼピン系を単剤使用すると，逆に症状が悪化，興奮することがあるため単剤使用は避ける方がよい

文　献

1) Barr J, et al：Clinical practice guidelines for the management of pain, agitation, and delirium in adult patients in the intensive care unit. Crit Care Med, 41：263-306, 2013

フルニトラゼパム Flunitrazepam

- 注射薬は処置時の鎮静やICUでの睡眠導入に利用される．$GABA_A$受容体に作用することで中枢神経抑制作用を発現する

商 サイレース / Silece（エーザイ）
ロヒプノール / Rohypnol（中外）

規 〈サイレース〉
静注 2 mg ¥159
錠 1 mg ¥15.1, 2 mg ¥21.5
〈ロヒプノール〉
静注用 2 mg ¥144
錠 1 mg ¥14.2, 2 mg ¥20.9

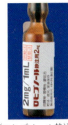
（ロヒプノール静注用 2 mg）

適応	注射薬：全身麻酔の導入，局所麻酔時の鎮静
希釈法・用法・用量	2 mg＋NS 50 mL div ⇒ 入眠した時点で止める
副作用	呼吸抑制，舌根沈下，血圧低下
禁忌	本剤に過敏症の既往歴のある患者，急性狭隅角緑内障，重症筋無力症
効果発現や持続時間	〈半減期〉 7時間[1]
拮抗薬	フルマゼニル（アネキセート）
注意	高齢者やCOPD患者では呼吸停止を起こすことがあり，十分な注意が必要である
その他	静脈注射では血管痛，血管炎を起こす．筋肉内注射は行わない

ワンポイントアドバイス

ICUでは覚醒睡眠のリズムをつくるために，夜間に睡眠を誘導する目的で使用される場合が多いと思われる

文献
1)「向精神病薬マニュアル 第2版」(融 道男/著), p212, 医学書院, 2005

デクスメデトミジン Dexmedetomidine

● 睡眠・覚醒に関与する青班核のα2アドレナリン受容体に作用して鎮静作用を発現する．弱い鎮痛作用を持つ．呼吸抑制も少ないことから，人工呼吸の離脱時など浅い鎮静を必要とするときに使用される

- 商 プレセデックス / Precedex（ホスピーラ・ジャパン，丸石）
- 規 静注液 「ホスピーラ」200μg 2 mL ¥5,192，「マルイシ」200μg 2 mL ¥5,192

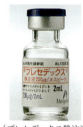
（プレセデックス静注液 200μg「ホスピーラ」）

適応 ①集中治療における人工呼吸中および離脱後の鎮静，②局所麻酔下における非挿管での手術および処置時の鎮静

希釈法・用法・用量
- 初期投与：6μg/kg/時 ⇒ 10分間
- 維持投与：0.2～0.7μg/kg/時

【当科での例】 1 V（200μg）＋ NS 48 mL ⇒ 3～10 mL/時

副作用 血圧低下，高血圧，徐脈，心室細動，心停止

禁忌 本剤に対し過敏症の既往歴のある患者

効果発現や持続時間 〈効果発現〉 5～10分 〈半減期〉 1.8～3.1時間[1]

注意 血圧低下が起こりやすいため，使用開始時には注意する．また，徐脈傾向も強いので心拍数が60台に低下したら投与中止も考慮する

その他
- PADガイドラインでも推奨されている「浅い鎮静」を得ることができるため，今後使用頻度が増してくるこ

とが予想される
- デクスメデトミジンの鎮痛作用は弱いため，オピオイド系の鎮痛薬を併せて使用する必要があるが，オピオイド系鎮痛薬の作用を減じる可能性がある

> ### ワンポイントアドバイス
> せん妄の期間短縮作用や発生防止に関する報告がなされている．そのため抜管後も使用継続することができる．当科では挿管時用量から半量程度での使用継続を行っている

文 献

1) Barr J, et al：Clinical practice guidelines for the management of pain, agitation, and delirium in adult patients in the intensive care unit. Crit Care Med, 41：263-306, 2013

ゾルピデム　Zolpidem

- 非ベンゾジアゼピン系の睡眠導入薬．$GABA_A$受容体に作用して中枢神経抑制作用を呈する．短時間作用型であり，入眠障害における睡眠導入薬として使用されることが多い

（マイスリー錠5 mg）

商 マイスリー / Myslee（アステラス）
規 錠　5 mg ￥43.7，10 mg ￥69.7

適応　不眠症

希釈法・用法・用量
1錠（5 mg or 10 mg）を眠前に内服

副作用　呼吸抑制，健忘，運動失調（ふらつき）

禁忌　本剤に対し過敏症の既往歴のある患者，重篤な肝障害，重症筋無力症，急性狭隅角緑内障

効果発現や持続時間　〈半減期〉　1.8〜2.3時間[1]

拮抗薬　フルマゼニル（アネキセート）

注意　COPD患者などへの投与で呼吸抑制から高二酸化炭素血症を誘発し，CO_2ナルコーシスを起こすため要注意

その他　依存性に注意する．また連用すると効果が減弱してくる

ワンポイントアドバイス

ICUや後方病棟では他患者や人の出入り，アラーム音など特有の環境のため，不眠を訴える患者は多い．そのような場合に使用する薬剤である

文献

1)「向精神病薬マニュアル　第2版」（融　道男/著），p211，医学書院，2005

クロルプロマジン　Chlorpromazine

- フェノチアジン系誘導体に分類される抗精神病薬である．ドパミン受容体，ノルアドレナリン受容体，セロトニン受容体抑制作用により中枢神経抑制作用を呈する

商 コントミン / Contomin（田辺三菱）
規 筋注　0.5％2 mL　¥92，0.5％5 mL　¥92，1％5 mL　¥94

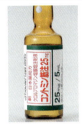
（コントミン筋注25 mg）

適応
①統合失調症，躁病，神経症における不安・緊張・抑うつ　②悪心・嘔吐　③吃逆　④破傷風に伴う痙攣　⑤麻酔前投薬　⑥催眠・鎮静・鎮痛薬の効力増強

希釈法・用法・用量
10～50 mgを筋肉内に緩徐に注射
【例】1 A（25 mg）原液 im

副作用
呼吸抑制，血圧低下，舌根沈下，悪性症候群，錐体外路症状，不整脈，腸管麻痺，痙攣

禁忌
昏睡状態，循環虚脱状態の患者，バルビツール酸誘導体・麻酔薬などの中枢神経抑制薬の強い影響下にある患者

併用禁忌
アドレナリン（クロルプロマジンがα受容体遮断作用を持っているため，β受容体刺激作用が増強され血圧低下の危険性がある）

効果発現や持続時間
〈半減期〉11.7±4.7時間[1]

その他
現在の注射薬はコントミン筋注のみであるが，以前は同成分でウインタミン注が存在した．本剤は筋注および静注の適応があった．そのため，コントミン筋注を静脈投与している施設もあるようであるが，保険適用外である．静注時は筋注よりも効果が急速に現れるため，投与量を減量するなどの工夫が必要と考えられる

文献
1)「向精神病薬マニュアル　第2版」（融　道男/著），表紙裏，医学書院，2005

5 鎮痛薬

■急性痛に対する鎮痛薬の分類

分類	強オピオイド	弱オピオイド
代表薬剤	・フェンタニル ・モルヒネ	・ペンタゾシン（ペンタジン） ・ブプレノルフィン（レペタン）
作用機序	①脊髄後角のオピオイド受容体で，一次知覚神経からの痛覚伝達物質遊離抑制，および脊髄後角ニューロンを直接抑制 ②中脳・延髄のオピオイド受容体に作用→下降性抑制系活性化→①の機序で鎮痛 ③視床中継核，視床下部，大脳知覚領などにおける痛覚伝達を遮断	
長所	・鎮痛作用がとても強い ・投与量を増やすほど鎮痛作用が増強（天井効果なし）	・鎮痛作用が比較的強い ・呼吸抑制が比較的少ない ・麻薬処方箋発行が不要
短所	・**呼吸抑制** ・嘔気・嘔吐・鎮静 ・麻薬処方箋が必要	・投与量を増やしても効果は頭打ち（天井効果） ・オピオイド受容体に接合し弱い鎮痛作用を示す一方，強オピオイドと競合しその作用を拮抗する（**拮抗性鎮痛薬**，84ページ参照） ・ペンタゾシンは心疾患での投与に注意（83ページ参照）
使用場面	・持続する中等度〜高度疼痛時 ・持続静注，IV-PCA（81ページ参照），硬膜外麻酔で使用	・中等度疼痛時
その他	・急性痛に対し強オピオイドを適切に使用する場合，精神依存はまず問題にならない ・嘔気・嘔吐の予防・治療の第1選択はドロペリドール（ドロレプタン）だが，若年者の場合，それによる**薬剤性錐体外路症状**（眼球上転，筋肉固縮ほか）に注意．発症時はドロペリドールの投与を中止し，トリヘキシフェニジル（アーテン）やビペリデン（アキネトン）を投与	

5 鎮痛薬

NMDA受容体拮抗薬	非ステロイド性消炎鎮痛薬（NSAIDs）	アセトアミノフェン
・ケタミン（ケタラール）	・ジクロフェナク（ボルタレン） ・フルルビプロフェンアキセチル（ロピオン）	・アセトアミノフェン（アセリオ）
・N-メチル-D-アスパラギン酸（NMDA）受容体を遮断することで脊髄後角での侵害刺激伝達を抑制	・アラキドン酸カスケードの初発酵素（シクロオキシゲナーゼ：COX）を阻害しプロスタグランジンの産生を抑制することで鎮痛	・中枢性COX阻害作用を有する（NSAIDsは末梢性COX阻害作用）が，詳細不明
・鎮痛作用が強い ・呼吸抑制が少ない ・気管支拡張作用あり	・意識や呼吸に影響を及ぼさない	・意識や呼吸に影響を及ぼさない ・投与禁忌が少ない
・**悪夢** ・**脳圧亢進** ・**眼圧亢進** ・**麻薬処方箋が必要**	・**アスピリン喘息で禁忌**（気管支喘息の1割がアスピリン喘息） ・**上部消化管潰瘍** ・**腎障害** ・血小板機能低下	・10 mg以上で肝障害（アルコール常用・肝障害患者ではより少量で発生） ・鎮痛作用は弱い ・体重50 kg未満の投与量計算が面倒
・自然気道患者での強い疼痛を伴う処置時（熱傷処置など）	・軽度〜中等度疼痛時	・軽度疼痛時 ・他剤と併用
・鎮静薬を先行投与することで悪夢を予防可能	・坐剤は内痔核損傷の可能性あり ・術後痛に保険適用のあるNSAIDは2014年12月段階でロピオンのみ	・麻薬との併用投与により麻薬の総使用量を減少させ副作用を軽減しうる

■ 疼痛の評価～CPOT

　The Critical-Care Pain Observation Tool（CPOT，表1）は痛みの客観的評価ツールで，表情・体動・筋緊張・人工呼吸への追従あるいは発声で判定する．

　コミュニケーションがとれない患者の疼痛をスコアリングすることで，鎮痛薬の過量投与が防げ，看護師による鎮痛薬の投与量調整も可能となる．

表1 ● The Critical-Care Pain Observation Tool（CPOT）

指標	状態		点数
表情	リラックスした中立的な表情（表情筋に緊張は見られない）		0
	眉間にシワを寄せる，眉をひそめる，目がきつくなる，鼻にシワを寄せる		1
	全ての上記の表情に加え，眼瞼が固く閉じられている		2
体動	体動が全くない（無痛であることを必ずしも意味しない）		0
	ゆっくりとした注意深い動き，痛い場所を触る・さする，動きを通じて注意を惹こうとする		1
	チューブを引っ張る，座ろうとする，四肢を動かす，指示に従わない，スタッフをぶつ，ベッドから出ようとする		2
筋緊張（上肢の受動運動による評価）	受動運動に抵抗なし		0
	受動運動に抵抗あり		1
	受動運動に強い抵抗があり，完遂することができない		2
人工呼吸器への追従（挿管患者），あるいは発声（非挿管患者）	挿管患者	警報発生なし，容易に換気	0
		警報は自然に止まる	1
		同期せず：呼吸の停止，警報が頻繁に作動	2
	非挿管患者	通常の調子で話すか，何も言わない	0
		溜め息，うめき	1
		泣き叫ぶ，むせび泣く	2
満点および範囲			0～8

文献3より引用

■疼痛の評価～BPS

疼痛スケールとしては以下のBehavioral Pain Scale（BPS, 表2）も存在する．表情・上肢の動き・呼吸器との同調性から判定するが，CPOTと異なり自然気道患者に対応していない．日本呼吸療法医学会が作成した「人工呼吸中の鎮静のためのガイドライン」で使用が推奨されている．米国集中治療学会はBPSもしくはCPOTを指標にした疼痛管理を推奨している．

表2 ● Behavioral Pain Scale（BPS）

項目	説明	スコア
表情	穏やか	1
	一部硬い（例えば，眉をひそめている）	2
	全く硬い（例えば，瞼を閉じている）	3
	しかめ面	4
上肢	全く動かさない	1
	一部曲げている	2
	指を曲げて完全に曲げている	3
	ずっと引っ込めている	4
人工呼吸との同調性	同調している	1
	時に咳嗽	2
	呼吸器とファイティング	3
	呼吸器で制御不能	4

・表情，上肢，人工呼吸器との同調性という各項目に関して4点ずつスコアリングする
・3～12点となる
・従命が不十分な患者でも評価可能である

文 献

1) 菅野敏之：うまく使いたい鎮痛薬．レジデントノート，15：2230-2238, 2013
2) 菅野敏之．01 鎮痛・鎮静のスコアリング．「ICU実践ハンドブック」（清水敬樹/編），pp241-243, 羊土社，2009
3) Gélinas C, et al：Validation of the critical-care pain observation tool in adult patients. Am J Crit Care, 15：420-427, 2006

フェンタニル　Fentanyl

- 短時間作用性強オピオイド
- 麻薬処方箋が必要.「会話は可能だが息が止まる」タイプの呼吸抑制を起こすため，**無刺激状態での呼吸観察が必要**

商 フェンタニル「第一三共」/ Fentanyl（第一三共）
フェンタニル「ヤンセン」/ Fentanyl（ヤンセン）

規 〈フェンタニル「第一三共」〉
0.005％2 mL ￥302, 0.005％5 mL ￥724
〈フェンタニル「ヤンセン」〉
0.005％2 mL ￥225, 0.005％5 mL ￥535, 0.005％10 mL ￥1,039

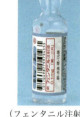
（フェンタニル注射液 0.1 mg「第一三共」）

適応　激しい疼痛に対する鎮痛

希釈法・用法・用量
【体重60 kg例】
フェンタニル0.5 mg（10 mL）＋NS 40 mL（＝10 μg/mL）
→3 mL/時（30 μg/時＝0.5 μg/kg/時）から開始
- 激しい疼痛時：1 mL one shot
- 頻回one shotが必要 or CPOT≧3：1 mL/時ずつ増速
- 呼吸回数6〜7回/分 or CPOT＝0：1 mL/時ずつ減速
- 呼吸回数＜6回/分：中止

※ one shot or 投与量調整から5〜10分後に再評価

副作用　嘔気・嘔吐，呼吸抑制，鎮静，鉛管現象（頸胸部筋強直による換気困難）

禁忌
- 筋弛緩薬の使用が禁忌の患者（鉛管現象に対処不能）
- 呼吸管理をしていない脳疾患患者
- 痙攣発作の既往歴がある患者
- 喘息患者

慎重投与　肝障害患者（肝代謝性のため），SSRI，SNRI，MAO阻害薬（セロトニン症候群の恐れ）

効果発現や持続時間　投与後2分で効果発現，30〜45分持続

拮抗薬　ナロキソン

注　意　持続投与長期化で作用遷延（個人差大きい）

ワンポイントアドバイス

・腎障害患者でも通常使用可〔腎排泄性だが代謝産物に活性（−）〕
・添付文書上禁忌の喘息・痙攣既往患者でも，注意深く投与すれば問題は起こりにくい

Column ■ IV-PCA（patient-controlled analgesia）

オピオイドの有効血中濃度域は個人差が大きい．患者自身が疼痛時にone shotを行うIV-PCAにより副作用減少＆効果的な鎮痛が可能（図1, 2）．

【例】
体重60 kg，総容量100 mL，基礎流量2 mL/時，one shot 1 mL，ロックアウトタイム（動作不応時間，図2）15〜30分の場合

・フェンタニル1.0 mg（20 mL）＋ドロペリドール5 mg（2 mL）＋NS 74 mL　⇒総量96 mL，基礎流量だけの場合48時間分

※若年者の場合，薬剤性錐体外路症状（眼球上転など，p.76参照）が生じやすいため，ドロペリドール（ドロレプタン）を2 mgに減じる
※嘔気・嘔吐が強い場合，デキサメサゾン（デキサート）3.3 mg iv

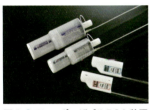

図1 ● ディスポーザブルPCA装置

写真：大研医器株式会社製
クーデックシリンジェクターPCA装置③
※ディスポ製品のほか，コンピュータ制御の機械式PCA装置もある

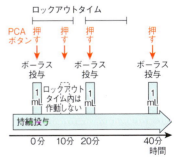

図2 ● PCA装置の動作イメージ

文献1を参考に作成

文　献

1) 菊地龍明：3持続硬膜外（PCA法）の実際．「カラー写真で一目でわかる硬膜外麻酔・脊椎麻酔」（岡本浩嗣，鈴木利保/編），pp.98-105，羊土社，2009

モルヒネ　Morphine

- 強オピオイドで麻薬処方箋が必要
- 比較的短期間で収束する術後痛に対し硬膜外麻酔やIV-PCAで使用するのはよいが，排泄総半減期が投与量や投与時間に依存して延長するため，長期間の持続投与は作用遷延を起こし不適

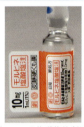

- 商 モルヒネ塩酸塩 / Morphine hydrochloride（武田）
- 規 注射液　1％1 mL　¥ 299，1％5 mL　¥ 1,346，4％5 mL　¥ 4,973

（モルヒネ塩酸塩注射液 10 mg「タケダ」）

適応
激しい疼痛時における鎮痛・鎮静

希釈法・用法・用量
- 硬膜外投与：モルヒネ6 mg＋0.2％ロピバカイン（アナペイン）100 mL＋ドロペリドール（ドロレプタン）5 mg→投与速度3 mL/時
- IV-PCA：モルヒネ100 mg＋ドロペリドール（ドロレプタン）5 mg＋NS 88 mL（計100 mL，モルヒネ1 mg/1 mL）
⇒持続投与なし，one shot 1 mL＝1 mg/回，ロックアウト時間5分
※嘔気・嘔吐が強い場合，病態が許せばデキサメタゾン（デキサート）3.3 mg iv

副作用
呼吸抑制，嘔気・嘔吐，瘙痒感，尿閉，鎮静

禁忌
重篤な呼吸抑制のある患者，気管支喘息発作中，重篤な肝障害，慢性肺疾患に続発する心不全，痙攣状態

慎重投与
呼吸機能障害，呼吸性アシドーシス

作用増強
中枢神経抑制薬，腎障害（強い活性を持つ代謝産物が腎排泄性のため）

作用減弱
高用量ブプレノルフィンが本剤を拮抗

効果発現や持続時間
- 効果発現：静注15〜30分，硬膜外注15.6±6.6分
- 持続時間：静注2.5時間，硬膜外注20.8±6.0時間

拮抗薬
ナロキソン（硬膜外モルヒネによる呼吸抑制に対して治療目的に使用しないこと．ナロキソンの血中半減期が64分であるのに対し，硬膜外モルヒネの効果消失は投与中止後から数時間に及ぶため，ナロキソンの効果消失後に呼吸抑制が再発する）

ペンタゾシン　Pentazocine

- 弱オピオイド
- 天井効果あり（76ページ参照）
- 心疾患では要注意

[商] ペンタジン / Pentagin（第一三共）
ソセゴン / Sosegon（丸石）
トスパリール / Tosparyl（小林化工）

[規] 〈ペンタジン，ソセゴン〉
注射液　15 mg ¥68，30 mg ¥133
〈トスパリール〉
注射液　15 mg ¥69，30 mg ¥115

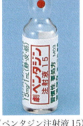
（ペンタジン注射液15）

適応　15 mg：各種がん，術後，心筋梗塞などの鎮痛
30 mg：麻酔前投薬および麻酔補助

希釈法・用法・用量
30 mg（高齢者では15 mg）＋NS 50 mL⇒10分間でdiv

副作用　傾眠，めまい，血圧上昇，悪心・嘔吐，呼吸抑制

禁忌　頭部傷害または頭蓋内圧上昇，重篤な呼吸抑制および全身状態が著しく悪化している患者

作用減弱　抗うつ薬の作用増強

配合禁忌　アルカリ性注射液のほか，多数の薬剤との配合で混濁

効果発現や持続時間
- 効果発現：投与直後
- 血中半減期：43.8±36.0分

拮抗薬　ナロキソン

注意　皮下注・筋注部位に強い疼痛を生じる

慎重投与　心拍数・心筋収縮力・肺動脈圧・末梢血管抵抗・心仕事量を上昇させるため，**心疾患では慎重な投与が必要**

その他　「拮抗性鎮痛薬」（76ページ参照）だが，計60 mg程度の臨床使用量ではむしろ相乗的に鎮痛効果を発揮

ワンポイントアドバイス

めまいに対する苦痛を軽減するため，ヒドロキシジン（アタラックス-P）25〜50 mgを混注することが多い

ブプレノルフィン　Buprenorphine

- 弱オピオイド
- 天井効果あり（76ページ参照）
- 強オピオイド投与中の使用では拮抗作用に注意（拮抗性鎮痛薬）

商 レペタン / Lepetan（大塚）
　 ザルバン / Zalban（日新製薬）
規 〈レペタン〉
注　0.2 mg ¥145, 0.3 mg ¥213
〈ザルバン〉
注　0.2 mg ¥81, 0.3 mg ¥107

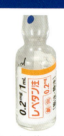
（レペタン注0.2 mg）

適応	術後，各種がん，心筋梗塞における鎮痛，麻酔補助
希釈法・用法・用量	0.2 mg + NS 50 mL ⇒ 10分で div
副作用	呼吸抑制，めまい，鎮静，血圧低下，嘔気・嘔吐
禁忌	重篤な呼吸抑制状態・肺機能障害，重篤な肝機能障害，頭部傷害・脳に病変があり意識混濁が危惧される患者，頭蓋内圧上昇，妊婦
慎重投与	呼吸機能低下患者，肝腎機能低下患者，大量の強オピオイドを必要としている患者（オピオイド受容体との親和性がとても強い一方，強オピオイドと比較し鎮痛作用が弱いことに加え，天井効果で鎮痛効果が頭打ちなため，強オピオイドを拮抗して疼痛・振戦といった離脱症状を起こす）
作用増強	中枢性鎮痛薬，鎮静薬
効果発現や持続時間	・静注ですみやかに効果発現，筋注でも5分以内に最高血中濃度 ・持続時間：8時間
拮抗薬	ナロキソン

ケタミン　Ketamine

- NMDA受容体拮抗薬．鎮痛作用が強く呼吸抑制作用が弱いため，自然気道患者の疼痛処置時鎮痛がよい適応．悪夢を見る．麻薬処方箋が必要

商 ケタラール / Ketalar（第一三共）
規 静注用　50 mg 5 mL ￥292，200 mg 20 mL ￥718
　　筋注用　500 mg 10 mL ￥1,526

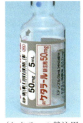
（ケタラール静注用 50 mg）

適応　手術，検査および処置時の全身麻酔および吸入麻酔の導入

希釈法・用法・用量
〔まず，ケタミンによる悪夢予防として，ミダゾラム（ドルミカム）1A（10 mg/2 mL）＋NS 8 mLを30秒おきに1 mL（＝1 mg）ずつiv
→返答が緩慢になったら…〕
ケタミン原液を15秒おきに1 mL（＝10 mg）ずつiv
⇒呼吸に問題がなければ体重60 kg換算で50 mgまで投与し処置開始
※処置時に体動がある場合は10 mgずつ追加　→15秒後に処置再開
※最大で240 mg（1〜2 mg/kg×2）まで投与可能

副作用　呼吸抑制，喉頭痙攣，全身痙攣，**血圧上昇**，**頻脈**，気道口腔内分泌亢進

禁忌　脳血管障害，高血圧（収縮期圧160 mmHg以上，拡張期圧100 mmHg以上），脳圧亢進症，重症の心代償不全，痙攣発作，外来患者

配合禁忌　アルカリ性薬剤との混合で沈殿

効果発現や持続時間　1分以内に応答消失，疼痛反応消失は1〜2 mg/kgで10分間

その他
- 静注用より濃度が5倍濃い筋注用製剤もある
- ケタミンで見る夢は，教科書にある「悪夢」のほか，「性的な夢」，「よい夢」とさまざまであるが，前2者によるトラブルを避けるため，可能であれば鎮静薬の併用が望ましい
- 気管支拡張作用がある

フルルビプロフェンアキセチル　Flurbiprofen Axetil

- 鎮痛に適応のある静注NSAID
- 意識や呼吸に影響しない
- 消化性潰瘍，腎障害，喘息，ニューキノロン系抗菌薬併用に注意

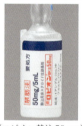

商 ロピオン / Ropion（科研）
規 静注 50 mg 5 mL ￥239

(ロピオン静注 50 mg)

適応	術後，各種がんにおける鎮痛
希釈法・用法・用量	1 A ＋ NS 50 mL ⇒ 10分間でdiv
副作用	アナフィラキシー，急性腎不全，胃腸出血，痙攣，喘息発作
禁忌	**消化性潰瘍**，重篤な肝障害，重篤な**腎障害**，重篤な心機能不全，重篤な高血圧症，過敏症既往歴，**アスピリン喘息**，妊娠後期（胎児動脈管閉塞を起こすため）
併用禁忌	エノキサシン・ロメフロキサシン・ノルフロキサシン・プルリフロキサシン投与中患者（痙攣）
慎重投与	**気管支喘息，潰瘍性大腸炎・クローン病**（他のNSAIDsで症状増悪の報告）
作用減弱	ニューキノロン系抗菌薬と併用で**痙攣**の恐れ
効果発現や持続時間	・最高血中濃度：投与6.7分後 ・消失半減期：5.8時間
注意	静注のみ，筋注しない
その他	脂肪乳剤のため**ポリカーボネート製三方活栓・延長チューブにひび割れ**が発生する．IVHフィルターを詰まらせてしまうのでフィルターを通さずに投与する

アセトアミノフェン　Acetaminophen

- 中枢性COX阻害薬
- 意識や呼吸に影響しない．NSAIDsと異なり末梢性COX作用は弱い
- 投与禁忌が少ないが，過量投与で肝障害

商 アセリオ / Acelio（テルモ）
規 静注液　1,000 mg 100 mL ￥332

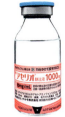

（アセリオ静注液1000 mg）

5 鎮痛薬

適応　経口や坐剤の投与が困難な場合における疼痛および発熱

希釈法・用法・用量
【体重60 kg例】　1,000 mgを15分かけてiv
※投与間隔は4〜6時間以上
※1日総量として4,000 mgを限度とする

副作用　肝障害

禁忌　重篤な肝障害，消化性潰瘍，重篤な血液異常，重篤な腎障害，重篤な心機能不全，アスピリン喘息

効果発現や持続時間
- 投与直後に最高血中濃度
- 半減期2.5時間

拮抗薬　アセチルシステイン

注意
- 体重50 kg未満の成人では1回15 mg/kg，投与間隔4〜6時間以上，一日総量60 mg/kg
- 10 g以上（酒・薬剤常用，低栄養，肝障害ではより少量で中毒）の摂取で細胞毒性の高い代謝産物になり肝障害を起こす
- ワルファリンの作用増強，イソニアジド長期連用者で肝障害

その他　NSAIDsと異なり末梢におけるCOX阻害作用が弱いので，通常使用量では消化性潰瘍，腎機能障害，血小板凝集抑制，アスピリン喘息は起きにくい（**添付文書上は禁忌**）

6 抗凝固薬

■抗凝固薬の適応

　白色血栓が主体の動脈血栓に抗血小板薬が使用されるのに対して，赤色血栓が主体の静脈血栓に抗凝固薬は使用される．

　抗凝固療法は形成された血栓の進展防止，血栓症の予防，再発防止に対して使用する．

　主に深部静脈血栓や肺塞栓などの静脈塞栓の治療と予防，透析，人工心肺などの体外循環回路内の凝固予防，DICの治療に対して使用する．

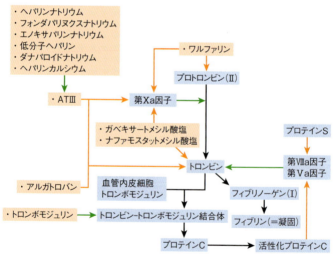

図●血液凝固と薬剤作用
　　　：本稿で扱っている薬剤
　→：抑制，　→：亢進・増強

■HITについて

● HITの分類

HIT（ヘパリン起因性血小板減少症）はヘパリン投与によって形成された自己抗体であるHIT抗体（主に抗血小板第4因子・ヘパリン抗体複合体）により生じるトロンビン過剰産生からくる血小板破壊性の血小板減少症であり，**ヘパリン投与後0.3～0.5％程度の発症率**とされている．適切な診断治療を行わない場合の死亡率は10～20％に及ぶ．フラッシュ時やコーティングのヘパリンでも発症することがある．

血小板減少症は大きく血小板の破壊と産生低下の2つに分けられる．血小板寿命は7～10日であるため，血小板数の10～15％/日以上の低下は血小板の破壊を疑う．また，幼若血小板比（正常値1.1～6.6）の上昇も認める．

HIT抗体によるものは非免疫学的機序により生じるⅠ型HIT（HAT）と区別され，Ⅱ型HITとも呼ばれる（表1）．

● HITの検出

- HIT抗体の検出法は日本ではELISA法が主流であるが，単独では感度100％ではあるものの，特異度26％と低く，除外診断にしか使えない．4Ts score＞4（表2）と組み合わせると特異度70％まで上昇する[1]
- ヘパリン惹起血小板凝集法もある
- SRA（serotonin release assay）はもっとも特異度が高いが日

表1 ● Ⅰ型，Ⅱ型HITの比較

	Ⅰ型（HAT）	Ⅱ型（狭義のHIT）
発症	ヘパリン投与後1～4日	ヘパリン投与後5～10日（100日以内のヘパリンの投与歴がある場合はこれ以前に発症する）
機序	非免疫学的機序	抗体形成（主に抗血小板抗体第4因子・ヘパリン抗体複合体）
血小板数	12万以下の低下は稀	
合併症	なし	動静脈血栓症（30～80％）
治療	不要	ヘパリン中止，代替薬での抗凝固療法（第1選択はアルガトロバン）．血小板輸血は原則避ける

本では一般的に検査は不可能
- 低分子ヘパリンは未分画ヘパリンと比較してHIT抗体の形成率，形成後のHITの合併症の増悪が少ない傾向にある

● HITの治療

治療はヘパリンの中止と，アルガトロバンでの抗凝固療法である．（ダナパロイドナトリウム，レピルジンも推奨されているが，日本では保険適用がないもしくは販売されていない）なお，HITと診断した段階で症状がなくともエコーでのDVT検索が推奨されている．慢性期の治療としては，血小板数15万/μL以上に回復した段階でワルファリンを併用し，PT-INRが2.5以上となる

表2 ● 4Ts score

	0点	1点	2点
Thrombocytopenia (血小板減少)	血小板数30％未満の減少．もしくは最低値が1万未満	血小板数の30～50％減少．もしくは最低値が1万～2万未満	血小板数の50％以上の低下ならびに血小板最低値が2万以上
Timing of platelet decrease (血小板減少の時期)	今回のヘパリン投与による4日以内の血小板減少	投与後5～10日の不明確な発症（例えば血小板数測定がなされていない）． 10日以降の発症．もしくは過去31日から100日以内のヘパリン投与歴がある場合の1日以内の発症	投与後5～10日の明確な発症．もしくは過去30日以内のヘパリン投与歴がある場合の1日以内の発症
Thrombosis or other sequelae (血栓症，その他の症状)	なし	血栓症の進行や再発．ヘパリン投与部位の皮膚の発赤． 血栓症の疑い（まだ証明されていない）	再確認された新たな血栓症の発症．ヘパリン投与部位の皮膚の壊死．ヘパリン大量投与時の急性全身反応
Other causes of Thrombocytopenia (他に説明のつかない血小板減少)	他に明確な血小板減少の原因がある	他に疑わしい血小板減少の原因がある	明らかに血小板減少の原因が他に存在しない

4項目の合計点：0～3点：HITの可能性低い，4～5点：中間，6～8点：可能性高い
文献2より改変

もしくは5日経過する時点まで継続し，その後ワルファリン単独療法に移行し，PT-INRの目標は2〜3とする．

血小板輸血はactiveな出血や出血の可能性が高い処置がない限り予防的には行わないことが推奨されている[2, 3]．

HIT抗体はimmuno memoryを持たず，平均50〜85日で血中から消失するため，その日数を超えると再投与は理論的には可能と考えられるが，原則禁忌となっている[4]．

■DICについて

さまざまな炎症によりサイトカインが放出され，血管内凝固活性が起こり，血管内でトロンビンが産生される．それによってフィブリノーゲンがフィブリンとなり，第XIII因子によりフィブリンポリマーとなる．それに血小板や赤血球が粘着し血管内血栓を形成する．全身性凝固炎症反応異常が本態と考えられ，凝固と線溶の異常が特徴的である．すべての炎症性サイトカインが発現しうる病態，つまり**すべての生体侵襲が基礎疾患となり得る**．診断基準を表3，4に示す．

表3 ● 急性期DICの診断基準

スコア	SIRS	血小板数 (/mm³)	PT比 (%)	FDP (μg/mL)
0	≦2	≧12万	＜1.2秒	＜10
1	≧3	8〜12万あるいは24時間以内に30％以上の減少	≧1.2秒	10〜25
2				
3		＜8万あるいは24時間以内に50％以上の減少		≧25

スコア4点以上でDICと診断
文献5より引用

表4 ● SIRS診断基準

体温	38℃以上もしくは36℃以下
心拍数	90回/分以上
呼吸数	20回/分もしくはPaCO₂ 32 Torr以下
白血球数	12,000/μL以上もしくは4,000/μL以下もしくは幼弱球10％以上

● DICの分類

DICは大きく3つに分類できる．凝固活性化は高度であるが線溶活性化は軽度である**線溶抑制型DIC**には敗血症性DICなどがある．線溶抑制型は全体の50％程度を占める．血栓による臓器障害が中心で出血症状は少ない．

凝固活性化以上の線溶亢進をきたす**線溶亢進型DIC**は急性前骨髄性白血病や腹部大動脈瘤に合併するDICなどがある．血栓症状より出血症状が中心となる．

中間にあたる**無症候型（線溶均衡型）DIC**は固形がんによるDICなどがある．

● DICの治療

治療は常に**原疾患の治療が第一**であり，DICに対する薬物療法はそれより優先されるものではない．しかし，特に敗血症に伴うDICは臓器不全発症の一因であり，DICとしての治療の対象になり得る．

大量出血，希釈，体外循環，ITP，TTP／HUS，薬剤性血小板減少，ウイルス感染，輸血後，移植後，APS，HELLP症候群，SLE，血液疾患，血球貪食症候群，低栄養，肝障害，低体温，抗凝固療法，各種血栓症などが鑑別にあがる．

未分画ヘパリンの有用性を証明したRCTはなく，使用しても構わない程度の推奨である．それと同等の成績とされているものはダナパロイドナトリウム，ガベキサートメシル酸塩，ナファモ

表5 ● 治療推奨

薬剤名	推奨レベル
ヒトリコンビナント・トロンボモジュリン	2C
未分画ヘパリン	2D
低分子ヘパリン	2C
ダナパロイドナトリウム	2D
アンチトロンビン製剤	2C
ガベキサートメシル酸塩	2D
ナファモスタットメシル酸塩	2D

2C：弱い推奨を支持する弱いエビデンスがある
2D：弱い推奨を支持する非常に弱いエビデンスがある
文献6を参考に作成

スタットメシル酸塩である．低分子ヘパリン，アンチトロンビン製剤（単独使用），ヒトリコンビナント・トロンボモジュリンは未分画ヘパリンと比して良好な成績となっている[6]（表5）．

■ 肺塞栓について

早期の適切な診断と治療介入で死亡率の改善は明らか[7]であることを念頭に置いて診察，治療を行う．

抗凝固療法・血栓溶解療法が原則的に適応となる[8]．今回は抗凝固療法について記載する．

● 抗凝固療法

① ヘパリンナトリウムは禁忌でない限り第1選択であり，診断され次第可及的に投与されるべきである．初回投与量，持続投与量に関しては「ヘパリンナトリウム」（94ページ）を参照
② ヘパリンナトリウムでAPTTを正常値の2～3倍になるように適宜増減する（表6）
③ ヘパリンナトリウム開始後（もしくは同時でも可）にワルファリン内服を併用する．用量は「ワルファリン」（106ページ）を参照
④ ワルファリンはPT-INR 1.5～2.5を目標として調節する
⑤ ヘパリンナトリウムは投与期間5日以上かつ④を達成してから24時間経過した段階で終了する

表6 ● ヘパリンナトリウムを100単位/mLの濃度に希釈した際の用量調節表

APTT（秒）	ボーラス量（mL）	持続注停止時間（分）	持続注変化量（mL/時）	次回APTT測定
<50	50 mL	0	+1.2	6時間後
50～59	0	0	+1.2	6時間後
60～85	0	0	0	翌朝
86～95	0	0	-0.8	翌朝
96～120	0	30	-0.8	6時間後
>120	0	60	-1.6	6時間後

文献9を参考に作成

（文献は110ページ）

ヘパリンナトリウム　Heparin Sodium

● ①陰イオン活性でタンパク質と反応，②ヘパリンコファクターのAT Ⅲと結合することにより複数の活性化凝固因子（トロンビン，Ⅸa，Ⅺa，Ⅻa）を阻害，以上より抗血栓作用を呈する

商 ノボ・ヘパリン / Novo–Heparin（持田）
規 注　5,000単位5 mL ¥204，10,000単位10 mL ¥347

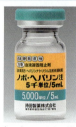

（ノボ・ヘパリン注　5千単位/5 mL）

適応　①体外循環時の血液凝固の防止　②血栓症（静脈血栓症，心筋梗塞，肺塞栓，脳塞栓，四肢動脈血栓症，術中術後の血栓塞栓症など）の治療および予防　③DICの治療

希釈法・用法・用量

①血液凝固の防止
〈通常の透析〉
初回投与：15単位/kg one shot
持続投与：10単位/kg/時
【体重60 kg例】
初回投与：原液9 mL one shot
持続投与：1 A（5,000単位/5 mL）＋NS 20 mL（＝200単位/mL）
⇒3 mL/時でdiv
〈CHDF〉400〜800単位/時→ACT 150〜200程度を目標にする
【体重60 kg例】
2 A（10,000単位/10 mL）＋NS 90 mL（＝100単位/mL）
⇒4〜8 mL/時でdiv

②血栓症の治療および予防
〈治療〉3,000〜5,000単位をフラッシュ
⇒31,200単位/日から開始
⇒APTT 正常値の2〜3倍を目標に増減
【例】　原液3〜5 mLを one shot
⇒2 A（10,000単位/10 mL）＋NS 90 mL（＝100単位/mL）

⇒ 13 mL/時で開始

〈予防〉4 mL/時で開始 ⇒ APTT 正常値の2〜3倍を目標に増減

③ DIC の治療 ②と同様

副作用	HIT
禁忌	出血状態，出血するおそれのある状態，外傷後の日が浅い状態，肝障害，腎障害，過敏症歴，HIT
作用減弱	テトラサイクリン系抗菌薬，ジギタリス製剤，ニトログリセリン製剤
配合禁忌	抗ヒスタミン薬と配合すると沈殿を生じる
効果発現や持続時間	投与後15分でほぼ最高値となり，半減期は2時間．投与終了後2時間で前値に戻る
拮抗薬	プロタミン硫酸塩（ヘパリン100単位に対して1 mgを10分以上かけて投与）．輸血であればFFP
注意	APTT，ACTで管理

🤚 ワンポイントアドバイス

持続静注の場合，同用量でもAPTTの値に波がある印象があり，細めなAPTTフォローが必要．DICに関しては効果は確立されておらず，使用しても構わない程度

ナファモスタット　Nafamostat

- トロンビン，第XIIa因子，第Xa因子，第VIIa因子，プラスミン，カリクレイン，補体系，膵酵素（トリプシン，膵カリクレイン）に対する阻害作用をもつタンパク質分解酵素阻害薬
- ATⅢに依存しない

商 フサン / Futhan（鳥居）
規 注射用　10 mg ¥1,042，50 mg ¥2,731

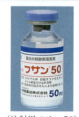
（注射用フサン 50）

適応
①急性膵炎　②DICの治療　③体外循環

希釈法・用法・用量

①急性膵炎
10 mgあたり1 mL以上のDWに溶解（DS）
⇒ DS＋5％Tz 500 mL ⇒ 250 mL/時で12〜24時間ごとに投与

②DICの治療
1.44〜4.8 mg/kg/日
【体重60 kg例】80〜290 mg＋5％Tz 1,000 mL ⇒ 40 mL/時

③体外循環
- 通常の透析：25 mg/時で開始
【例】100 mg＋5％Tz 20 mL（＝5 mg/mL）⇒ 5 mL/時で開始
- CHDF：25 mg/時で開始
【例】250 mg＋5％Tz 50 mL（＝5 mg/mL）⇒ 5 mL/時で開始
⇒ ACT 150〜200を目標に調節

副作用
高カリウム血症，低ナトリウム血症，出血

配合禁忌
アルカリで含量が低下，無機塩類で白濁．単独投与が望ましい

効果発現や持続時間
点滴開始後60〜90分で最高血中濃度に達する．半減期は数分で1時間程度で体内から消失する

注意 ポリアクリロニトリル膜への吸着性が高く併用できない．血管外漏出で炎症を伴う

その他 APTT，PT，ACTに影響する

ワンポイントアドバイス

体外循環で使用する場合，体外循環回路内のみの抗凝固効果を望める．DICの場合，ATⅢ非依存のためATⅢ低値でも効果を発揮することができ，出血が危惧される場合にも使用しやすいが，効果自体は未分画ヘパリンと同等であり，使用しても構わない程度

ガベキサート　Gabexate

● トロンビン，第Ⅻa因子，第Ⅹa因子，第Ⅶa因子，プラスミン，カリクレイン，補体系，膵酵素（トリプシン，膵カリクレイン）に対する阻害作用をもつタンパク分解酵素阻害薬．ATⅢに依存しない

商 レミナロン / Reminaron（高田）
規 注射用　100 mg ¥ 191，500 mg ¥ 1,038

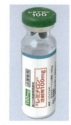
（レミナロン注射用 100 mg）

適　応　①急性膵炎もしくは慢性膵炎の急性増悪　②DIC

希釈法・用法・用量
①急性膵炎もしくは慢性膵炎の急性増悪：100〜300 mg/日
【例】100 mg＋5％ Tz 500 mL ⇒ 20〜60 mL/時
②DIC：1,200〜2,400 mg/日
【例】500 mg＋5％ Tz 500 mL ⇒ 50〜100 mL/時

副作用　アナフィラキシーショック

配合禁忌　抗菌薬，血液製剤で混濁．アミノ酸輸液，アルカリ性の薬剤で分解．原則単独投与

注　意　末梢血管障害を起こすので 100 mg/50 mL 以上の濃度としない．点滴漏れすると皮膚壊死を起こす．**500 mg は DIC しか適応がない**

ワンポイントアドバイス
DICの場合，ATⅢ非依存のためATⅢ低値でも効果を発揮することができ，出血が危惧される場合にも使用しやすいが，効果自体は未分画ヘパリンと同等であり，使用しても構わない程度

アンチトロンビンⅢ　Antithrombin Ⅲ

- α2グロブリン内のセリンプロテアーゼインヒビターで活性化血液凝固因子（第Ⅸa，第Ⅹ，Ⅻa，トロンビンなど）と結合することによりプロテアーゼ活性を阻害する生体内の血液凝固阻害系因子である

商 ノイアート / Neuart（日本血液製剤機構－田辺三菱）

規 静注用　500単位（溶解液付）¥ 28,972，1,500単位（溶解液付）¥ 74,645

（ノイアート静注用1500単位）

適応　ATⅢ低下（70%以下）を伴うDIC

希釈法・用法・用量
ATⅢ低下を伴うDIC：1,500単位＋DW 30 mL ⇒ 1時間で投与
- 産科的DIC，外科的DIC，高度のATⅢ低下（ATⅢ＜50%）では3,000単位/日まで
- ATⅢ≧80%を目標とする

副作用　ショック，アナフィラキシー

慎重投与　溶血性・失血性貧血，免疫抑制中

作用増強　ヘパリン（ATⅢ・ヘパリン複合体を形成し，作用発現が急速になる）

効果発現や持続時間　投与直後に最高血中濃度となり，半減期は60〜70時間である．急速投与では血圧低下を認める

注意　DICに対しての使用は意見がわかれる．ヘパリンと併用で出血リスクの上昇もあり，本邦では単独使用が推奨されている

ワンポイントアドバイス
血漿分画製剤であり，説明と同意書を要する

フォンダパリヌクス　Fondaparinux

● ATⅢに特異的に結合しATⅢの抗第Ⅹa因子活性を増強することでトロンビン産生を阻害し，フィブリン形成を予防する抗凝固薬

商 アリクストラ / Arixtra（GSK）
規 皮下注 1.5 mg 0.3 mL ¥1,589，2.5 mg 0.5 mL ¥2,207，5 mg 0.4 mL ¥3,477，7.5 mg 0.6 mL ¥4,549

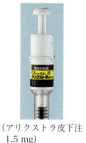

（アリクストラ皮下注 1.5 mg）

適応 下肢整形外科手術もしくは腹部手術患者の静脈血栓症の発症抑制

希釈法・用法・用量 術後24時間以降に2.5 mg（1 A）を1日1回sc

副作用 出血，肝障害，アナフィラキシー

禁忌 出血，急性細菌性心内膜炎，重度の腎障害

慎重投与 腎障害（軽度であれば減量で使用），HIT

効果発現や持続時間 2時間で最高血中濃度となり，半減期は14～17時間

注意 PT，APTT，ACTではモニタリングできない

ワンポイントアドバイス

　HIT抗体との交差反応なし（添付文書上は慎重投与）．
　エノキサパリンとの違いは適応として本剤の方が広く，さまざまな下肢手術でも使える点にある．半減期が長く，1日1回でよい．逆にエノキサパリンはヘパリンであり拮抗可能である

エノキサパリン　Enoxaparin

- 平均分子量4,500程度の低分子ヘパリンの皮下注用製剤．ATⅢと複合体を形成し，特に第Ⅹa因子活性に特異性が高い

商 クレキサン / Clexane（サノフィ-科研）
規 皮下注　2,000 IU 0.2 mL　¥ 1,066

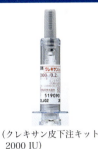
（クレキサン皮下注キット 2000 IU）

適応
下肢整形外科手術（股関節全置換術，膝関節全置換術，股関節骨折手術），発症リスクの高い腹部手術施行後の静脈血栓塞栓症の発症抑制

希釈法・用法・用量
術後24時間以降に1回2,000 IU（1 A）を12時間ごとにsc

副作用
出血，血小板減少，肝障害

禁忌
出血，急性細菌性心内膜炎，重度の腎障害，HIT

慎重投与
出血の可能性，重度の肝障害，軽度の腎障害

効果発現や持続時間
2～3時間で最高血中濃度．半減期は4時間

拮抗薬
硫酸プロタミン．本剤投与の
① 8時間以内：プロタミン1 mg/本剤100 IU（20 mg）
② 8～12時間以内：プロタミン0.5 mg/100 IU（10 mg）→2～4時間後に再検
　→APTTが上昇している場合は0.5 mg/100 IU（10 mg）追加可能

注意
- ACT，PT，APTTでは管理が困難
- 脊椎硬膜外麻酔時もしくは腰椎穿刺時などに脊椎硬膜外血腫に注意が必要．前回投与から10～12時間空け，次回投与は手技終了後2時間以降に行うのが望ましい
- 筋肉内注射は筋肉内血腫のリスクがあり避ける

トロンボモデュリン アルファ　Thrombomodulin Alfa

- プロテインC活性化を促進し，第Ⅴa因子および第Ⅷa因子を不活化することによりトロンビンの生成を阻害する合成トロンボモジュリン製剤

- 商 リコモジュリン / Recomodulin（旭化成ファーマ）
- 規 点滴静注用　12,800単位　￥39,448

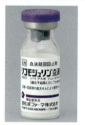

（リコモジュリン点滴静注用12800）

適応
DIC

希釈法・用法・用量
1 V ＋ NS 2 mL（6,400 U/mL）→ 380 U/kg ＋ NS 100 mL
⇒ 1日1回30分以上かけて投与
※7日以上の継続投与は安全性が確立されていない
【体重60 kg例】
1 V ＋ NS 2 mL（DS）→ DS 3.6 mL（22,800 U）＋ NS 100 mL
⇒ 1時間で投与

副作用
出血

禁忌
頭蓋内出血，肺出血，消化管出血，妊婦

慎重投与
重度の腎障害（減量する），重度の肝障害，1年以内の脳血管障害，急性前骨髄性白血病，劇症肝炎，産科領域のDIC，白血病などで白血球数＞100,000/μL，血小板数＜50,000/μL，中枢神経系の術後，外傷後

効果発現や持続時間
投与直後から効果発現

ダルテパリン　Dalteparin

- 平均分子量5,000程度の低分子ヘパリン．ATⅢと複合体を形成し，第Ⅹa因子活性を特異的に阻害する

商 フラグミン / Fragmin（ファイザー－キッセイ）

規 静注　5,000 IU　¥ 1,217

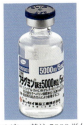

（フラグミン静注5000単位）

適応
①血液体外循環時の凝固防止　②DIC

希釈法・用法・用量
①血液体外循環時の凝固防止
〈通常の透析〉
初回投与：15〜20単位/kg　持続投与：7.5〜10単位/kg/時
【体重60 kg例】原液9 mL one shot
⇒ 1 A（5,000単位/5 mL）＋ NS 20 mL（＝ 200単位/mL）
⇒ 3 mL/時で開始
〈CHDF〉
400〜800単位/時 ⇒ ACT 150〜200程度を目標にする
【体重60 kg例】
2 A（10,000単位/10 mL）＋ NS 90 mL（＝ 100単位/mL）
⇒ 4〜8 mL/時

②DIC
75 IU/kgを24時間かけてdiv
【体重60 kg例】
2 A（10,000 IU/10 mL）＋ NS 90 mL（＝ 100 IU/mL）
⇒ 2 mL/時でdiv

副作用
出血，血小板減少，血栓症（HIT）

禁忌
妊婦，出血，HIT，重度の肝障害

効果発現や持続時間
3時間で最大効果発現．半減期は1.5時間程度

注意
- ACTが指標
- 抗ヒスタミン薬で沈殿

アルガトロバン　Argatroban

- トロンビンの活性部位と結合することによりトロンビンによる①フィブリン生成，②血小板凝集，③血管収縮を抑制する

商 ノバスタン HI / Novastan HI（田辺三菱）
規 注　10 mg 2 mL　¥ 3,327

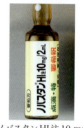

（ノバスタン HI 注 10 mg）

適応　①発症 48 時間以内の脳血栓症急性期　②慢性動脈閉塞症（バージャー病・閉塞性動脈硬化症）　③先天性 AT Ⅲ欠乏もしくは AT Ⅲ低下（AT Ⅲ＜70％），HIT の血液体外循環時の凝固予防　④DIC　⑤HIT 時の血栓予防

希釈法・用法・用量

①脳血栓症急性期：60 mg/日 div を 2 日，その後 20 mg/日を 5 日
【例】6 A（60 mg/12 mL）＋ NS 468 mL ⇒ 20 mL/時を 2 日
⇒ 1 A（10 mg/2 mL）＋ NS 118 mL ⇒ 40 mL/時で 1 日 2 回を 5 日

②慢性動脈閉塞症：20 mg/日
【例】1 A ＋ NS 118 mL ⇒ 40 mL/時を 1 日 2 回

③先天性 AT Ⅲ欠乏もしくは AT Ⅲ低下：10 mg one shot
⇒ 0.7 μg/kg/分で開始し，APTT 1.5〜3 倍になるように適宜増減
【体重 60 kg 例】
1 A one shot ⇒ 1 A ＋ NS 18 mL（＝ 0.5 mg/1 mL）⇒ 5 mL/時で開始

④DIC：0.7 μg/kg/分で開始し，APTT 1.5〜3 倍になるように適宜増減
【体重 60 kg 例】
1 A ＋ NS 18 mL（＝ 0.5 mg/1 mL）⇒ 5 mL/時で開始

⑤HIT 時の血栓予防：④と同様

副作用　出血性脳梗塞，アナフィラキシーショック，肝障害

| 禁 忌 | 出血,脳梗塞,脳塞栓 |

| 慎重投与 | 出血の可能性,他の抗凝固薬,抗血小板薬の併用中,肝障害 |

| 効果発現や持続時間 | 投与直後から抗凝固作用は発現 |

| 注 意 | APTTで管理する |

ワンポイントアドバイス
HIT抗体との交差反応がなく,HITの際の第1選択

ワルファリン　Warfarin

- ビタミンKの作用に拮抗し、肝臓におけるビタミンK依存性血液凝固因子（プロトロンビン，第Ⅶ，第Ⅸ，第Ⅹ因子，プロテインC, S）の生合成を抑制し、（また，血中のプロトロンビン前駆体が遊離することにより）抗凝固効果，抗血栓効果をきたす

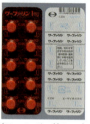
（ワーファリン錠1 mg）

商 ワーファリン / Warfarin（エーザイ）
規 錠　0.5 mg ¥9.6，1 mg ¥9.6，5 mg ¥9.9
　　顆粒　0.2％1 g ¥9.3

適応　血栓塞栓症（静脈血栓症，心筋梗塞，肺塞栓，脳塞栓，緩徐に進行する脳血栓など）の治療および予防

希釈法・用法・用量
1～5 mgを1日1回内服
⇒最初の2～3日は3～5 mgで負荷投与
※PT-INRを目標値（1.5～2.5）になるように増減

副作用　皮膚壊死，肝障害

禁忌　出血状態，出血するおそれのある状態，中枢神経もしくは外傷後の日が浅い状態，肝障害，腎障害，過敏症歴，妊婦，メナテトレノン投与中，イグラチモド投与中

作用増強　フェニトイン（作用増強，作用減弱どちらもあり得る），バルプロ酸ナトリウム，アセトアミノフェン，NSAIDs，アミオダロン，プロパフェノン，キニジン，オメプラゾール，グルカゴン，抗凝固薬，抗血小板薬，SU剤，アミノグリコシド系，クロラムフェニコール系，セフェム系，ペニシリン系，テトラサイクリン系，マクロライド系，キノロン系，アゾール系，メトロニダゾール

作用減弱　バルビツール系，カルバマゼピン，フェニトイン（作用

| **効果発現や持続時間** | 12〜24時間で効果発現し，48〜72時間持続する |

| **拮抗薬** | ビタミンK．輸血であればFFP |

| **注意** | 先天性プロテインC，S欠乏症では皮膚壊死が起きる |

| **その他** | PTで管理する |

ワンポイントアドバイス

投与開始直後はプロテインCやプロテインS阻害による一時的な過凝固状態（ワルファリンジレンマ）となり，皮膚壊死が生じる．また，作用発現までの時間が遅いため，開始直後は必ずヘパリンなどの他の凝固薬を併用する．摂食状況などに大きく左右されるため，摂食が安定していない状態や腸管からの吸収が安定しない状態（ノルアドレナリン使用中や消化管術後急性期など）では安定しがたく，使用が難しい

Column 血液凝固第Ⅸ因子複合体

ワルファリン内服中の患者の重篤な脳出血や緊急手術において，FFPやビタミンKによる拮抗では間に合わない切迫時に血液凝固第Ⅸ因子複合体であるPPSB-HT静注用500単位「ニチヤク」の投与を施行する場合がある．しかし，保険適用外であるため各施設内の倫理委員会での承認を得る必要がある．PPSB-HT静注用は血液凝固第Ⅸ因子（Antihemophilic factor B：血友病B）以外に第Ⅱ因子（Prothrombin），第Ⅶ因子（Proconvertin），第Ⅹ因子（Stuart factor）を含有している．これらは特定生物由来製品に該当するので本剤投与後には製造番号，投与日，患者氏名，住所を登録し少なくとも20年間は保存しなければならない．

ダナパロイド　Danaparoid

● アンチトロンビンを介し，第Ⅱa因子と比較して第Ⅹa因子に特異的に抑制するため，血小板機能の抑制が少ないヘパラン硫酸を主成分とする注射用製剤

商 オルガラン / Orgaran（MSD）
規 静注　1,250単位 1 mL　¥ 1,499

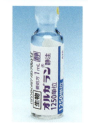

（オルガラン静注1250単位）

適応	DIC
希釈法・用法・用量	1,250 U（1 A）を12時間ごとに投与
副作用	血小板減少
禁忌	出血中もしくは出血の可能性のある状態，血液透析中，重度の肝障害，妊婦，HITの既往があり，ヘパリン抗体と本剤の交差反応性がある患者，脳・脊椎・眼科手術または頭部外傷後日の浅い状態
慎重投与	腎障害，喘息
作用減弱	ジゴキシン，テトラサイクリン系，ニトログリセリン
効果発現や持続時間	投与直後から効果発現し，半減期は24時間程度
拮抗薬	プロタミン硫酸塩（部分的），輸血ならばFFP
注意	特にAPTTが指標となるが，ヘパリンと同等ではない

ワンポイントアドバイス

DICにおいて未分画ヘパリンと有意差なく，DICに使用しても構わない程度

ヘパリンカルシウム　Heparin Calcium

- 分子量5,000〜20,000程度の未分画ヘパリンの皮下注専用製剤

商 ヘパリンCa皮下注「サワイ」/ Heparin Ca（沢井）
（旧：カプロシン / Caprocin）

規 皮下注　20,000単位　¥698

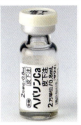

（ヘパリンCa皮下注2万単位/0.8 mL「サワイ」）

適応	血栓症（静脈血栓症，心筋梗塞，肺塞栓，脳塞栓，四肢動脈血栓症，術中術後の血栓症塞栓症など）の治療および予防
希釈法・用法・用量	5,000単位（1 A）を8時間ごとにsc
副作用	HIT
禁忌	出血，出血するおそれのある状態，中枢神経もしくは外傷後の日が浅い状態，肝障害，腎障害，過敏症歴，HIT
効果発現や持続時間	2時間でほぼ最高値となり，24時間で前値に戻る
拮抗薬	プロタミン硫酸塩（1 mg/ヘパリン100単位，つまり50 mgを10分以上かけて投与）
その他	APTTでの管理調節（モニタリング）が不要．予防では血栓が形成される閾値よりも少しでも低い状態を維持すればよい．重症患者では禁忌がない限りなるべく投与する

ワンポイントアドバイス

拮抗する場合，プロタミン硫酸塩の方が半減期が短いため，APTTのフォローアップが必要である

文 献

1) Demma LJ, et al：A diagnosis of heparin-induced thrombocytopenia with combined clinical and laboratory methods in cardiothoracic surgical intensive care unit patients. Anesth Analg, 113：697-702, 2011
2) Linkins LA, et al：Treatment and prevention of heparin-induced thrombocytopenia：Antithrombotic Therapy and Prevention of Thrombosis, 9th ed：American College of Chest Physicians Evidence-Based Clinical Practice Guidelines. Chest, 141：495-530, 2012
3) 今中秀光, 他：ヘパリン起因性血小板減少症 (HIT) の診断と対処法. LiSA, 13：724-729, 2006
4) Warkentin TE & Kelton JG：Temporal aspects of heparin-induced thrombocytopenia. N Engl J Med, 344：1286-1292, 2001
5) 丸藤哲, 他：急性期DIC診断基準. 日救急医会誌, 16：188-202, 2005
6) 日本集中治療医学会Sepsis Registry委員会：日本版敗血症診療ガイドライン. 日集中医誌, 20：160-163, 2013
7) Ota M, et al：Association between antithrombotic treatments and prognosis of patients with acute pulmonary thromboembolism in Japan. Circ J, 67：612-616, 2003
8) 2008年度合同研究班：「肺血栓塞栓症および深部静脈血栓症の診断, 治療, 予防に関するガイドライン (2009年改訂版)」(http://www.j-circ.or.Jp/guideline/pdf/JCS2009_andoh_h.pdf)
9) Cruickshank MK, et al：A standard heparin nomogram for the management of heparin therapy. Arch Intern Med, 151：333-337, 1991

6 抗凝固薬

7 抗不整脈薬

不整脈の頻度

ICUで発生している不整脈の頻度はどれぐらいなのだろうか？ICUの特性によりその発生率は変わるものの，文献[1〜3)]では12〜78％と多くの患者で発生していることがわかる．また最も高頻度にみられるのは頻脈性心房細動であり，心室性不整脈，すなわち心室頻拍（ventricular tachycardia：VT）や心室細動（ventricular fibrillation：VF）などがその後に続いている．これらの不整脈の発生はICU滞在期間を延長させ，死亡率増加にかかわっていることが指摘されている．したがって抗不整脈薬を適切に使用することが重要となる．

抗不整脈薬の分類

一般的に抗不整脈薬の分類として古くからVaughan–Williams（VW）分類[4)]が臨床的に使われているが，ジギタリスやアトロピン，ATPなどの薬剤は含まれていない．一方で，現在臨床では使われていない薬剤も含まれているという矛盾がある（表1）．

そこで，ここでは現在救急ICUで使用される抗不整脈薬を大きく2つに分類してみた（図）．

① **二次的に循環不全に陥り全身状態が悪化する（＝上室性不整脈，特に頻脈性心房細動）のを防ぐ薬剤**
② **生命に直結するような緊急時（＝特に心室性不整脈）に使用する薬剤**

①が使用される代表例は頻脈性心房細動である．心電図ではnarrow QRSでRR不整の頻脈として示される．冒頭で示した通り，ICUでは最も頻度が高い．原因として脱水，電解質異常，貧血，敗血症，内分泌疾患（甲状腺クリーゼ，褐色細胞腫）など**心疾患以外であることも多く，不整脈治療と同時に全身管理が重要となる**．治療の基本はリズムコントロールかレートコントロールのどちらかを状況により選択する．前者はピルシカイニドやフレ

表1 ● Vaughan-Williams分類

Ⅰ群薬：Naチャネル抑制	
Ⅰa：キニジン，プロカインアミド，ジソピラミド，シベンゾリン，ピルメノール	
Ⅰb：<u>リドカイン</u>，<u>メキシレチン</u>，アプリンジン，フェニトイン	
Ⅰc：プロパフェノン，<u>フレカイニド</u>，<u>ピルシカイニド</u>	
Ⅱ群薬：β遮断薬	
<u>プロプラノロール</u>，エスモロール，<u>ランジオロール</u>	
Ⅲ群薬：Kチャネル抑制	
<u>アミオダロン</u>*，ソタロール，<u>ニフェカラント</u>	
Ⅳ群薬：Caチャネル抑制	
<u>ベラパミル</u>，ジルチアゼム，ベプリジル	

注) 下線は本稿で取り上げている薬剤
*) アミオダロンはマルチチャネル抑制

①二次的に循環不全に陥り全身状態が悪化するのを防ぐ薬剤
（＝上室性不整脈薬，特に頻脈性心房細動）

レートコントロール

ランジオロール
ベラパミル ＋ ジギタリス
プロプラノロール

リズムコントロール

ピルシカイニド
フレカイニド

②生命に直結するような緊急時に使用する薬剤

心室性不整脈

アミオダロン
ニフェカラント
リドカイン
メキシレチン

徐脈

アトロピン

図 ● 救急ICUで使用される抗不整脈薬

カイニド，後者はランジオロールやベラパミルに加えジギタリスなどが代表的な薬剤である．心房細動発症から48時間以上経過した例では血栓による脳塞栓の危険があり，除細動前の抗凝固療法が必要となる点は注意しなければならない．

次に②が使用される代表例はVT/VFである．心電図ではwide QRSを示し，**何らかの心疾患の既往があることが多い**（特発性

表2 ● アミオダロンとニフェカラントの特徴のまとめ

	アミオダロン静注薬	ニフェカラント
薬理学的作用	マルチチャネル	I_{Kr}チャネル
エビデンス	多い	国内のみ
ガイドライン	AHA・JRCなど	国内のみ
代謝経路	肝代謝	肝/腎代謝
半減期	15日	1～2時間
副作用	血圧低下,徐脈	QT延長,TdP
特長	β遮断などの効果にも期待 内服薬への切り替えが可能	心拍数が速いVT/VFに効果あり 半減期が短い
初回投与例	150 mgを5分間で静注	0.15～0.3 mg/kgを5分間で静注
調合例	150 mg（1 A）＋5％ブドウ糖液 17 mL	50 mg（1 V）＋生理食塩液 50 mL
継続投与例	750 mg＋5％ブドウ糖液 500 mL　17mL/時	0.1～0.4 mg/kg/時で静注
注意点	血圧低下や徐脈に注意する	QT延長をモニターし漸減する
欠点	asystoleとなる可能性が高め	TdPを発症する可能性が高め

文献5より引用

のVFなど例外もあるが）．使用する薬剤はアミオダロンやニフェカラント，リドカインが代表的である．緊急時には薬剤のみならず電気的除細動や経皮的心肺補助（percutaneous cardiopulmonary support：PCPS）の選択肢もあげられる．

■抗不整脈薬使用のポイント

　経験的に不整脈発作は夜間，早朝など医療スタッフが少ない状況下で出現することも多い（副交感神経が優位な時間だという説もある）．また抗不整脈薬は"諸刃の剣"と言われる通り，使用法を誤ると催不整脈作用から逆に病態を悪化させてしまうこともある．本書では各薬剤についての使用方法以外に注意点についても記載してあるので参考にしてほしい．治療のゴールは単に不整脈を抑えることではなく，最終的に患者さんのアウトカムを改善させることである．見かけのモニターだけを見て満足せずに，「なぜ不整脈が起こったのか」を追求し，次の治療戦略を考える姿勢

を忘れてはいけない．

Column　アミオダロンとニフェカラントの主な違い（表2）

明確な使い分けがなく，使用したい方（使用経験が多い方）を使うのが実情である．腎不全やQT時間延長を伴う場合には，アミオダロンを優先的に使用すべきと考える．

ニフェカラントはエピネフリンが投与されている患者さんには効果が認められにくいといわれている．根拠としては，カテコラミンが体内に取り込まれるとI_{ks}の役割が増し，再分極に寄与する率が下がることがあげられる．また，院内CPA症例の場合には，多因子によるCPAである可能性が高く，ニフェカラントのようなKチャネルのI_{Kr}のみを抑制する薬剤よりも，アミオダロンのようにさまざまなチャネルを抑制する方が効果的であるともいわれている．

虚血性心疾患（心筋梗塞・狭心症など）症例にはβ遮断作用のあるアミオダロンを選択すべきであるが，心機能が極度に低下している場合（EF20％未満）には，アミオダロンによる心筋抑制作用を考慮し，ニフェカラントの使用が望ましい．

日本人にとってのアミオダロン注の標準的使い方はまだ模索中であるが，有効な薬剤であることはゆるぎない．ニフェカラントも日本でのデータの蓄積があり，アミオダロン同様に有効な薬剤である．難治性VT/VF症例の原因，背景，心電図所見を参考に両剤をうまく使い分け，上記使用法を一例として，今後の積極的な診療に有効活用していただきたい．

文　献

1) Artucio H & Pereira M：Cardiac arrhythmias in critically ill patients: epidemiologic study. Crit Care Med, 18：1383-1388, 1990
2) Reinclt P, et al：Incidence and type of cardiac arrhythmias in critically ill patients: a single center experience in a medical-cardiological ICU. Intensive Care Med, 27：1466-1473, 2001
3) Djillali A, et al：Incidence and prognosis of sustained arrythmias in critically ill patients. Am J Respir Crit Care Med, 178：20-25, 2008
4) Vaughan Williams EM：Classification of antiarrhyth-mic drugs.「Symposium on Cardiac Arrhythmias」（Sandoe E, et al, eds），pp110-172, AB Astra, 1971
5) 塩澤知之：院外CPAの難治性VF/VTに対する「アミオダロンvsニフェカラント」．レジデントノート，15：2246-2253, 2013

ランジオロール　Landiolol

- β1選択的遮断薬であり，頻脈を抑える一方で，血圧低下をきたしにくい薬剤である．短時間作用型であり，ICUのような刻々と状況が変化する場所では非常に効果的であり，最近では使用頻度が増えている

商 オノアクト / Onoact（小野）
規 点滴静注用　50 mg ￥6,633

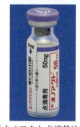
（オノアクト点滴静注用 50 mg）

適応　手術時・手術後の頻脈性不整脈．さらに2013年11月に心機能低下例における心房細動，心房粗動に対する効能が追加された

希釈法・用法・用量

- 心機能低下：3 V（150 mg）＋ NS 50 mL ⇒ 2〜6 mL/時 div
  ※体重50 kgで1γ＝1 mL/時の組成となる
- 手術時・術後の頻脈性不整脈：3 V（150 mg）＋ NS 50 mL
  ⇒ 10〜40 mL/時

※添付文書では初期負荷を行ってからと記載されているが，実際は血圧低下をきたすことが多く，初期負荷を行わずに低用量から血圧をみながら調節する方法もある

副作用　血圧低下，徐脈

禁忌　心原性ショック，糖尿病性ケトアシドーシス，代謝性アシドーシス，房室ブロック，右心不全，うっ血性心不全

作用増強　Ca拮抗薬，ジギタリス製剤，クラスIおよびIII群抗不整脈薬との併用により作用が増強されるため注意

効果発現や持続時間　半減期はわずか3分であり，短時間作用である．この点がICUでの使用に適している理由となっている

注意　2013年12月に循環器学会から緊急提言[1]がなされて

おり，循環動態のモニタリングを行いながら投与することが強調されている

ワンポイントアドバイス

保険適用外ではあるが，ICUでは甲状腺クリーゼ時にプロプラノロールに代わってランジオロールが使用される場面もある．ただし，慢性的に甲状腺中毒状態にある例ではすでに心不全となっていることもあり，ランジオロールの使用により心不全を悪化させる場合がある．このため使用時は低用量から開始することが重要である

Column 敗血症ショック患者に対するβ₁遮断薬の使用

敗血症ショック患者に対してエスモロール（ランジオロールと同様の短時間作用型のβ遮断薬）を投与し，心拍数をコントロール（80～94回/分）した群では対照群と比較し有害事象を増加させることなく，28日後の死亡率を有意に低下させたという論文が報告された[2]．この中で著者らは，頻脈による心負荷増大，心筋の酸素需要の増加，拡張不全による冠血流の減少が死亡率増加にかかわっている可能性を指摘しており，エスモロールにより頻脈を抑制することで予後を改善させているのではないかと考察している．

Column レートコントロールの目標はどのくらいがよいか？

安静時の心拍数を110未満を目標にコントロールした群と80未満を目標にコントロールした群を比較したところ，有害事象の発現は同程度であり有意差がなかったとする研究結果（RACE Ⅱ trial）がある[3]．「心房細動治療（薬物）ガイドライン2013」では，この結果をもとに心拍数110未満の緩徐なレートコントロールを推奨している（クラスⅡa）．

文　献

1) 日本循環器学会・日本心不全学会合同ステートメント：「短時間作用型β1遮断薬の適正使用に関するステートメント」
(http://www.j-circ.or.jp/information/20131205_statement.pdf)
2) Morelli, A., et al.：Effect of heart rate control with esmolol on hemodynamic and clinical outcomes in patients with septic shock: a randomized clinical trial. JAMA, 310：1683-1691, 2013
3) IC Van Gelder, et al：Lenient versus Strict Rate Control in Patients with Atrial Fibrillation. N Engl J Med, 362：1363-1373, 2010

ベラパミル　Verapamil

- Ca拮抗薬であり，VW分類ではIV群薬に分類される．強力に房室伝導を抑制することで徐脈化し，主に頻脈性不整脈の治療に使用されている

商 ワソラン / Vasolan（エーザイ-アボットラボラトリーズ）

規 静注　0.25％ 2 mL　¥ 277
　　錠　　40 mg　¥ 7.1

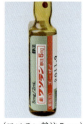
（ワソラン静注5 mg）

(適　応) 頻脈性不整脈（発作性心房細動や心房粗動，発作性上室性頻拍）

(希釈法・用法・用量)
【例】
- 1 A（5 mg/2 mL）＋NS 20 mL iv（2分以上）
- 1 A（5 mg/2 mL）＋NS 98 mL div（30〜60分）
- 5 A＋NS 40 mL⇒2〜4 mL/時 divで開始

(禁　忌) 心機能が低下した状態（低血圧，高度徐脈，心筋梗塞など）．またWPW症候群患者では副伝導路からの興奮伝導が容易となり偽性心室頻拍を引き起こすため禁忌

(併用禁忌) β遮断薬との併用は心機能低下や高度徐脈となる

(効果発現や持続時間) 静注後5分で有効血中濃度に達する．主な代謝経路は肝臓および腎臓

(その他) 2013年版の心房細動ガイドラインではベラパミルは副伝導路のない持続性心房細動に対して高い推奨度があげられている（クラスⅠレベルB）

 ワンポイントアドバイス

　ベラパミルには経口薬があり，臨床的に用いられている機会も多い．経口薬使用時はワソラン（40 mg）を1回1〜2錠,1日3回使用する

プロプラノロール Propranolol

- 古典的なβ遮断薬であり、VW分類ではⅡ群に分類されている。頻脈性心房細動に対するレートコントロール目的、あるいは甲状腺機能亢進症や褐色細胞腫時の頻脈、高血圧を抑える目的で使用される。近年、ランジオロールにその座を奪われてきている

商 インデラル / Inderal（アストラゼネカ）
規 注射液 0.1％ 2 mL ¥95

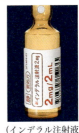
（インデラル注射液 2 mg）

適応
頻脈性心房細動、洞性頻脈、褐色細胞腫手術時

希釈法・用法・用量
1 A（2 mg/2 mL）＋ NS 18 mL iv（5分）
【成人例】2.5 A（10 mg）/回まで使用可能

副作用
血圧低下をきたすため、心電図、血圧測定をモニタリングしながら使用すること

禁忌
気管支喘息、高度徐脈、心原性ショック、糖尿病性ケトアシドーシス、代謝性アシドーシス、右心不全、うっ血性心不全、低血圧症

効果発現や持続時間
肝臓で主に代謝される。半減期は2〜3時間であり、作用時間は3〜4時間程度

その他
古典的な薬剤である。β1選択的遮断薬のランジオロールがICUで使用できるようになってからはその使用頻度は下がってきているが、コスト上ははるかに安価であるため、現在でも使用される機会はある

ワンポイントアドバイス
胸部大動脈瘤や外傷性胸部大動脈損傷などにおける降圧薬の第1選択にあげられている。また、敗血症＋頻脈で使用するケースもある

リドカイン Lidocaine

● Naチャネル遮断薬であり，心室性不整脈に対して古典的に使用されてきた．VW分類ではＩｂ群に分類される．血行動態への影響は少ない．近年はアミオダロンにその座を奪われつつある

商 キシロカイン / Xylocaine（アストラゼネカ）
規 静注用　2％ 5 mL　¥ 92

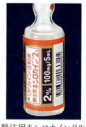
（静注用キシロカイン2％）

適応　心室性不整脈時，急性心筋梗塞時の心室性不整脈予防（＊現在は予防としての使用は推奨されず，急性心筋梗塞や虚血の際に発生する持続性心室頻拍に対して使用される）

希釈法・用法・用量
- 心室細動 / 心室頻拍時：原液 2.5 mL（50 mg）を急速 iv
  ⇒効果がない場合はさらに原液 2.5 mL（50 mg）iv
- 心室性不整脈（心筋梗塞）時：原液 50 mL（1,000 mg）
  ⇒2～3 mL/時 div

副作用　過量投与で不安，興奮，多弁，ふらつき，しびれなどの中枢神経症状が現れることがある

禁忌　重篤な刺激伝導障害のある患者

効果発現や持続時間　ほとんどが肝臓で代謝され腎臓で排泄される．半減期は2時間である

その他　その昔，リドカインには2％と10％の異なる濃度の製剤が存在した．そして誤った使用により過量投与から心停止へと至った医療事故が相次いだため，現在では2％製剤のみとなった背景がある

ワンポイントアドバイス

ICUでリドカインが用いられる状況は少なくなってきているが,この薬剤には薬剤充填済みシリンジ（リドカイン静注用2%シリンジ「テルモ」）がある．一刻を争う状況下，ドクターカー内などでは希釈している時間はなく，簡潔に投与できるリドカインが便利である

Column　トリカブト中毒で止まらない心室性不整脈… PCPSの選択肢を忘れない！

薬剤では止まらない不整脈を経験することが稀にある．通常，そのような時は電気的除細動と書いてあるのだが，それでも止まらないこともある．その1つに救急領域でトリカブト中毒がある．滅多に経験するわけではないが，実は有効な治療は決まっている．トリカブトはアコニチンという薬物を含んでいる．これがNaチャネルに作用することで薬剤および電気的除細動に抵抗性のVT/VFを発症し，命を落とすことがある．これに対してリドカインをはじめとした抗不整脈薬を投与しても無効であることが多く，究極的にはPCPSによる循環維持が効果的である[1]．幸い血中濃度が下がるまでには1～2日間ぐらいであり，それを乗り切ると何もなかったかのように不整脈は消失する．トリカブト中毒を疑ったときはPCPSを導入できる施設へ搬送するということが大事である．

文　献

1) 照井克俊, 他：トリカブト中毒患者30症例の不整脈症状を中心とした特徴と治療に関する臨床的検討. 日救急医会誌, 24：857-63, 2013

メキシレチン Mexiletine

- Naチャネル遮断薬でリドカインと同じVW分類のⅠb群に分類される．心室性不整脈に対して使用され，血行動態への影響が少ない．リドカインとの違いは静注薬に加えて経口薬があることである

商 メキシチール / Mexitil（日本ベーリンガーインゲルハイム）
規 点滴静注　125 mg 5 mL　¥682
　　 カプセル　50 mg ¥30.3，100 mg ¥50

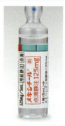
（メキシチール点滴静注125mg）

適応　頻脈性不整脈（心室性）

希釈法・用法・用量
1 A（125 mg/5 mL）+ NS or 5％Tz 15 mL iv（10分）

副作用　悪心嘔吐などの消化器症状，めまい，見当識障害などの精神症状のほかに重大な副作用として中毒性表皮壊死症（Lyell症候群），皮膚粘膜眼症候群（Stevens-Johnson症候群）がある

禁忌　重篤な刺激伝導障害のある患者

効果発現や持続時間　半減期は10時間であり，大部分は肝臓で代謝される

ワンポイントアドバイス
　メキシレチンには経口薬があり，静注薬しかないリドカインの代用として使用される機会も多い．内服薬はメキシチールカプセル（100 mg）を1回1錠，1日3回使用する

フレカイニド　Flecainide

- Naチャネル遮断薬であり，VW分類ではピルシカイニドと同様のⅠc群に分類される．発作性心房細動のリズムコントロールに効果的だが，心機能低下例では使用できない

商 タンボコール / Tambocor（エーザイ）
規 静注　50 mg 5 mL　¥ 399

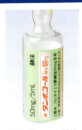
（タンボコール静注 50mg）

抗不整脈薬

適応　頻脈性不整脈（発作性心房細動・粗動，発作性上室性頻拍，心室頻拍，重症の心室性期外収縮）

希釈法・用法・用量
1 A（50 mg/5 mL）＋ 5％ Tz 15 mL iv（10分）

副作用　一過性心停止，心室頻拍，心室細動

禁忌　心機能低下患者．また妊婦では催奇形性のため禁忌

併用禁忌　テラプレビル（C型慢性肝炎の抗ウイルス薬），リトナビル（抗HIV薬），ミラベグロン（頻尿・過活動膀胱治療薬）内服中の患者ではQT延長作用を有し，心室細動を起こすおそれがあり禁忌である

慎重投与　肝臓，腎機能が低下した高齢者

効果発現や持続時間　肝臓代謝が60％，腎代謝が40％である．ピルシカイニドが使用しづらい腎機能低下患者ではフレカイニドの投与が望ましい

その他　発症48時間以内に起こった発作性心房細動かつ，心機能が正常な例においてリズムコントロールを目的に投与が勧められている（クラスⅠ，レベルA）

Column: あまりに有名な CAST study[1] とは？

心筋梗塞後の心室性期外収縮が多発している例に対してフレカイニドとエンカイニド（ともにNaチャネル遮断薬）で治療介入した群とプラセボ群との比較で，治療介入群の方が有意に死亡率が高かったという結果が示された．この理由は突然死の増加によるものと推察されている．以降の抗不整脈薬の催不整脈作用についての危険性を示した重要な研究となった．

文 献

1) Echt DS, et al : Mortality and morbidity in patients receiving encainide, flecainide, or placebo. The Cardiac Arrhythmia Suppression Trial. N Engl J Med, 324 : 781-788, 1991

ピルシカイニド Pilsicainide

● Naチャネル遮断薬であり，VW分類ではフレカイニドと同様のⅠc群の抗不整脈薬である．主に頻脈性心房細動のリズムコントロール目的に使用されるが，陰性変力作用が強いため心機能低下例では使用できない

商 サンリズム / Sunrythm（第一三共）
規 注射液　50 mg 5 mL　¥ 701
　カプセル　25 mg ¥ 48.7，50 mg ¥ 82.1

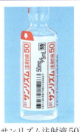
（サンリズム注射液50）

適応　心機能正常例での頻脈性不整脈（発作性心房細動，特発性非持続性心室頻拍など）

希釈法・用法・用量
1 A（50 mg/5 mL）+ NS or 5％ Tz 15 mL iv（10分）

副作用　心室細動，洞停止，血圧低下

禁忌　心機能低下の患者では心不全を悪化させるため禁忌である．またBrugada症候群ではST上昇が増強され心室細動を誘発することがある（一方でBrugada症候群の診断目的に負荷試験として用いられることがある）

慎重投与　高齢者および腎機能低下患者では血中濃度が高値となることがあり，慎重投与が必要である

効果発現や持続時間　半減期は4〜5時間と作用時間は短い．また尿中排泄率は90％以上と高く腎排泄型である

注意　血液透析による除去率は30％と報告されているため，過量投与で緊急処置が必要な際には血液透析も有用である．
心房細動のリズムコントロールとして洞調律復帰率も高い薬剤であるが，ICU患者のような血行動態が不安定な

患者では使用できない．最近のレビュー[1]でも**ICU患者でのⅠc群の抗不整脈薬の使用は奨められていない**

その他 頻脈性心房細動に対するリズムコントロールを目的として使用されるが，**発症48時間以上経過している例では緊急時を除き，除細動前後の抗凝固療法，経食道心エコーによる左房内血栓の評価を行わずに使用してはならない**

ワンポイントアドバイス

サンリズムには静注薬の他に経口薬がある．サンリズムカプセル（50 mg）を1回1カプセル，1日3回使用する

文　献

1) Mattia A, et al：Management of atrial fibrillation in critically ill patients. Critical Care Research and Practice, 2014：840615. [Epub ahead of Print]

アトロピン　Atropine

● 抗コリン作用をもつ薬剤である

商 アトロピン硫酸塩 / Atropine Sulfate（田辺三菱）など
規 **注** 0.05％1 mL ￥93

適応
徐脈性不整脈，房室伝導障害，心停止やPEAに関連した心停止時に昇圧薬の補助として推奨

希釈法・用法・用量
1 mg iv（キットで2本）
⇒3〜5分ごとに総量3 mgまでくり返し投与

副作用
アナフィラキシー，口渇，心悸亢進，瞳孔散大

禁忌
緑内障，前立腺肥大による排尿障害，麻痺性イレウス

その他
【下壁心筋梗塞の房室ブロックに対しての使用法の例】
下壁梗塞では，虚血による刺激で洞徐脈や房室ブロックが生じやすい（迷走神経の求心性線維が豊富であるため）．0.5 mgをワンショットで静注すると，1〜2分で効果が出現するはずである．なお，広範な前壁中隔の心筋梗塞での房室ブロックでは自律神経を介したものでないことが多いため効果なく，ペーシングが必要なことが多い

ワンポイントアドバイス
原則ACLSガイドラインに従い使用（注射キットが便利）．心静止やPEAでは迷走神経緊張の関与が考えられるため用いられている．しかし，心停止時におけるアトロピンの効果は証明されていない

文献
1)「循環器治療薬ファイル」（村川裕二/著），メディカル・サイエンス・インターナショナル，2012

ジゴキシン（ジギタリス） Digoxin (Digitalis)

● ジギタリスは Na^+/K^+-ATPase を抑制し，結果として $Na \cdot Ca$ 交換を介し細胞内 Ca 濃度を増加させ，心筋張力発生を増大させる．房室伝導を抑制する作用を持ち，心房細動での長期のレートコントロールに効果があり広く用いられる

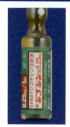

（ジゴシン注 0.25 mg）

商 ジゴシン / Digosin（中外）
規 注 0.25 mg 1 mL ¥92

適応 心房細動・心房粗動による頻脈

希釈法・用法・用量 1日1回 0.25 mg iv

副作用 ジギタリス中毒（高度徐脈，二段脈，多源性 PVC，発作性心房頻拍，重篤な房室ブロック，VT など）

禁忌 房室ブロック，洞房ブロック，閉塞性心筋疾患

併用禁忌 ジスルフィラム，シアナミド

 ワンポイントアドバイス

作用発現が遅いため，超急性期のレートコントロールには適さないが，緩徐に作用することから用いやすい．その後内服継続が必要な場合には，1日1回の内服投与を開始し，定期的に血中濃度測定を行い，0.7〜1.0 ng/mL に管理する．腎不全患者での継続的な使用は効果増強によるジギタリス中毒の危険性から避けるべきであるが，数日間の投与ならばほぼ問題にはならない．その場合は 0.125 mg/日で投与する．低カリウム血症は血中濃度を上げるので避ける

アミオダロン　Amiodarone

● 2010年のAHAガイドラインで積極的な静注が推奨されるようになってから，日本でもどのように使用するかがかなり議題になっている，Ⅲ群抗不整脈薬．多くのKチャネル抑制作用に加えて，Naチャネル抑制，Caチャネル抑制，αβ受容体抑制作用を有するマルチチャネル遮断薬

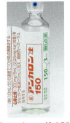

（アンカロン注150）

商 アンカロン / Ancaron（サノフィ）
規 注　150 mg 3 mL ¥3,154
　　錠　100 mg ¥369.5

適応　①難治性VT / VF，②VT / VFによる心停止

希釈法・用法・用量
①難治性VT / VF
初期量：125 mg ＋ 5％ Tz 100 mL ⇒ iv（10分）or
　　　　150 mg ⇒ iv（5〜10分）
負荷量：750 mg ＋ 5％ Tz 500 mL ⇒ 33 mL/時（6時間まで）
維持量：750 mg ＋ 5％ Tz 500 mL ⇒ 17 mL/時
【緊急時の例】1 A（150 mg）＋ 5％ Tz 17 mL ⇒ iv（5分）
⇒ 750 mg ＋ 5％ Tz 500 mL ⇒ 33 mL/時（6時間）
⇒ 17 mL/時で継続→その後も必要ならば内服を考慮
②VT / VFによる心停止
300 mg 単回投与

副作用　血圧低下（14.9％），徐脈（6.4％），心不全（6,4％），QT延長（急性投与ではほとんど認めない），Torsades de pointes，間質性肺炎，肝障害，甲状腺機能異常

禁忌　洞性徐脈，洞房ブロック，重度伝導障害，洞不全症候群など（内服で継続する際には，**間質性肺炎，肺線維症，肝障害，甲状腺機能亢進症**に注意）

併用禁忌 ソタロール，ニフェカラント，エリスロマイシン注射，ペンタミジン

注意 血圧低下や徐脈に注意を要するため，急性投与は日本人ではdivもしくは150 mg ivを勧める．急性投与ではQT延長はほとんどきたさないが，QT＞550 msecの症例では使用は勧めない

ワンポイントアドバイス

VT／VFが停止しなければもう1回（計300〜450 mg）追加が可能．静注薬に関しては，長期使用をしない限り，肺や甲状腺の毒性など他臓器への影響は少ないと考えられるため，救急の現場では積極的に使用すべきである．「2010 AHA Guidelines for CPR and ECC」ではアミオダロン300 mg急速ivとあるが，まだ日本人への使用については，論議を要するところであるため，まず150 mgを推奨する．また，アミオダロンのivは「中心静脈投与」（2 mg/mL以上の濃度の場合）とのことだが，緊急時の初回投与などは末梢静脈投与でも問題ないと考える

文献

1) Charles DD, et al：Part 8：Advanced life support. Resuscitation, 81 (1)：e93-174, 2010
2) TomLinson DR, et al：Intravenous amiodarone for the pharmacological termination of haemodynamically-tolerated sustained ventricular tachycardia: is bolus dose amiodarone an appropriate first-line treatment? Emerg Med J, 25：15-18, 2008
3) 「ICUブック（第3版）」（Paul L.Marino/著，稲田英一/翻訳），メディカル・サイエンス・インターナショナル，2008

ニフェカラント　Nifekalant

- 日本製のIII群抗不整脈薬．純粋なKチャネル遮断薬で，選択的にI_{Kr}を抑制する．アミオダロンと違いほかのチャネルには作用しない

- 商 シンビット／Shinbit（トーアエイヨー－アステラス）
- 規 静注用　50 mg　¥5,528

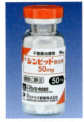
（シンビット静注用50 mg）

適応　難治性VT／VF

希釈法・用法・用量
- 0.3 mg/kg iv（5分）
- 0.1〜0.4 mg/kg/時 div

【体重60 kg例】　1 A（50 mg）＋ NS 50 mL ⇒ 18 mL iv（5分）
⇒心電図で過度のQT延長がないことを確認⇒ 18 mL/時 div
⇒適宜増減

副作用　VTを含むTorsades de pointes（3.1％），過度のQT延長（1.1％），熱感（1.1％），徐脈，房室ブロック

禁忌　QT延長症候群の患者

効果発現や持続時間　消失半減期：1〜2時間，効果判定：直後〜数時間．排泄経路：肝50％，腎50％

ワンポイントアドバイス
QT＞550 msecで減量，中止を検討．効果の出現，消失が速いため，緊急時のVT／VFの停止，抑制に使用しやすい

文献
1) Kudenchuk PJ, et al：Amiodarone for resuscitation after out-of-hospital cardiac arrest due to ventricular fibrillation. N Engl J Med, 341：871-878, 1999
2) 野呂眞人，他：静注不整脈薬で対処する心室性不整脈．救急・集中治療，25(5-6)：506-516, 2013

8 t-PA・血栓溶解薬

作用機序と種類

　抗血小板薬や抗凝固薬は血栓の生成を抑制する作用を持っているが，すでに完成されている血栓などへは作用しない．そのため救急外来での緊急疾患である急性期脳梗塞，全身状態の悪化した重篤な肺塞栓症，急性心筋梗塞などには血栓で閉塞した血管を開通させるために血栓溶解薬の経静脈的投与による血栓溶解療法が行われている．凝固・線溶系において線溶系には生理的なプラスミノーゲン活性化因子（plasminogen activator：PA）があり，組織型（tissue plasminogen activator：t-PA）とウロキナーゼ型（urokinase-type plasminogen activator：uPA）がある[1]．図1に示すように線溶系ではPAであるt-PAおよびuPAがプラスミノーゲンをプラスミンに変換，このプラスミンがフィブリンを分解し血管内血栓を溶解し血管を開通させる．このプラスミノーゲンをプラスミンに変換させる薬剤が血栓溶解薬として使用されており本邦では合成t-PA，t-PA誘導体，ウロキナーゼがある[3]．それぞれの特徴として，t-PAはフィブリンと結合し，フィブリンに結合したプラスミノーゲンをプラスミンに変換させ血栓の局所に作用するが，ウロキナーゼはフィブリンに結合せず血液中のプラスミノーゲンを活性化するので，全身性に作用し出血のリスクが高くなる．

　本邦において急性期脳梗塞に対して発症4.5時間以内の場合，適応を満たせばt-PAの経静脈的投与を行うが，投与できない症例や4.5時間を経過した症例などには血管造影を行い閉塞部位に対してウロキナーゼの局所動注療法を行う．しかし，急性肺血栓塞栓症に対して単なる肺動脈内投与によるカテーテル的血栓溶解療法は推奨されていない[4]．

アルテプラーゼ

　t-PAの遺伝子組み換え製剤がアルテプラーゼ（アクチバシン／

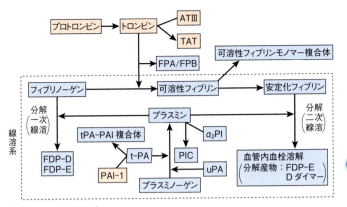

図1 ● 凝固・線溶系

ATⅢ：antithrombin Ⅲ（アンチトロンビンⅢ），TAT：thrombin-antithrombin Ⅲ complex（トロンビン・アンチトロンビンⅢ複合体），FPA：fibrinopeptide A（フィブリノペプチドA），FPB：fibrinopeptide B（フィブリノペプチドB），α2PI：α2 plasmin inhibitor（α2プラスミンインヒビター），PIC：plasmin inhibitor complex（プラスミン・インヒビター複合体），PAI：plasminogen activator inhibitor（プラスミノーゲン活性化因子阻害因子），FDP：fibrin degradation product（フィブリン分解産物）
文献2より改変して転載

グルドパ）である．保険適用上は，発症後4.5時間以内の虚血性脳血管障害急性期に伴う機能障害の改善および発症後6時間以内の急性心筋梗塞における冠動脈血栓の溶解とある．しかし，急性心筋梗塞に対して，本邦では経皮的冠動脈インターベンション（percutaneous coronary intervention：PCI）が選択されることが圧倒的に多く（約90％），離島・僻地などPCI開始まで時間のかかる状況では血栓溶解療法も選択肢として考慮する[5]．急性期脳梗塞（発症4.5時間以内）に対してはアルテプラーゼのみが使用されているが，アルテプラーゼ以外のt-PAの静脈内投与は十分な科学的根拠がなく，推奨されていない[6]．

■ モンテプラーゼ

アミノ酸配列を変化させ半減期を長くしたt-PA誘導体がモンテプラーゼ（クリアクター）である．保険適用上は，不安定な血行動態を伴う急性肺塞栓症における肺動脈血栓の溶解および発症後6時間以内の急性心筋梗塞における冠動脈血栓の溶解とあるが，急性心筋梗塞に対しては上記の通りである．急性肺血栓塞栓

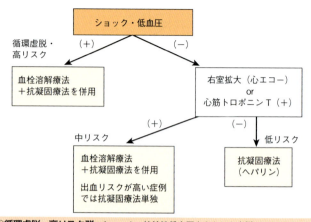

図2 ● 急性肺血栓塞栓症の重症度に応じた治療方針
文献2より引用

症に対しての治療方針は図2に示す．いずれの重症度においても治療の基本は抗凝固療法であるが，循環虚脱・高リスク群では絶対禁忌がない限り血栓溶解療法が第1選択になり，抗凝固療法を併用する．現在，本邦における急性肺血栓塞栓症に保険適用があるのはモンテプラーゼのみである．

急性肺塞栓症患者に投与する場合，本剤の出血に関する有害事象の発現は用量依存的であるので，危険性と有益性の両面から慎重に投与量を決定する．慎重投与に該当する患者など，出血の危険性が高い患者へ本剤を投与する場合には，低用量（13,750 IU/kg）の投与を考慮する．

■ウロキナーゼ

急性心筋梗塞に対して冠動脈の血栓を溶解する療法は，本邦ではまずウロキナーゼで始まった．当初冠動脈にカテーテルを挿入しウロキナーゼ製剤が注入する方法がとられ，その後静脈内投与製剤が使用できるようになった．さらにt-PAが承認され使用されはじめた．急性心筋梗塞（ST上昇型）の急性期治療は，欧米

では簡便な経静脈的血栓溶解療法が主流を占めてきた．しかし，本邦では従来から人口あたりのPCI施行施設が諸外国より多く，急性心筋梗塞に対する再灌流療法でも血栓溶解療法よりPCIがより多く選択されてきた[7]．また，ウロキナーゼによる急性期血栓溶解療法の使用として急性期（5日以内）の脳血栓患者に対して，低容量（60,000単位/日）の点滴静脈内投与があるが，「脳卒中治療ガイドライン2009」[6]では治療法として考慮してもよいが，十分な科学的根拠はない（グレードC1）としている．実際の臨床でも，血中半減期が短く出血のリスクが高くなる傾向にあるため，脳塞栓症に対してウロキナーゼの経静脈投与は行わない施設が多いと思われる．しかし，神経脱落症候を有する中大脳動脈塞栓性閉塞において発症から6時間以内に治療開始が可能な症例に対して，経動脈的な選択的局所血栓溶解療法が推奨されている（グレードB）．ただしt-PA静注法が可能な患者に対してはウロキナーゼではなくt-PAが第1選択となっている．

神経脱落症候を有する中大脳動脈塞栓性閉塞においては，来院時の症候が中等症以下（NIH Stroke Scale 4〜22）で，CT上梗塞巣を認めないか軽微な梗塞にとどまり，発症から6時間以内に治療開始が可能な症例に対してはウロキナーゼを用いた経動脈的な選択的局所血栓溶解療法が推奨されている[6]．中大脳動脈塞栓性閉塞以外の内頸動脈や椎骨脳底動脈における経動脈的な選択的局所血栓溶解療法は十分な科学的根拠はないとなっている[6]．また，発症後3時間以内に薬剤投与が可能な患者に対しては，アルテプラーゼ静注法が第1選択となっている[6]．

文献

1) 「血栓形成と凝固・線溶　治療に生かせる基礎医学」（浦野哲盟，後藤信哉/著），メディカル・サイエンス・インターナショナル，2013
2) 宮本和丰，他：ICUでのt-PAの使用方法．レジデントノート，15：2261-2268，2013
3) 「ICU実践ハンドブック　病態ごとの治療・管理の進め方」（清水敬樹/編），羊土社，2009
4) 「循環器病の診断と治療に関するガイドライン（2008年度合同研究班報告）　肺血栓塞栓症および深部静脈血栓症の診断，治療，予防に関するガイドライン（2009年改訂版）」（http://www.j-circ.or.jp/guideline/pdf/JCS2009_andoh_h.pdf）
5) 「ICU/CCUの薬の考え方，使い方」（大野博司/著），中外医学社，2011
6) 「脳卒中治療ガイドライン2009」（篠原幸人，他/編），協和企画，2009
7) 川田啓之：血栓溶解療法．「急性冠症候群（ACS）−診断・治療法の進歩−」，日本臨床，68：663-667，2010

アルテプラーゼ　Alteplase

- t-PA の遺伝子組み換え製剤がアルテプラーゼである．t-PA がプラスミノーゲンをプラスミンに変換，このプラスミンがフィブリンを分解し血管内血栓を溶解し血管を開通させる

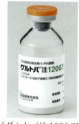
（グルトパ注1200万）

商 グルトパ / Grtpa（田辺三菱）
アクチバシン / Activacin（協和発酵キリン）

規 〈グルトパ〉
注　600万IU（溶解液付）¥50,795，1,200万IU（溶解液付）¥108,048，2,400万IU（溶解液付）¥208,510
〈アクチバシン〉
注　600万IU（溶解液付）¥52,140，1,200万IU（溶解液付）¥103,698，2,400万IU（溶解液付）¥208,029

適応
①虚血性脳血管障害急性期に伴う機能障害の改善（発症後4.5時間以内），②急性心筋梗塞における冠動脈血栓の溶解（発症後6時間以内）

希釈法・用法・用量

①虚血性脳血管障害急性期
ⅰ）0.6 mg/kg（34.8万IU/kg）iv
　　※最大投与量：60 mg（3,480万IU）
ⅱ）600万IU，1,200万IU，2,400万IU のそれぞれに付属する溶解液を溶解液注入針を使用し溶解　※強く振ってはいけない
ⅲ）総量の10％を iv（1～2分間）⇒残り90％を div（1時間，輸液ポンプ，シリンジポンプを使用）
【体重60 kg例】合計2,088万IU（34.8 mL）を投与する
3.5 mL iv（1分）⇒残り31.3 mL＋NS 100 mL div（1時間）
※製薬会社から体重換算表が出ており，これを利用すると便利

②急性期心筋梗塞
0.5～0.75 mg/kg（29～43.5万IU/kg）iv
※投与方法や投与速度は①と同様

副作用	出血に伴う合併症
禁　忌	出血している患者や出血するおそれの高い患者など
慎重投与	虚血性脳血管障害急性期の場合，高齢者，特に75歳以上の患者（脳出血などの重篤な出血が起こるおそれがある）．特に重度の神経障害（NIH Stroke Scale 23以上）または重度の意識障害（Japan Coma Scale 100以上）のある患者では適応を十分に検討し，より慎重に投与すること
注　意	虚血性脳血管障害急性期患者への使用により，胸部大動脈解離の悪化あるいは胸部大動脈瘤破裂を起こし死亡に至った症例が報告されているため，胸痛または背部痛を伴う，あるいは胸部X線にて縦隔の拡大所見が得られるなど，胸部大動脈解離あるいは胸部大動脈瘤を合併している可能性がある患者では，適応を十分に検討すること．また，穿刺部位などからの出血を防止するため，動脈・静脈穿刺の方法，管理，尿道カテーテル挿入などに十分注意すること

ワンポイントアドバイス

　本剤投与後24時間以内に血液凝固阻止作用を有する薬剤（ヘパリン，ワルファリンカリウムなど）ならびに血小板凝集抑制作用を有する薬剤（アスピリン，オザグレルナトリウムなど），血栓溶解薬（ウロキナーゼなど）を投与した場合の安全性及び有効性は検討されていないので，本剤投与後24時間以内は，これらの薬剤を投与しないことが望ましい．本剤投与後24時間以降は，これらの薬剤による標準的治療が実施可能であるが，画像所見で頭蓋内出血の有無を確認すること．ただし，ヘパリンについては，本剤投与後24時間以内でも血管造影時のヘパフラッシュなどで5,000単位を超えない場合は医療上の必要性に応じて投与できる．なお，その際，脳出血発生のリスクに十分に注意すること

モンテプラーゼ　Monteplase

- フィブリンに対して親和性を有し，血栓部位でプラスミノーゲンをプラスミンに活性化させることによりフィブリンを分解し，血栓を溶解する

商 クリアクター / Cleactor（エーザイ）
規 静注用　40万IU　¥48,468，80万IU　¥90,210，160万IU　¥178,365

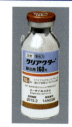
（クリアクター静注用160万）

適応
①急性心筋梗塞における冠動脈血栓の溶解（発症後6時間以内），②不安定な血行動態を伴う急性肺塞栓症における肺動脈血栓の溶解

希釈法・用法・用量
①冠動脈血栓の溶解：27,500 IU/kg iv（2分）
【体重60 kg例】165万IU（27,500 IU/kg）+ NS 20 mL iv（2分）
②肺動脈血栓の溶解：13,750〜27,500 IU/kg iv（約2分）
【体重60 kg例】120万IU（20,000 IU/kg）+ NS 20 mL iv（2分）

副作用
出血に伴う合併症

禁忌
出血している患者や出血するおそれの高い患者など

注意
ヘパリンは，再閉塞防止の意味で本剤との併用もしくは本剤の後療法に用いる．
ただし，脳出血などの重篤な出血を起こすことがあるので，本剤投与後6時間以内はヘパリンの投与をできる限り控えること

ウロキナーゼ Urokinase

- プラスミノーゲンをプラスミンに変換,このプラスミンがフィブリンを分解し血管内血栓を溶解し血管を開通させる

商 ウロキナーゼ「フジ」60,000 / Urokinase Fuji (わかもと)
ウロキナーゼ「フジ」24万 / Urokinase Fuji (わかもと)

規 〈60,000〉 注 60,000単位 ¥1,177
〈24万〉 注 240,000単位 ¥4,087

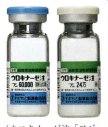
(ウロキナーゼ注「フジ」60,000, 24万)

適応

〈60,000〉
- 脳血栓症(発症後5日以内でCTにおいて出血の認められないもの)
- 末梢動・静脈閉塞症(発症後10日以内)

〈24万〉
- 急性心筋梗塞における冠動脈血栓の溶解(発症後6時間以内)

希釈法・用法・用量

〈60,000〉
- 脳血栓症:1日1回 6万単位+NS 10 mL iv ⇒約7日間投与
- 末梢動・静脈閉塞症:初期1日量 6〜24万単位+NS 10 mL iv ⇒漸減し約7日間投与

〈24万〉
- 冠動脈血栓の溶解:96万単位(24万IUを4 V)+NS 50〜200 mL ⇒div(30分間)

禁忌
出血している患者や出血するおそれの高い患者など

副作用
出血に伴う合併症

注意
実際の臨床において保険適用通りの静注による脳血栓症や末梢動・静脈閉塞症での使用は行われていないのが現状であり,カテーテルによる選択的な動脈内投与が行わ

れている．本邦で保険認可されている深部静脈血栓症の血栓溶解薬はウロキナーゼのみであるが血栓溶解効果を発揮するには大量投与が必要となる．しかし本邦で認可されている投与量は欧米の数分の1であるので，その用量が有効かどうかについて十分な検討はなされていない．ウロキナーゼは非血栓特異性であり薬物濃度も低いことから，全身投与よりもカテーテル血栓溶解療法の方が好ましい[1]．しかしカテーテルによる血栓溶解療法もいくつかの方法が試されているが，ガイドライン[2]ではClass II b程度であり有用性・有効性がそれほど確立していない

文　献

1) 星野俊一，他：「深部静脈血栓症，本邦における静脈疾患に関するSurvey I」，静脈学，8：307-311，1997
2) 「循環器病の診断と治療に関するガイドライン（2008年度合同研究班報告）　肺血栓塞栓症および深部静脈血栓症の診断，治療，予防に関するガイドライン（2009年改訂版）」(http://www.j-circ.or.jp/guideline/pdf/JCS2009_andoh_h.pdf)
3) 「脳卒中治療ガイドライン2009」（篠原幸人，他/編），協和企画，2009

9 利尿薬

本稿では救急医療の現場での利尿薬に使用について，特に心不全患者に対する使用を中心に概説する．

■ 利尿薬使用のポイント

救急の現場での利尿薬使用に関しては，病態や病期（急性期か慢性期）によって種類や投与の是非，量，タイミングが異なる．

具体的には，体液貯留を原因とするうっ血性心不全患者などで短時間に一定量の利尿を必要とする場合にはすみやかな利尿薬の投与が必要であり，さらに追加投与の必要性や他の治療手段を併用するかの判断が必要である．ただし，利尿薬の投与による血圧の低下や電解質の急激な変化なども念頭におかなければならない．

また同じ心不全でも体液過剰を伴いにくい場合には**血管拡張薬が優先されるべきである**．

利尿薬使用の是非を判断する手段としては，まず身体所見，バイタルサイン，心電図，X線，血液ガス所見は最低限確認する必要がある．

大切なことは病態を把握せずに安易に利尿薬を投与しないということである．

■ 代表的な利尿薬の特徴

各利尿薬の作用部位を図に示す．また，代表的な利尿薬について以下に概説する．

● ループ利尿薬（フロセミド）

一般的に最も頻用されている利尿薬である（本邦での急性心不全治療ガイドライン[2]でも急性心原性肺水腫に対するフロセミド使用はクラスIとされている）．

作用時間が短く，効果が大きいのが特徴である．心機能，腎機能が保たれている状況では1回5〜10 mgの静脈投与ですみやかに利尿を得られる．30分〜1時間で利尿が得られない場合は1回投与量を倍に増やし効果をみる（10, 20, 40 mgと増やす）．場

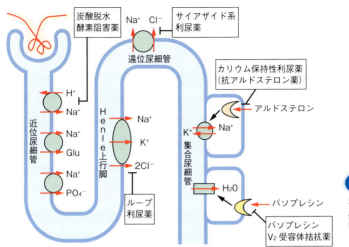

図● 主な利尿薬の作用部位と作用機序
文献1より引用

合によっては持続静注（2〜20 mg/時）で投与することもある．
　なお，フロセミド単独投与は血漿レニン活性の亢進をもたらすために，RAS系阻害薬を併用している状況が望ましい．また，フロセミドは血中でアルブミンと結合し腎臓に運ばれるため低アルブミン血症の場合，有効ではない．継続してループ利尿薬が必要な慢性心不全の場合は，長時間作用型のアゾセミド内服に変える方が心血管死，うっ血性心不全による入院が減少したという報告[3]もある．

● **カルペリチド**

　ヒト心房性Na利尿ペプチド（hANP）である．
　血管拡張作用，利尿作用，RAS系抑制，交感神経系抑制などを有するとされ広く利用されている．心機能低下例（EF＜35％），低血圧（収縮期血圧100 mmHg以下）に注意して0.0125 γ〜0.025 γで使用すれば，腎機能障害や電解質異常が出現するようなことはなく良好に利尿，降圧を得られるとされる．実際，ATTENDレジストリー[4]によると急性心不全の7割ほどの症例で使用されている．

- **抗アルドステロン薬（カンレノ酸カリウム，スピロノラクトン，エプレレノン，トリアムテレン）**

 これらの薬剤は尿量を期待するよりもRALES試験[5]で示されたような長期的な予後を期待しての投与と，他の利尿薬，特にループ利尿薬で出現する低カリウム血症の予防としてK保持効果を期待して投与することが多い．なお，ICUに入院するような急性心不全患者への利尿薬に関しては，抗アルドステロン薬のみが心不全予後改善効果を有する．

- **V_2受容体拮抗薬（トルバプタン）**

 集合尿細管のバソプレシンV_2受容体に結合することにより水利尿をもたらす．肺水腫だけでなく，頸静脈怒張や下肢浮腫を伴う体液貯留のあるループ利尿薬抵抗性の心不全などに投与され，腎機能に影響を及ぼさないため腎機能低下例でも使用される．

 5,000 mL/日以上の尿量が出ることもあり，投与時は口渇感に応じて自由に水分摂取をしてもらう．

 副作用として高ナトリウム血症に注意が必要であり，特に投与初日は注意深く血清Na値をモニタリングする．

■実臨床（または現場）での利尿薬使用

 救急医療の現場で体液貯留を伴ううっ血性心不全患者に対しては，すみやかに病態の把握を行った後に，うっ血の解除を目的としてフロセミドを単回投与して反応を観察し，状況に応じて他の治療を検討する．

 うっ血解除と有効利尿を得るためにカルペリチドを併用する施設が多く，体循環の保持のためにカテコラミンを併用することも検討される．

 また電解質，酸塩基平衡の異常なども利尿薬の効果を減弱するため管理が必要となる．当然のことではあるが利尿薬の効果と直接関係するのは腎機能である．腎血流量の保持が利尿薬の効果を規定すると言っても過言ではない．

 大量，長期のフロセミド投与が腎機能の荒廃を招くことは知られており，その観点からは，腎糸球体圧を下げ腎保護作用のあると考えられるカルペリチドの使用は現実的とも考えられる．また近年，腎集合管に作用し水利尿を起こすトルバプタンが使用可能となっている．高ナトリウム血症などの副作用もあるが，使い方を工夫していけば有効な利尿薬であると考えられる．

Column カルペリチド（hANP）の主な働き

(1) 糸球体輸入細動脈の拡張による軽度の利尿作用
(2) 血管内皮細胞のcGMP上昇による血管拡張作用
(3) 神経体液因子（RAS系や交感神経系）の抑制作用
→基本的には心保護作用と利尿作用を併せ持つ**血管拡張薬**と認識されている

心不全急性期には心拍出量の減少から有効循環血漿量が減少し，主要臓器への血流を維持するため神経体液因子が活性化しているが，その結果，心臓・腎臓の線維化が促進され予後が増悪する．Ca拮抗薬や硝酸薬など従来の血管拡張薬では血圧低下に対する反射性の交感神経系亢進がみられ，フロセミドなどの利尿薬では電解質異常や利尿がつきすぎることがあるが，hANPは適度に作用し臓器保護作用を有することから，多くの心不全に有効な治療薬である．

文 献

1) 和田健彦：利尿薬の基本：種類と作用機序，量の調整，電解質バランスの維持．レジデントノート，15：2901，2014
2) 「急性心不全治療ガイドライン（2011年改訂版）」(http://www.j-circ.or.jp/guideline/pdf/JCS2011_izumi_h.pdf)
3) Masuyama T, et al：Superiority of long-acting to short-acting loop diuretics in the treatment of congestive heart failure. Circ J, 76：833-842, 2012
4) Sato N, et al：Acute decompensated heart failure syndromes (ATTEND) registry. A prospective observational multicenter cohort study：rationale, design, and preliminary data. Am Heart J, 159：949-955.e1, 2010
5) Pitt B, et al：The effect of spironolactone on morbidity and mortality in patients with severe heart failure. Randomized Aldactone Evaluation Study Investigators. N Engl J Med, 341：709-717, 1999
→**RALES試験**：NYHA Ⅲ度以上，EF＜35％の重症心不全患者にACE阻害薬，ループ利尿薬など標準的治療に加えて抗アルドステロン薬（スピロノラクトン）を追加した群とプラセボを追加した群では，全死亡率，心不全死，心突然死，心不全入院において，中間解析で有意にスピロノラクトン群の有用性が明らかになり試験は途中で中止されている

フロセミド　Furosemide

- Henleの太い上行脚の管腔側にあるNa^+-K^+-$2Cl^-$共輸送体を阻害し，電解質の再吸収を抑制することで強力な利尿作用を発揮する
- サイアザイド系と異なり腎血流量・糸球体濾過値を減少させないため，腎障害時にも投与可能
- Ca^{2+}の排泄作用もあり，高カルシウム血症の治療で生理食塩液とともに使用される

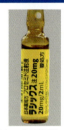
（ラシックス注20 mg）

商 ラシックス / Lasix（サノフィ－日医工）
規 **注** 20 mg ¥61，100 mg ¥151

適応　心性浮腫（うっ血性心不全），腎性・肝性浮腫

希釈法・用法・用量

腎機能正常患者では1回10 mg（1/2 A）を単回投与
⇒作用発現は15分〜1時間とすみやかなため，反応に乏しければ20 mg→40 mgと漸増する．反応に乏しければ2倍ずつ増量する（つまり80 mg，160 mg…など）

副作用　低カリウム血症（心機能が低下した患者はK^+が低下すると心室性不整脈が起きやすくなるため，K^+ 4.0 mEq/Lを目標に補正を行う）・高尿酸血症・聴力障害

禁忌　肝性昏睡，無尿，低ナトリウム，低カリウム

ワンポイントアドバイス

　フロセミドの高用量投与に伴う合併症として聴力障害が知られている．集中治療の患者は挿管，鎮静，鎮痛している患者も多く，聴力障害は注意して観察，評価しないと見逃してしまうことが多い．経過中に高用量投与との判断が生じた場合には早期の聴力に関する検査や評価を行う必要がある．

　また，フロセミドはナトリウム輸送を阻害することでHenle係

蹄における酸素消費を減少させ，虚血障害を低下させる可能性がある．それにより腎での酸素需給バランスを改善させるが，生存期間の改善や腎機能の改善については証明されていない．脱水状態での使用では，尿量は増加するが腎虚血が進行するため腎機能は悪化するので注意が必要である[1]．

Column　フロセミド　単回 vs 持続投与

フロセミドの単回投与と持続投与の有効性に関しては持続投与の方が腎機能異常が少なく，利尿効果が高いとの報告が多いことは知られている．しかし，2011年のNEJMでの急性非代償性心不全患者で利尿薬（フロセミド）の投与戦略（単回静注・持続点滴，高用量・低用量）を比較した論文[2]では，72時間後の患者の自覚症状と血清クレアチニンの変化に関して12時間ごとのフロセミド単回投与（156例）と持続点滴静注（152例）の比較で差がないことが示唆された．また，「Continuous versus bolus intermittent loop diuretic infusion in acutely decompensated heart failure：a prospective randomised trial」[3]は単施設の研究だがDOSE trialに次ぐ規模の研究である．入院12時間以内に急性非代償性心不全（ADHF）と診断された患者を持続静注群43名とフロセミド1日2回単回静注群39名とにわけた．投与量は持続群で170±70 mg/日，単回静注群で160±80 mg/日と有意差を認めなかった．持続静注群はBNPをより低下させたが腎機能もより低下させ，輸液やドパミンなどの追加治療を要し，入院期間も長かった．AKIの発症は両群で有意差はみられなかった．また，6カ月後の再入院や死亡率を増加させる傾向にあった（58％ vs 23％，P＝0.001）．実際の臨床現場での感覚としては持続静注の方が利尿作用は強い印象はあるものの，症例に応じて使用方法を検討する必要がある．

文　献

1) Mirhosseini SM, et al：Continuous renal replacement therapy versus furosemide for management of kidney impairment in heart transplant recipients with volume overload. Interact Cardiovasc Thorac Surg, 16：314-320, 2013
2) Felker GM, et al：Diuretic strategies in patients with acute decompensated heart failure. N Engl J Med, 364：797-805, 2011
3) Palazzuoli A, et al：Continuous versus bolus intermittent loop diuretic infusion in acutely decompensated heart failure: a prospective randomized trial. Crit Care, 18：R134, 2014

カンレノ酸カリウム　Potassium Canrenoate

- アルドステロンと鉱質コルチコイドの結合を阻害し、Na^+の再吸収とK^+の排泄を抑制する
- 利尿作用はそれほど強くないため、K^+保持を目的にループ利尿薬と併用されるほか、単剤で使用する機会は肝性浮腫に限られている

商 ソルダクトン / Soldactone（ファイザー）
規 静注用 100 mg ¥468、200 mg ¥795

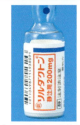
（ソルダクトン静注用 200 mg）

適応　心性・肝性浮腫、周術期の水・電解質異常

希釈法・用法・用量
DW or NS or Tzで、100 mg/10 mL or 200 mg/20 mLに希釈
⇒緩徐にiv

副作用　注射部位の疼痛がみられることが多く、希釈して投与する

禁忌　無尿または腎不全、高カリウム血症、アジソン病、てんかんなど痙攣性素因

配合禁忌　pHの変化で配合変化が起こりやすい

その他　肝硬変では門脈圧の亢進によりNOなどの血管拡張因子の分泌亢進・肝合成能の低下による低アルブミン血症から有効循環血漿量が減少し、二次性アルドステロン症を起こしていることが多く、抗アルドステロン薬は病態に適する。
なおアルドステロンは臓器の線維化（リモデリング）を引き起こすため、スピロノラクトン（アルダクトン）など内服の抗アルドステロン薬に関しては、臓器保護作用を期待して投与される

濃グリセリン　Glycerin

- 脳卒中・脳腫瘍・頭部外傷・感染症・てんかんなどあらゆる病態から頭蓋内圧は上昇し，最悪の場合脳ヘルニアから死に至る
- 濃グリセリンの投与により血液脳関門が保たれているところでは浸透圧勾配から血管内に水分が移動し，脳浮腫が軽減される．同様の機序により，緑内障発作時も硝子体の容積が縮小することで眼圧が低下する

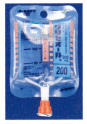
（グリセオール注200 mL）

商 グリセオール / Glyceol（中外）
グリセレブ / Glycereb（テルモ）

規 〈グリセオール〉　注　200 mL ¥277, 300 mL ¥406, 500 mL ¥667
〈グリセレブ〉　点滴静注　200 mL ¥185, 300 mL ¥272

適応
脳卒中や脳腫瘍に伴う頭蓋内圧亢進症，眼圧上昇

希釈法・用法・用量
- 頭蓋内圧亢進症：1日量として10〜12 mL/kg程度
  ⇒数回（1回200 mLを2〜3時間）に分けてdiv
  【体重60 kg例】グリセオール200 mL⇒100 mL/時で1日3回div
- 眼内圧下降を必要とする場合：グリセオール200〜300 mL
  ⇒100 mL/時で1日1回div

副作用
- グリセオール200 mLあたりNaClを1.8 g・果糖10 gを含有するため，慢性心不全・糖尿病患者では適宜減量する
  【例】 脳梗塞後グリセオール200 mL×3/日で投与
  →NaCl 5.4 g（91.8 mEq）負荷
- 浸透圧利尿から脱水・電解質異常を起こしうるので注意する

禁忌
うっ血性心不全，高ナトリウム血症，先天性のグリセリン・果糖代謝異常症，成人発症II型シトルリン血症

D-マンニトール　D-Mannitol

- グリセオールと同じ高浸透圧利尿薬だが，脳卒中ガイドラインでは脳虚血・脳出血急性期に有効なエビデンスはないとしている[1]
- グリセオールよりも強力ですみやかに作用するため，脳ヘルニア切迫時の術前投与に使われることが多い

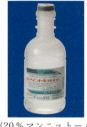

（20％マンニトール注射液「YD」300 mL）

商 20％マンニトール「YD」/ Mannitol YD（陽進堂）
マンニトールS / Mannitol-S（陽進堂）

規 〈マンニトール「YD」〉
注射液　20％300 mL ¥411，20％500 mL ¥583
〈マンニトールS〉
注射液　300 mL ¥386，500 mL ¥583

適応　脳ヘルニア切迫時，脳外科・眼科手術時

希釈法・用法・用量
20％マンニトール（5〜15 mL/kg）を100 mL/3〜10分でdiv
【例】頭部外傷で脳ヘルニアが疑われる
→20％マンニトール300 mLを全開投与

副作用　グリセオールより作用時間が短く反跳減少（リバウンド）が起きやすいため，継続投与には適さない．また利尿作用もさらに強く，脱水に一層注意する

禁忌　急性頭蓋内血腫，うっ血性心不全

その他　腎皮質への血流増加作用，虚血腎の浮腫軽減，フリーラジカル除去作用などによる腎保護作用も期待されている．腎血流が減少する前の投与が重要である

文献
1) 「脳卒中ガイドライン2009」（http://www.jsts.gr.jp/jss08.html）

カルペリチド　Carperitide

- hANPは心筋伸展刺激に反応し，心房から分泌されるペプチドである．それを遺伝子クローニングを用いて製剤化したもの

商 ハンプ / Hanp（第一三共）
規 注射用　1,000 μg ¥2,159
（10℃以下保存製剤と室温保存製剤がある）

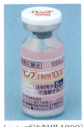
（ハンプ注射用1000）

（適　応） 急性心不全（収縮期血圧 100 mHg以上）

希釈法・用法・用量
- 0.005 μg/kg/分〜　：神経体液因子抑制
- 0.0125 μg/kg/分〜：＋血管拡張作用
- 0.025 μg/kg/分〜　：＋利尿作用

【例】0.025 μg/kg/分の場合
- 体重50 kg：2,000 μg/2 V＋DW 50 mL ⇒ 1.9 mL/時
- 体重60 kg：50 kgの1.2倍で2.3 mL/時
- 体重70 kg：50 kgの1.4倍で2.6 mL/時　と計算

※基本の組成を決めておけば，換算表がなくても対応できる

（副作用） 血管拡張薬のため，収縮期血圧が100 mmHgを切るような状態には適さない．左室収縮能が35％以下のような低左心機能でも実際には使用することはあるが慎重に経過をみなければいけない

（禁　忌） 重篤な低血圧，心原性ショック，右室梗塞，脱水症状

（配合禁忌） カテコラミン・利尿薬（フロセミド）・ヘパリンなど配合変化は非常に多く，結晶化する．蒸留水で溶解し単一ルートで投与する必要がある

🧑 ワンポイントアドバイス
基本的な適応はhypervolemia，hypertensive

10 抗ウイルス薬

■抗ウイルス薬概論

　ウイルスはタンパク質の外殻を持ち，内部にDNAやRNAなどの核酸を有する構造体である．細菌では自己の遺伝情報をもとに2分裂をくり返し増殖していくが，ウイルスは1つの個体から多数の第2世代ウイルスが産生される．細菌のように自己複製能力を有していないため，増殖するためには生体内の細胞内に侵入する必要がある．ウイルスは細胞内で増殖するため，ウイルス本体のみをターゲットとすることは難しく，宿主の細胞に毒性が少ないウイルス治療薬の開発をすることは困難である[1]．ウイルスが細胞内に侵入し新しいウイルスが放出されるまで，生体内には全くウイルスが検出されない期間が存在する．**発症したときにはすでにウイルスの増殖が行われた後であり，増殖を抑制できたとしても標的臓器には障害が生じていることが多い[2]．抗生物質と異なりそれぞれのウイルスに対しては，特定の抗ウイルス薬しか効果がない．**

■ウイルスの増殖経路（図）

　ウイルスが体内に侵入し宿主細胞に吸着することにより細胞内に侵入する[3]．脱殻によりウイルス内の核酸が細胞質に放出される．核酸の情報からmRNAが初期転写され，細胞内のリボゾームにより初期タンパクが合成される（初期翻訳）．初期タンパクを用いて後期mRNAが後期転写され，後期タンパクが翻訳される（後期翻訳）．後期タンパクはウイルス粒子の構造タンパクとなり，同様にして核酸が合成される．構造タンパクや核酸が合わさり成熟粒子となり，増殖されたウイルスが細胞外に放出される．ウイルス治療薬はこれらの増殖経路のいずれかを阻害することにより治療効果を発揮する．

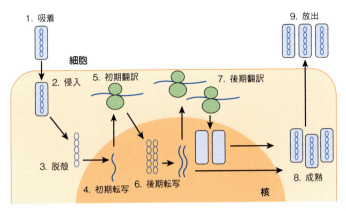

図● ウイルスの増殖過程

■ 抗ウイルス薬のしくみ

抗ウイルス薬はウイルスの増殖過程を阻害することによってウイルスの産生を抑制する.つまり,ウイルスによる感染拡大を抑制することはできるが,すでに産生されてしまったウイルスを死滅させることはできない.**抗ウイルス薬がウイルスの増殖を抑制するとともに,宿主免疫がウイルスに対する特異的免疫を獲得することにより治癒が促進され,発症後でも症状を緩和させる**[4].**最終的なウイルスの排除は宿主の免疫が担っている**.

代表的な抗ウイルス薬を表に示す.

■ 注目されるファビピラビル

アビガン(ファビピラビル)は,ウイルスの細胞内での遺伝子複製を阻害することで増殖を抑制する新しい作用機序をもつRNAポリメラーゼ阻害薬である.

日本の製薬会社で開発された抗ウイルス薬であるが,H1N1からH7N9と広域のインフルエンザウイルスに効果がある.また,現在の抗ウイルス薬に対して耐性のインフルエンザにも効果があり,オセルタミビルとの併用でシナジー効果もあるとされている.本邦ではすでに,抗インフルエンザ薬として承認され,アメリカなどではPhase Ⅲ試験が進行中である.

また,インフルエンザウイルス以外にもそれ以外のRNAウイ

表●代表的な抗ウイルス薬

一般名	商品名
抗ヘルペス薬	
アシクロビル バラシクロビル ビダラビン	ゾビラックス バルトレックス アラセナ-A
抗インフルエンザ薬	
①ノイラミニダーゼ阻害薬 　ザナミビル 　ラニナミビル 　オセルタミビル 　ペラミビル	 リレンザ イナビル タミフル ラピアクタ
②M2阻害薬 　アマンタジン	 シンメトレル
抗HIV感染症治療薬	
①核酸系逆転写酵素阻害薬（nRTIs） 　ジドブジン 　ラミブジン 　テノホビル 　エムトリシタビン 　エムトリシタビン・テノホビル配合剤 　サニルブジン 　ジダノシン	 レトロビル エピビル ビリアード エムトリバ ツルバダ ゼリット ヴァイデックス
②非核酸系逆転写酵素阻害薬（nnRTIs） 　エトラビリン 　ネビラピン 　エファビレンツ 　リルピビリン	 インテレンス ビラミューン ストックリン エジュラント
③HIVプロテアーゼ阻害薬 　インジナビル 　ロピナビル・リトナビル配合剤 　リトナビル 　アタザナビル 　サキナビル 　ダルナビル	 クリキシバン カレトラ ノービア レイアタッツ インビラーゼ プリジスタ
④HIVインテグラーゼ阻害薬 　ラルテグラビル	 アイセントレス
⑤CCR5受容体拮抗薬 　マラビロク	 シーエルセントリ
サイトメガロウイルス治療薬	
ガンシクロビル バルガンシクロビル ホスカルネット	デノシン バリキサ ホスカビル

肝炎治療薬	
①B型肝炎治療薬 　ラミブジン 　アデホビル 　エンテカビル	ゼフィックス ヘプセラ バラクルード
②C型肝炎治療薬 　シメプレビル 　リバビリン 　テラプレビル	ソブリアード レベトール テラビック
インターフェロン製剤	
インターフェロンα インターフェロンα-2a インターフェロンβ	スミフェロン ペガシス フエロン

ルス（アレナウイルス，ハンタウイルス，フラビウイルス，エンテロウイルスなど）にも効果があるとされており，可能性を秘めた抗ウイルス薬である．

2014年に問題となったエボラウイルスについても，マウスを用いた実験では効果があるとされ，注目を浴びた．エボラウイルスに対する有効な治療薬やワクチンはなく，対症療法のみというのが現状である．しかし，ファビピラビルを感染した患者に投与し回復が認められたことが報道された．

今後，臨床試験も検討されており，将来的にはエボラウイルス感染症治療薬として認可される可能性がある．

なお，現時点では，オセルタミビルに対する耐性のインフルエンザは日本では問題となっておらず，ファビピラビルが臨床的に必要な状況はないと考えられ，無駄な使用は慎むべきである．

文　献

1) 「戸田新細菌学」（吉田眞一，他/編），南山堂，2004
2) 「病原ウイルス学」（加藤四郎，他/編），金芳堂，1989
3) 「医科薬理学」（遠藤政夫，他/編），南山堂，2005
4) 白木公康，他：抗ウイルス薬の作用の特徴，日本臨床，70（4）：545-551，2012
5) Furuta Y, et al：Favipiravir (T-705), a novel viral RNA polymerase inhibitor. Antiviral Res, 100：446-454, 2013
6) Oestereich L, et al：Successful treatment of advanced Ebola virus infection with T-705 (favipiravir) in a small animal model. Antiviral Res, 105：17-21, 2014
7) Smither SJ, et al：Post-exposure efficacy of oral T-705 (Favipiravir) against inhalational Ebola virus infection in a mouse model. Antiviral Res, 104：153-155, 2014
8) Mentré F, et al：Dose regimen of favipiravir for Ebola virus disease. Lancet Infect Dis, 2014 Nov 27 [Epub ahead of print]

アシクロビル　Aciclovir

- アシクロビルは単純ヘルペスⅠ型，Ⅱ型，帯状疱疹ウイルスの増殖を特異的に阻害する

商 ゾビラックス / Zovirax（GSK）
規 点滴静注用　250 mg　¥ 3,993

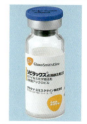

（ゾビラックス点滴静注用250）

適応

免疫機能の低下した患者（悪性腫瘍・自己免疫性疾患など）に発症した単純疱疹・水痘・帯状疱疹や，脳炎・髄膜炎などの単純ヘルペスウイルスおよび水痘・帯状疱疹ウイルスに起因する感染症

希釈法・用法・用量

成人に対しては1回5 mg/kgを1日3回
→8時間ごとに1時間以上かけて7日間div

【体重60 kg例】
1回300 mgを1日3回，8時間ごとに7日間div

※脳炎・髄膜炎においては，必要に応じて投与期間の延長もしくは増量ができる．ただし，上限は1回10 mg/kgまで

【脳炎・髄膜炎での体重60 kg例】
1回600 mgを1日3回，8時間ごとに14日間div

副作用

- 重大な副作用
  アナフィラキシーショック，汎血球減少，無顆粒球，血小板減少，DIC，急性腎不全，中毒性表皮壊死融解症，Stevens-Johnson症候群，間質性肺炎，肝機能障害，急性膵炎など
- その他の副作用
  発熱，発疹，貧血，肝機能障害，腎機能障害，嘔気，腹痛，全身倦怠感など

禁　忌　本剤の成分あるいはバラシクロビルに対して過敏症の既往歴のある患者

併用禁忌
- プロベネシド，シメチジン：排泄抑制によりアシクロビルの濃度上昇
- ミコフェノール酸モフェチル：排泄競合のため薬剤双方の濃度上昇
- テオフィリン：テオフィリン中毒症状の出現
- 腎機能低下患者への投与

慎重投与　腎機能低下の可能性がある患者（高齢者など）：高い血中濃度が持続するおそれがある

注　意　妊婦，授乳婦には安全性が確立していない

ワンポイントアドバイス

単純ヘルペス脳炎「疑い例」の段階で抗ウイルス療法を開始する．
ヘルペス脳炎の重症例ではアシクロビル 20 mg/kg が使用されることもある．アシクロビルの1日薬用量を超えるため，インフォームドコンセントを得てから使用する[1]

文　献
1) 日本神経感染症学会：「単純ヘルペス脳炎診療ガイドライン」（http://www.neuroinfection.jp/guideline001.html）

ビダラビン　Vidarabine

- ウイルスのDNA依存性DNAポリメラーゼを阻害することによりウイルスのDNA合成を抑制しウイルスの増殖を防ぐ

商 アラセナ-A / ARASENA-A（持田）
規 点滴静注用　300 mg　¥ 5,887

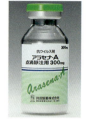
（アラセナ-A点滴静注用 300 mg）

適応
①単純ヘルペス脳炎，②免疫抑制患者における帯状疱疹

希釈法・用法・用量
通常5％Tz or NSを用いて用時溶解
⇒輸液500 mLあたり2〜4時間かけてdiv
※投与量は症状・腎障害の程度により適宜増減

①単純ヘルペス脳炎：1日10〜15 mg/kg ⇒ 10日間 div
【体重60 kg例】
600〜900 mg ＋ 5％Tz 500 mL
⇒1日1回，2〜4時間かけて10日間div

②免疫抑制患者における帯状疱疹：1日5〜10 mg/kg ⇒ 5日間 div
【体重60 kg例】
300〜600 mg ＋ 5％Tz 500 mL
⇒1日1回，2〜4時間かけて5日間div

〈薬剤の調整法〉
NS or 5％Tz 500 mL から約10 mLを取る
→それを1 V中に加えて，約15秒間振り混ぜ懸濁
→この懸濁液をもとの輸液に戻し，40℃以上で約5分間保ち，完全に溶解

副作用
- 重大な副作用
  精神神経症状，骨髄機能抑制，ショック，アナフィラキシーなど
- その他の副作用

肝機能障害，腎機能障害，頭痛，めまい，食欲不振，悪心，嘔吐，下痢など

禁　忌　本剤の成分に対し過敏症の既往のある患者

併用禁忌
- ペントスタチン（コホリン）との併用により，腎不全，肝不全，神経毒性などの重篤な副作用が発現したとの報告がある
- キサンチンオキシダーゼ阻害薬（アロプリノール，フェブキソスタット）との併用により，精神神経障害，骨髄機能抑制などのビダラビンの副作用を増強するおそれがある

注　意　妊婦，授乳婦には安全性が確立していない

ワンポイントアドバイス
ヘルペス脳炎に対してアシクロビル不応例にはビダラビンの使用が勧められる．この場合，ビダラビン15 mg/kgを1日1回，10〜14日間div

オセルタミビル　Oseltamivir

● タミフルは，A型およびB型インフルエンザウイルス感染症に対する経口抗インフルエンザウイルス薬である．ノイラミニダーゼに結合し，その機能を抑制することによりウイルス増殖を阻止する

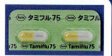
（タミフルカプセル75）

商 タミフル / Tamiflu（中外）
規 カプセル　75 mg 1カプセル　¥317.9
　　ドライシロップ　3％1 g　¥244
（1 g中にオセルタミビルとして30 mgを含有）

（適　応） A型またはB型インフルエンザウイルス感染症の治療およびその予防

（希釈法・用法・用量）
①治療
成人および体重が37.5 kg以上の小児には1回75 mgを1日2回，5日間経口投与

②予防
成人には1回75 mgを1日1回，7〜10日間経口投与

（副作用） アナフィラキシー，肺炎，劇症肝炎，Stevens-Johnson症候群，中毒性表皮壊死融解症，急性腎不全，血小板減少，精神・神経症状，出血性大腸炎など

（禁　忌） 本剤の成分に対し過敏症の既往歴のある者

（注　意）
- 症状発現から2日以内に投与を開始すること
- 10歳以上の未成年の患者においては，異常行動の報告例があるため，合併症，既往歴などからインフルエンザ重症化のハイリスク患者と判断される場合を除いては，原則として本剤の使用を差し控えること
- オセルタミビルは腎排泄型薬剤であるため高度腎機能障害患者には用法，用量の調節が必要である

- 妊婦，授乳婦には安全性が確立していない

ワンポイントアドバイス

発症48時間以内に治療を開始しないと効果が望めないが，成人の重症例では，発症より48時間以上経過した後でも予後の改善が期待できる可能性があるため投与を考慮する[1]

文　献

1) 畠山修司：インフルエンザと治療薬. Geriatric Medicine, 50 (11)：1319-1325, 2012

ペラミビル　Peramivir

● ペラミビルは点滴静注薬剤であり、ヒトA型、B型インフルエンザウイルスのノイラミニダーゼを阻害する。症状に応じて反復投与も可能である

- 商 ラピアクタ / Rapiacta（塩野義）
- 規 点滴静注液　150 mg 15 mL ￥3,338，300 mg 60 mL ￥6,216

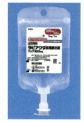

（ラピアクタ点滴静注液バッグ300 mg）

適応　A型またはB型インフルエンザウイルス感染症

希釈法・用法・用量
- 成人：300 mgを15分以上かけて単回div
- 合併症により重症化するおそれのある患者：1日1回600 mgを15分以上かけて単回div

⇒症状に応じて連日反復投与できる
※年齢，症状に応じて適宜減量する

副作用
- 重大な副作用
 ショック，白血球減少，好中球減少，肝機能障害，黄疸
- 他のインフルエンザ治療薬の類薬による重大な副作用
 アナフィラキシー，肺炎，劇症肝炎，Stevens-Johnson症候群，中毒性表皮壊死融解症，急性腎不全，血小板減少，精神・神経症状，出血性大腸炎

注意
- 本剤は腎排泄となるため，腎機能障害のある患者では高い血漿中濃度が持続するおそれがあり，腎機能の低下に応じて投与量を調節する
- 妊婦，授乳婦には安全性が確立していない

ワンポイントアドバイス

　点滴薬であるため確実な投与が可能であり，単回投与でも安定した有効性を示す．高齢者，小児，基礎疾患や合併症を有するハイリスク患者や重症患者では病態の程度により増量や反復投与が可能

ラニナミビル　Laninamivir

● ラニナミビルは長時間作用型のノイラミニダーゼ阻害薬である．単回吸入投与で治療が完結する

商 イナビル / Inavir（第一三共）
規 吸入粉末剤　20 mg　¥ 2,139.9

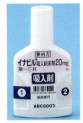
（イナビル吸入粉末剤 20 mg）

適応　A型またはB型インフルエンザウイルス感染症の治療およびその予防

希釈法・用法・用量
①治療　成人：40 mgを単回吸入投与
②予防　成人および10歳以上の小児：20 mgを1日1回，2日間吸入投与

副作用　ショック，アナフィラキシー，気管支攣縮，呼吸困難，Stevens–Johnson症候群，中毒性表皮壊死融解症など

注意
- 吸入によって，気管支攣縮，呼吸機能の低下などを起こすことがある．気管支喘息やCOPDなど慢性呼吸器疾患の患者には慎重に投与すること
- 妊婦，授乳婦には安全性が確立していない

ワンポイント・アドバイス

治療が初回吸入で完結する利点はあるが，老人や小児など吸入がしっかりできない患者や呼吸状態が不良で気道における薬剤散布が困難な患者では，薬効の拡散が期待できないことがあるため他の薬剤を選択する[1]

文　献
1) 小林 治：抗インフルエンザ薬．呼吸，32（1）：46-50，2013

11 抗菌薬

　集中治療領域での抗菌薬の使用は非常に難しい．その理由は患者の重症度と抗菌薬の保有するスペクトラムの間に多くの罠が存在しているからである．

■ 救急・集中治療領域での戦略

　基本的に集中治療領域の感染症治療の戦略は他と変わらない．つまり，起きている感染症がどこに存在しているのかを把握し，その感染症は主にどのような起炎菌で起きているのかを想定し，その状況に見合った初期抗菌薬を選択するという戦略である．ところが集中治療領域の患者にこの原則を当てはめた際に，いくつかの因子が影響を与える．その1つは重症度である．基本的に重症度の高い患者の治療になるため，起炎菌を外すような抗菌薬の選択はどうしても避けたい．これは初期治療の選択の失敗が，集中治療の必要な患者の予後に直接かかわっているからである．こうなると自然に広域抗菌薬を選択する方向に働く．もう1つは患者の背景である．日本は未曾有の高齢化社会に直面している．多くの患者は集中治療室に入室前にヘルスケアへの曝露をしており，抗菌薬の感受性の悪い細菌の関与をどうしても考慮せざるをえなくなる．この因子もまた広域抗菌薬を選択する方向に働くわけである．また，さまざまな基礎疾患を有し，免疫抑制薬なども頻繁に使用され，起炎微生物のスペクトラムが広い状況がある．

■ 多剤耐性菌

　しかしながら，だからといって集中治療領域において広域抗菌薬が制限なく使用されることが受容されることは意味しない．すでに抗菌薬の効果のない細菌が出現しているうえ，抗菌薬の開発のスピードは遅いため，まるで抗菌薬のない時代に逆戻りするような印象があるからである．多剤耐性菌の存在は院内，特に集中治療領域で問題となる．多剤耐性菌は必ずしも集中治療の結果，発生するわけではないが，多剤耐性菌の発生が集中治療室で行わ

De-escalation

歴史をひもとくと，抗菌薬が無駄に使用される状況が耐性菌の発生と関与していることが示唆されている．よって集中治療領域においては初期治療で使用された抗菌薬を一定期間治療した後には適切にstreamlining（de-escalation：段階的縮小）すること，発熱などがあっても感染症の見込みが低いと判断された時点で，抗菌薬を終了するような選択肢を常に考慮し実行することが求められている．

この稿では重要な抗菌薬を列挙し，それらの抗菌薬の特徴について端的にまとめ記載している．まずは使用する抗菌薬にどのような特徴があるのかを理解いただき，実際の臨床において一助となれば幸いである．

（以下薬剤の解説には保険適用外となる情報が含まれ，用法・用量は成人量を記載している）

Column ジスルフィラム様作用

セフェム系の抗菌薬の一部はN-メチルテトラゾリルチオメチル基を持っているためアルデヒド脱水素酵素が阻害される．そのため，アルコールなどの飲酒後に通常であればアルデヒド脱水素酵素により酢酸，さらに水，CO_2と分解されていくが，それが阻害されてしまう．その結果，顔面紅潮，嘔吐，めまいなどが生じるようになり，これをジスルフィラム様作用と呼ぶ．

セフメタゾール使用中のアルコールの摂取はもちろんのこと，アルコールを含む薬剤〔エリキシル剤，チンキ剤（アルコールを使用して製造するため），バクトラミン注，濃厚ブロチン⊥コデインシロップなどの咳止めシロップ，など〕との併用は避けるべきである．併用を避けるべき期間としては1週間が目安である．

アンピシリン・スルバクタム Ampicillin・Sulbactam

- β-ラクタマーゼ阻害薬とアミノペニシリンの合剤．β-ラクタマーゼ産生によりアミノペニシリン耐性を獲得した細菌に効果がある．院内で主にみられる腸内細菌群には効果がないことが多く，また *Pseudomonas aeruginosa* には効果はない

商 ユナシン-S / Unasyn-S（ファイザー）
規 静注用 0.75 g ¥555, 1.5 g ¥845, 3 g ¥1,213

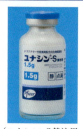
（ユナシン-S静注用 1.5 g）

適応　市中感染の頭頸部感染症，腹腔内感染症，骨盤内感染症，糖尿病性足感染症など

希釈法・用法・用量
1回3 gをNS or 5％Tz 50〜100 mLに溶解
⇒30分〜1時間かけて6時間ごとに投与
※腎機能障害時は投与間隔を延長する

副作用　アナフィラキシー，皮疹，下痢，脳症・痙攣，肝機能障害，腎機能障害，間質性肺炎など

禁忌
- ペニシリン系による過敏症の既往がある患者，伝染性単核症の患者
- セファロスポリン系にアレルギーのある患者はペニシリン系抗菌薬でも交差アレルギーが5％程度の頻度起こり得る

配合禁忌　直後に沈殿：ガベキサートメシル酸塩，ヒドロキシジン塩酸塩，ブロムヘキシン塩酸塩ほか酸性の薬剤は注意

注意
- プロベネシド：アンピシリンの排泄を遅延
- メトトレキサート：メトトレキサートの排泄が遅延
- アンピシリンは5％ブドウ糖液へ溶解後3時間後に力価が90％に低下するため溶解後すみやかに使用する

その他　グラム陽性球菌（MSSAも含む），β-ラクタマーゼを産生するグラム陰性桿菌，嫌気性菌と広域にカバーできる抗菌薬故に乱用されやすい．混合感染がみられる状況での使用がよい適応である

ピペラシリン・タゾバクタム Piperacillin・Tazobactam

- β-ラクタマーゼ阻害薬とウレイドペニシリンの合剤．β-ラクタマーゼ産生によりウレイドペニシリンの耐性を獲得した細菌に効果がある（ESBL産生菌などを除く）．一般的にはMRSAを除くグラム陽性球菌，*Enterobacter*属や*Pseudomonas aeruginosa*に効果がある

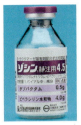

（ゾシン静注用4.5）

商 ゾシン / Zosyn（大鵬－大正富山）
規 静注用 2.25 g ¥ 1,805, 4.5 g ¥ 2,687

（ **適 応** ）
- 呼吸器感染症，腹腔内感染症，骨盤内感染症（特に院内発症）
- 糖尿病性足壊疽，フルニエ壊疽など緑膿菌や嫌気性菌関与が疑われる皮膚軟部組織感染症
- 発熱性好中球減少症

希釈法・用法・用量
4.5 g を NS or 5％Tz に溶解
⇒ 30分～1時間かけて6時間ごとに投与
※腎機能障害時は投与量を減量，投与間隔を延長する

（ **副作用** ）アナフィラキシー，皮疹，下痢，脳症・痙攣，腎機能障害，薬剤熱など

（ **禁 忌** ）ペニシリン系による過敏症の既往がある患者，伝染性単核症の患者

（ **作用増強** ）プロベネシド，メトトレキサート

（ **配合禁忌** ）ゲンタマイシン，トブラマイシンと同じ輸液に混合することで失活することが知られている．投与する場合は必ず輸液バッグを分ける

ワンポイントアドバイス

4.5 g中にNa$^+$として9.39 mEq含まれる.Na$^+$制限中の患者は注意する.

ピペラシリン・タゾバクタムはグラム陽性球菌,グラム陰性桿菌,嫌気性菌と広域なスペクトラムを有し,乱用されやすいため使用に対しては注意が必要である.加えて,コストが一般感染症の中で特に高価であるため培養結果が判明し次第可能な限り古い世代の抗菌薬にde-escalationできないか検討する

セファゾリン Cefazolin

- 第1世代セファロスポリン系抗菌薬. *Enterococcus*属, MRSAなどを除くグラム陽性菌に効果がある. 感受性があればグラム陰性菌の*Escherichia coli*, *Proteus*属, *Klebsiella*属に効果がある. ただし*Enterococcus*属と*Bacteroides*属にはすべてのセファロスポリン系は無効である. またセファゾリンは中枢系に移行性がないため中枢神経系の感染には使用することができない

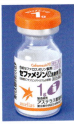

(セファメジンα 注射用1g)

商 セファメジンα / Cefamezin α(アステラス)
規 注射用 250 mg ¥220, 500 mg ¥345, 1 g ¥380, 2 g ¥796

適応

① 原因限定治療として下記の起炎菌による**中枢神経系以外の感染症**
- MSSA感染症
- *Streptococcus pneumoniae*感染症(第1選択はペニシリン系抗菌薬である)
- セファゾリンに感受性のある*Escherichia coli*, *Proteus*属, *Klebsiella*属による尿路感染症, 菌血症など

② 外科創感染予防のための周術期予防投与

希釈法・用法・用量

1回1〜2gをNS or 5% Tz 50〜100 mLに溶解
⇒ 30分〜1時間かけて6〜8時間ごとに投与
※**腎機能障害時は投与間隔を延長する**

副作用

アナフィラキシー, 皮疹, 下痢, 痙攣, 肝機能障害, 腎機能障害, 間質性肺炎, 血球減少など

禁忌

- ペニシリンアレルギーのある患者はセファロスポリン系にも交差アレルギーが5%程度の頻度で起こり得ると報告がある
- 中枢神経系への局所投与

セフメタゾール　Cefmetazole

●セファマイシン系抗菌薬．第1世代セファロスポリン系でカバーされる細菌に加えグラム陰性菌の*Neisseria*属，*Haemophilus influenzae*，嫌気性菌の*Bacteroides*属に活性があるが，セファゾリンより好気性グラム陽性菌に対しては活性が低い．**第1世代，第2世代セファロスポリン系抗菌薬と同じく中枢神経系に移行性はない**．近年*Bacteroides*属においてセフメタゾールの耐性化が報告されているため使用に際して注意が必要である

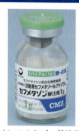
(セフメタゾン静注用 1 g)

商 セフメタゾン / Cefmetazon（第一三共）
規 静注用　250 mg ¥ 227，500 mg ¥ 398，1 g ¥ 504，2 g ¥ 894

適応
- 軽症〜中等症の市中感染の腹腔内・骨盤内感染症
- 原因限定治療としてセファゾリンに耐性かつセフメタゾール感受性の *Escherichia coli*，*Proteus*属，*Klebsiella*属などによる尿路感染症，菌血症，中枢神経系以外の膿瘍など
- 外科創感染予防のための周術期予防投与

希釈法・用法・用量
1回1〜2 gをNS or 5% Tz 50〜100 mL に溶解
⇒30分〜1時間かけて6〜8時間ごとに投与
※腎機能障害時は投与間隔を延長する

副作用
アナフィラキシー，皮疹，下痢，痙攣，腎機能障害，凝固延長（NMTT側鎖の存在），ジスルフィラム様症状の発現，クームス試験陽性など

ワンポイントアドバイス

　*Bacteroides*属などの嫌気性菌に対する抗菌作用は感受性に注意する．

　重症のESBL（extended spectrum β-lactamase：基質拡張型β-ラクタマーゼ）産生菌による感染症の治療には感受性があったとしても治療失敗の可能性があるため単剤で使用することは避けるべきである

セフトリアキソン　Ceftriaxone

- 第3世代セファロスポリン系抗菌薬．第2世代セファロスポリン系抗菌薬がカバーする細菌に加え，感受性があれば *Enterobacter* 属などに対しても効果がある．ただし治療中にAmpCの産生を誘導することがあるため注意が必要である．緑膿菌には効果はない．**またすべてのセファロスポリン系に共通だが *Enterococcus* 属，*Bacteroides* 属には無効である**．一般的なβ-ラクタムと異なりタンパク結合率が高く，腎排泄率，胆汁排泄率がともに約50％の薬剤．一般的に腎機能による調節は不要．**中枢神経系へ移行性がある**

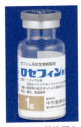

（ロセフィン静注用1 g）

商 ロセフィン / Rocephin（中外）
規 静注用　500 mg ¥515，1 g ¥788

適応
- 初期治療として市中発症の髄膜炎，肺炎，尿路感染症，骨関節感染症
- メトロニダゾールと併用し，腹腔内感染症や糖尿病性足感染症などの混合感染症
- スピロヘータ感染症（Lyme病や神経梅毒）
- 感染性心内膜炎

希釈法・用法・用量
〈髄膜炎など中枢神経系感染症〉
1回2 gを30分〜1時間かけて12時間ごとにdiv
〈中枢神経系以外〉
1回1〜2 gを30分〜1時間かけて24時間ごとにdiv

副作用　アナフィラキシー，皮疹，下痢，脳症・痙攣，腎機能障害，肝機能障害，肺障害，血球減少など

禁忌
- セフトリアキソンの過敏症の既往がある患者
- 高ビリルビン血症の新生児や未熟児

- ペニシリンアレルギーのある患者はセファロスポリン系抗菌薬でも交差アレルギーが5％程度の頻度で起こり得ると報告がある

配合禁忌
- Ca含有輸液と同時投与は避ける（米国で同時投与された新生児において肺・腎臓にセフトリアキソンを主成分とした結晶で死亡した症例が報告されている）
- 直後に沈殿：バンコマイシン，アシクロビル，ゲンタマイシン，トブラマイシン，アミカシンほか

注意
- 胆道系に既往症がある場合はセフォタキシムを使用することが好ましい（セフトリアキソンを成分とする胆石，胆泥が投与中あるいは投与後にあらわれることがある）
- 透析で除去されない

ワンポイントアドバイス

セフトリアキソンは主に市中感染症のグラム陽性球菌，グラム陰性桿菌をカバーできる広域なスペクトラムをもち中枢神経への移行性もあるため，多くの市中感染症の初期治療の際の選択肢として使用されている．そのため乱用されないよう注意が必要であり，セフトリアキソン使用中で起因菌が判明した時点で，より古い世代の抗菌薬へのde-escalationができないか必ず検討する

セフェピム　Cefepime

- 第4世代セファロスポリン系抗菌薬．第3世代セファロスポリン系のスペクトラムに加え *Pseudomonas aeruginosa* に対してスペクトラムを持つこと，MSSAなどのグラム陽性菌に対してスペクトラムが強化されていること，**AmpC型β-ラクタマーゼに対して安定**という性質をもつ．セファロスポリン系に共通だが，*Enterococcus* 属と *Bacteroides* 属には無効である．また第3世代セファロスポリン系と同様に**中枢神経系へ移行性がある**

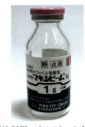
(注射用マキシピーム1g)

商 マキシピーム / Maxipime（ブリストル・マイヤーズ）
規 注射用　500 mg ¥716，1 g ¥935

適応
- 発熱性好中球減少症の初期治療および原因限定治療
- 院内発症のグラム陰性桿菌感染症が想起されるときの初期治療および原因限定治療
  （肺炎，尿路感染症，メトロニダゾールとの併用で腹腔内感染症を含む）
- MSSAによる中枢神経感染症の選択肢の1つ

希釈法・用法・用量
1回1〜2gを30分〜1時間かけて6〜8時間ごとにdiv

副作用
アナフィラキシー，皮疹，下痢，脳症・痙攣，肝機能障害，腎機能障害，間質性肺炎，血球減少，薬剤熱など

その他
中枢神経系への移行性は比較的よい
AmpC型β-ラクタマーゼを産生するグラム陰性桿菌における第1選択である

注意
脳症を起こすことがあるので腎機能低下している患者では投与量・投与間隔を適切に減量し副作用発現に注意が必要である

ワンポイントアドバイス
スペクトラムが院内で主に認められるグラム陰性桿菌を対象にしているため医療関連感染症において頻繁に使用されやすい

メロペネム　Meropenem

- カルバペネム系抗菌薬．グラム陽性菌，陰性菌，嫌気性菌含め広域なスペクトラムを有する薬剤．MRSA, *Stenotrophomonas maltophilia*, などもともと感受性がない菌を知っておく必要がある

商 メロペン / Meropen（大日本住友）
規 点滴用　250 mg　¥ 880，500 mg　¥ 1,192

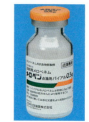
（メロペン点滴用バイアル 0.5 g）

適応

- ESBL産生菌の関与が疑われる感染症
- カルバペネム系抗菌薬しか感受性がない病原体による感染症
- AmpC過剰産生菌による感染症の選択肢の1つ
- 重症の院内発症の感染症の初期治療（腹腔内感染症，尿路感染症など）
- ノカルジア症（イミペネム・シラスタチンが使用できない状況の選択肢の1つ）
- 中枢神経感染症（MSSA，ペニシリン耐性 *Streptococcus pneumoniae* の選択肢の1つ）
- 発熱性好中球減少症における選択肢の1つ

希釈法・用法・用量

〈髄膜炎など中枢神経系感染症〉
1回2 gをNS or 5% Tz 50〜100 mLに溶解
⇒30分〜1時間かけて8時間ごとに投与
〈その他〉
1回1 gをNS or 5% Tz 50〜100 mLに溶解
⇒30分〜1時間かけて8時間ごとに投与
※腎機能障害時は投与間隔を延長する

副作用

アナフィラキシー，皮疹，下痢，脳症・痙攣，腎機能障害，肝機能障害など

禁　忌
- メロペネムに過敏症のアレルギーのある患者
- ペニシリン系，セファロスポリン系にアレルギーのある患者はカルバペネム系抗菌薬でも交差アレルギーが5％程度の頻度で起こり得ると報告がある

併用禁忌　バルプロ酸投与中の患者（バルプロ酸の血中濃度が低下する）

注　意
- アミノ酸配合輸液と同時投与にて失活するため同時投与は避ける
- 地域により肺炎球菌（特にPRSP）やグラム陰性菌に対してカルバペネム系抗菌薬の感受性が低下していることがあるため各施設のアンチバイオグラムを参考にする

ワンポイントアドバイス

　カルバペネム系抗菌薬の中で使用頻度が最も高い抗菌薬．本邦では乱用されていることが懸念される抗菌薬である．カルバペネム系抗菌薬が使用されるべき理想的な状況はカルバペネム系抗菌薬のみが有効であるような状況である．
　重症症例において初期治療で使用された際には起因菌が判明した時点で，de-escalationすることを強く推奨する

バンコマイシン Vancomycin

- グリコペプチド系抗菌薬．グラム陽性菌に作用をもち，カルバペネム系抗菌薬でカバーされないMRSAやMRCNS（methicillin resistant coagulase negative staphylococci：メチシリン耐性コアグラーゼ陰性ブドウ球菌），*Bacillus*属，*Corynebacterium*属に対してスペクトラムをもつ
- 薬剤の有効血中濃度は10～20 μg/mLと狭い（感染性心内膜炎，菌血症，骨髄炎，院内肺炎では15～20 μg/mL）ため，適宜血中濃度を測定しTherapeutic Drug Monitoring（TDM）を行うことが必要である．主に腎臓から排泄されるため腎機能による調節を必ず行う

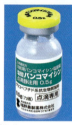
（塩酸バンコマイシン点滴静注用0.5 g）

商 塩酸バンコマイシン / Vancomycin（塩野義）
規 点滴静注用　0.5 g ¥ 2,783

適応
- MRSA，MRCNS感染症，*Bacillus*属感染症，*Corynebacterium*属感染症
- 発熱性好中球減少症時のグラム陽性球菌などのカバー
- 市中発症の髄膜炎に対する初期治療（ペニシリン耐性 *Streptococcus pneumoniae* のカバー）
- 院内発症の感染症でグラム陽性球菌カバーを要するとき　など

希釈法・用法・用量
1 gをNS or 5％Tz 50～100 mLに溶解
⇒必ず1時間以上かけて1日1～2回投与
※腎機能による調節を必ず行う
※4～5回投与後，バンコマイシン注を投与する直前の血中濃度を測定し，TDMを行い用法用量を調節する

副作用　アナフィラキシー，皮疹，red neck（red man）症候群（顔，頸，躯幹の紅斑性充血，瘙痒など），血圧低下，腎

機能障害，間質性腎炎，汎血球減少，薬剤熱など

禁忌 バンコマイシンによる過敏症の既往がある患者

配合禁忌 直後に沈殿：セファゾリン，セフェピム，ミカファンギン

注意
- *Clostridium difficile* に対して経口のバンコマイシン散が使用されることがある（236ページ参照）．基本的に経口でバンコマイシンを内服しても血中には移行しない．炎症性腸疾患や腸管GVHDのある患者では血中に移行することが報告されている
- 腎機能障害をもたらす薬剤（リポソームアムホテリシンB，ループ系利尿薬など）を併用することで腎機能障害のリスクが上昇する

ワンポイントアドバイス

- テイコプラニンに過敏症がある患者は原則禁忌に該当する．基本的にバンコマイシンを避けること
- red neck（red man）症候群は点滴速度に起因する副作用であるため，回避するため1時間以上かけて点滴する．同じグリコペプチド系抗菌薬のテイコプラニンは30分以上かけて点滴と投与時間が異なるため注意する
- TDMを行うときの採血ポイント
  ピーク値：ルーチンには不要
  トラフ値：投与開始4～5回目の投与直前
- 近年はさまざまな抗MRSA薬が発売されているが，策におぼれることなく，バンコマイシンが絶対的に第1選択になるべきと考える

テイコプラニン　Teicoplanin

- グリコペプチド系の抗菌薬．バンコマイシンと同様にMRSAを含むグラム陽性菌にスペクトラムがある．バンコマイシンと同様に血中濃度を測定しTDMを行うことが必要である．テイコプラニンは半減期が長く早期に有効血中濃度を推移させるために，**投与開始時は必ず負荷投与（Loading）を行う**

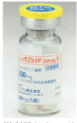

（注射用タゴシッド 200 mg）

- 商　タゴシッド / Targocid（サノフィ）
- 規　注射用　200 mg　¥ 5,512

適応
MRSA，MRCNS 感染症，*Corynebacterium* 属感染症

希釈法・用法・用量

- 負荷投与：1回6〜12 mg/kg（体重60 kg例：360〜720 mg）をNS or 5％Tz 100 mLに溶解
  ⇒ 30分以上かけて12時間ごとに3〜5回投与
  （腎機能により負荷投与の回数は異なる）

- 維持投与：1回6〜12 mg/kg（体重60 kg例：360〜720 mg）をNS or 5％Tz 100 mLに溶解
  ⇒ 30分以上かけて24時間ごとに投与

※負荷投与量，維持投与量については腎機能により必要な投与量が異なるため，薬剤師とTDMを行うことが好ましい
※投与開始4日目に15 μg/mL以上を達成できるように負荷投与を行う．維持投与時の目標血中濃度は15〜20 μg/mLを目標に（重症例では20〜30 μg/mL）維持する

副作用
アナフィラキシー，皮疹，red neck（red man）症候群（顔，頸，躯幹の紅斑性充血，瘙痒など），血圧低下，腎機能障害，肝機能障害，間質性腎炎，汎血球減少など

ワンポイントアドバイス

- バンコマイシンに過敏症がある患者は原則禁忌に該当する．基本的にテイコプラニンを避けること
- red neck（red man）症候群は点滴速度に起因する副作用であり，副作用回避のため30分以上かけて点滴する
- TDMを行うときの採血ポイント
 ピーク値：原則不要
 トラフ値：投与開始4日目の投与直前

トブラマイシン Tobramycin

● アミノグリコシド系の抗菌薬.*Pseudomonas aeruginosa* を含む好気性グラム陰性菌にスペクトラムがあるが嫌気性菌には活性はない

- 商 トブラシン / Tobracin（東和薬品-ジェイドルフ）
- 規 注　60 mg ¥425，90 mg ¥607
  注小児用　10 mg ¥99

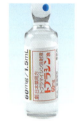
（トブラシン注60 mg）

適応
好気性グラム陰性菌の菌血症，尿路感染症

希釈法・用法・用量

〈1日1回投与法（once daily dose）〉
1日1回24時間ごとに，5 mg/kg（体重60 kg例：300 mg）をNS or 5％Tz 100 mLに溶解⇒30分で投与
※腎機能障害時は投与間隔を延長する
※肥満患者の場合は理想体重：ideal body weight（IBW）を用いて計算する

〈1日複数回投与法（multiple daily dose）〉
1回1.7 mg/kg（体重60 kg例：100 mg）をNS or 5％Tz 100 mLに溶解⇒30分で投与
※腎機能が正常な場合8時間ごとに投与し，腎機能により投与間隔を延長する
※肥満患者の場合はIBWを用いて計算する

副作用
腎機能障害，耳毒性（耳鳴，難聴），末梢神経障害など

注意
- 基本的には単剤で使用することはなく，その他の抗菌薬と併用することが多い．腎機能障害をもたらす薬剤（リポソームアムホテリシンB，バンコマイシン，ループ系利尿薬など）と併用することで腎機能障害のリスクが上昇する
- 腎機能障害患者，高齢者，長期間投与患者および大量投与患者では聴力検査を定期的に行うことが好ましい

- once daily doseは妊婦，熱傷，囊胞性線維症には用いない
- 膿瘍のようなpHが酸性の環境では薬効が落ちるといわれている
- β-ラクタム系抗菌薬と併用する場合，β-ラクタムより先に投与する

ワンポイントアドバイス

アミノグリコシド系は薬剤の有効血中濃度が狭く薬効はピーク値に相関し，腎機能障害はトラフ値に相関する．そのため適宜血中濃度を測定しTDMを行う．

【TDMを行うときの採血ポイント】
- once daily doseの場合…投与2回目以降
- multiple daily doseの場合…定常状態に推移後（薬剤師と相談する）
- ピーク値：30分で投与時→投与終了30分後（点滴開始から60分後）
- トラフ値：投与直前

アミカシン　Amikacin

- アミノグリコシド系抗菌薬. *Pseudomonas aeruginosa* を含む好気性グラム陰性菌に対してはゲンタマイシン, トブラマイシンと抗菌スペクトルはほぼ同様だが, それらに耐性であってもアミカシンには感受性のことがある. また *Mycobacterium abscessus* などの非結核性抗酸菌や *Nocardia* 属などにスペクトラムがある点が特徴である
- 薬効の確認と副作用の回避のためにTDMを必ず行う〔トブラマイシン（180ページ）参照〕

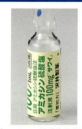
（アミカシン硫酸塩注射液 100 mg「サワイ」）

商 アミカシン硫酸塩 / Amikacin sulfate（沢井）など
規 注射液　100 mg ¥99, 200 mg ¥124

適応

- グラム陰性菌による感染症（薬剤耐性グラム陰性桿菌も含む）, 尿路感染症
- 一部の非結核性抗酸菌感染症
- ノカルジア症

希釈法・用法・用量

〈1日1回投与法（once daily dose）〉
1日1回24時間ごとに, 15 mg/kg（体重60 kg例：900 mg）をNS or 5％Tz 100 mL に溶解⇒30 分で投与
※腎機能障害時は投与間隔を延長する or multiple daily dose で投与する
※肥満患者の場合はIBWを用いて計算する
〈1日複数回投与法（multiple daily dose）〉
1回7.5 mg/kg（体重60 kg例：450 mg）を NS or 5％Tz 100 mL に溶解⇒30分で投与
※腎機能が正常な場合は8〜12時間ごとに投与する
※肥満患者の場合は基本的に IBW を用いて計算する
※腎機能により投与間隔を延長する

副作用 腎機能障害,耳毒性(めまい,耳鳴,難聴)

注意 トブラマイシンにおける**注意**を参照

Column 骨折時の投与量は?

開放骨折におけるGustilo分類のtype Ⅲでは,抗菌薬としてセフェム系に加えて,グラム陰性菌のカバー目的でアミカシンがしばしば投与される.その際に整形外科医の投与量は少ない場合が多い.基本的には用量の項目の記載のように15 mg/kg/日が大原則であり,救急医,集中治療医から助言を加えてほしい.

シプロフロキサシン　Ciprofloxacin

● フルオロキノロン系抗菌薬．*Pseudomonas aeruginosa* を含むグラム陰性菌に有効．グラム陽性菌や嫌気性菌に対しては活性が弱い．また *Mycobacterium tuberculosis* に対してもフルオロキノロン系の薬剤は活性があるため使用に際しては結核の罹患がないことを確認することが好ましい

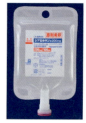

(シプロキサン注200 mg)

商 シプロキサン / Ciproxan（バイエル-富士フイルムファーマ）

規 注　200 mg 100 mL ¥1,976, 300 mg 150 mL ¥2,404

適応
- 尿路感染症
- 腹腔内感染症（嫌気性菌をカバーできる薬剤と併用）
- 院内発症の肺炎（肺炎球菌をカバーできる薬剤と併用）
- 前立腺炎
- β-ラクタムアレルギー時の発熱性好中球減少症
- 感受性のある場合のサルモネラ感染症
- 感受性のあるグラム陰性桿菌感染症

希釈法・用法・用量
1回400〜500 mgを30分以上かけて12時間ごとに投与
※原液のまま希釈せずに投与してもよいが静脈炎に注意
※腎機能障害時は投与量，投与間隔を調節する

副作用
アナフィラキシー，皮疹，不整脈（QT延長），痙攣・めまいなど中枢神経系症状，光線過敏症，アキレス腱断裂，肝機能障害，腎機能障害，耐糖能異常，薬剤熱など

禁忌
- ケトプロフェン，チザニジン塩酸塩投与中の患者
- 妊婦または妊娠している可能性のある女性・小児（ただし，「妊婦または妊娠している可能性のある女性および小児に対しては，**炭疽に限り**，治療上の有益性を考慮して投与すること」と添付文書に記載がある）

作用増強 CYP1A1で代謝される薬剤(テオフィリン,アミノフィリン,カフェインなど)の代謝を阻害するため相互作用の確認をする

配合禁忌 pHが中性〜アルカリ性の薬剤と混合することで配合変化が起きやすい.フェニトイン,オメプラゾール,他の抗菌薬,抗真菌薬,輸液と投与ルートが同一の場合,配合変化に注意する

注意
- 経口スイッチする場合はMg^{2+},Ca^{2+},Al^{3+}とキレートを形成し吸収されなくなることに注意が必要である.薬剤,食事との相互作用がある場合は2時間間隔をあけて内服する
- 乳汁中に移行するため授乳婦は授乳を避けることが好ましい
- アキレス腱炎・断裂は60歳以上の高齢者,コルチコステロイド使用患者,固形臓器移植後の患者でリスクが高い

ワンポイントアドバイス

グラム陰性桿菌に対して広域なスペクトラムを有しており,経口薬と静注薬が存在し,経口薬により十分な血中濃度が保たれるため,非常に乱用されやすい抗菌薬である.

日本で検出される*Escherichia coli*の30%程度はフルオロキノロン耐性であるため,初期治療として尿路感染症に対して安易に使用することは避けた方がよい

クリンダマイシン　Clindamycin

- リンコマイシン系抗菌薬．グラム陽性球菌の一部と嫌気性菌の一部（主に横隔膜より上部に生じる嫌気性菌感染症）に効果がある．嫌気性菌の中で *Bacteroides* 属などの横隔膜より下部に生じる嫌気性菌感染症の起因菌には耐性のことが多く使用に際し注意が必要．肝代謝型の薬剤で腎機能による調節は必要なく，中枢神経系に移行性はない．壊死性筋膜炎の患者に対して毒素産生抑制を目的に使用されることもある

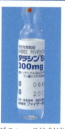
（ダラシンS注射液 300 mg）

商 ダラシンS / Dalacin S（ファイザー）
規 注射液　300 mg ¥406，600 mg ¥601

適　応
- 口腔内および深部頸部感染症の第1選択薬
- Group A *Streptococcus* による壊死性筋膜炎の患者における初期治療
- 皮膚感染症（MSSA，*Streptococcus* 属，市中獲得型MRSA感染症を含む）
- *Streptococcus pneumoniae* 感染症（第1選択はペニシリン系抗菌薬である）
- β-ラクタムアレルギーの患者の周術期予防投与など

希釈法・用法・用量
1回600 mgをNS or 5％Tz 50〜100 mLに溶解
⇒30分〜1時間かけて6〜8時間ごとに投与
※必ず希釈して用いる
※単回投与はしない

副作用
アナフィラキシー，下痢，肝機能障害

注　意
- 単回投与により心停止した死亡例が報告されている
- 透析で除去されにくい

ミノサイクリン　Minocycline

● テトラサイクリン系の抗菌薬．グラム陽性菌，*Mycoplasma*属，*Rickettsia*属，スピロヘータに効果があり組織への移行性もよい．しかしタンパク結合率が高い薬剤のため，他のタンパク結合率が高い薬剤を使用しているときはこれらの薬剤の効果が強く出ることがあるので十分なモニタリングを行う

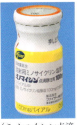
（ミノマイシン点滴静注用 100 mg）

- 商 ミノマイシン / Minomycin（ファイザー）
- 規 点滴静注用　100 mg ¥ 513

11 抗菌薬

適応
- ツツガムシ病，日本紅斑熱などのRickettsia感染症
- *Mycoplasma*，*Chlamydophila*感染症
- 野兎病（*Francisella tularensis*）

希釈法・用法・用量
初回100〜200 mg（力価）をNS or 5％Tz 50〜100 mLに溶解
⇒ 30分以上かけてdiv
⇒ 以降，100 mg（力価）を12時間ごとにdiv
※腎機能，肝機能で投与量を調節する必要はない

副作用
前庭障害（悪心・嘔吐，めまいなど），聴力低下，静脈炎，光線過敏症，皮疹・皮膚障害，甲状腺機能低下

禁忌
添付文書では禁忌ではないが，妊婦，8歳以下の小児には骨発育不全，歯牙の着色，エナメル質の形成不全を起こすため使用は避けるべきである．授乳婦にやむを得ず投与する場合は乳汁中に移行するため授乳を中止させる

ワンポイントアドバイス
　ミノサイクリンが集中治療領域で積極的に使用される状況は非常に少ないといってよい．
　ミノサイクリンが使用される状況としては，Rickettsia感染症が疑われる患者がsepsisのような形のプレゼンテーションで来院した時などである

スルファメトキサゾール・トリメトプリム

Sulfamethoxazole・Trimethoprim

- サルファ剤に分類される抗菌薬.「ST合剤」とも呼ばれる.葉酸合成経路の異なる過程を阻害することで薬効を発揮する.好気性グラム陽性菌,陰性菌,一部の原虫,真菌に効果がある.消化管からの吸収や組織への移行性はよい.タンパク結合率が高い

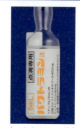
(バクトラミン注)

商 バクトラミン / Bactramin（中外）
注 5 mL ¥561

（1 Aあたりにスルファメトキサゾールとして400 mg・トリメトプリムとして80 mgを含む）

適応
- ニューモシスチス肺炎
- ペニシリンアレルギーの患者の*Listeria monocytogenes*による髄膜炎
- *Stenotrophomonas maltophilia* 感染症
- ノカルジア症
- トキソプラズマ症
- MSSA / MRSAによる皮膚軟部組織感染症

希釈法・用法・用量
15 mg/kg（体重60 kg例：900 mg≒バクトラミン注12 A）を2〜4回に分けて1回1〜2時間かけて6〜12時間ごとにdiv
〈溶媒〉
基本的にバクトラミン注1 Aを5％Tz 125 mLで溶解する
（結晶析出のため溶解後6時間以内に投与を終了する）
※腎機能によって投与量を減量する

副作用
アナフィラキシー,皮疹,腎機能障害,肝機能障害,電解質異常,血球減少,嘔吐,下痢,精神症状,薬剤熱など

禁忌
- 妊婦または妊娠している可能性のある女性
- 低出生体重児,新生児
- グルコース-6-リン酸脱水素酵素欠乏患者（添付文書では慎重投与）

メトロニダゾール Metronidazole

- 原虫や細菌の中に取り込まれると酸化還元反応を受けて、ニトロソ化合物へ変化し、これ自身が作用する薬剤である。また、その反応途中で作られた活性酸素の一種がDNAや核酸合成を阻害することで効果を発揮する
- 内服でも吸収率が高い薬であるが、腸管が使用できない時に静注薬が有用

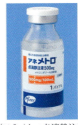
(アネメトロ点滴静注液 500 mg)

商 アネメトロ / Anaemetro (ファイザー)
規 点滴静注液 500 mg 100 mL ¥ 1,252

適応
① 嫌気性菌感染症、② 感染性腸炎、③ アメーバ赤痢

希釈法・用法・用量
1回500 mgを1日3回、20分以上かけてdiv
※希釈は不要

副作用
嘔吐・下痢などの消化器症状や異食症は頻度が高い。末梢神経障害、脳症や意識障害などの中枢神経障害は頻度が稀である

禁忌
妊婦および授乳婦、脳、脊髄に器質的疾患のある患者

作用増強
アルコール、ジスルフィラム、ロピナビル、チプラナビルはジスルファラム様反応が起こる可能性が報告されている。また、それ以外の相互作用としては、ワルファリンとの併用でINRが延長、フェニトインは血中濃度が上昇、バルビツール酸塩はメトロニダゾールの血中濃度の低下が報告されており注意したい

その他
- 腸管が使用できない状況(腸閉塞、イレウス)で嫌気性菌カバーが必要な時に考慮される。また、腸管が使用できるようになれば内服へのスイッチもスムーズであり、非常に有用な薬剤の1つである
- 肝硬変など肝臓の機能低下が重度の場合はメトロニダゾール脳症を起こすことがあるので投与中の患者は意識レベルに注意が必要である

12 抗真菌薬

Overview

　真菌感染症は，細菌感染症と比較して頻度も少なく，診断に難渋することが多い．分類としては，解剖学的分類と疫学的分類に基づいている．解剖学的分類は皮膚粘膜真菌症と深在性真菌症であり，疫学的分類については，地域流行型真菌症と日和見真菌症がある．皮膚粘膜真菌症は致死的になることは稀であり，地域流行型真菌症は日本では頻度も低い．

　今回は，ICUで遭遇することが多い，深在性の日和見真菌症の一部について概説し，それに使用する抗真菌薬を紹介する．日和見真菌症は，多くの場合，宿主の免疫能が低下しているときに問題となり，免疫系の機能低下は治療介入の結果で起こることもありICUでも問題の1つである．

　すべての真菌症においては，確定診断には明らかな炎症反応を伴った組織侵入像を組織病理学的に明らかにすることが必要である．重症度から侵襲的な検査が困難な場合があり，血清学的マーカーが代用されることがあるが，感度・特異度の問題があるため解釈には十分な注意が必要である．

ICUと真菌感染症

　ICUで遭遇する真菌感染症としては，真菌血症・腹腔内感染症が多い．

　真菌血症は，中心静脈カテーテルが挿入されている患者，特に中心静脈栄養が投与されている患者や長期の広域抗菌薬使用者，ステロイド使用者で問題となり，起炎菌はCandida属が多い．Candida属で臨床上重要となるのはC. albicans, C. glabrata, C. krusei, C. parapsilosis, C. tropicalisである．頻度としてはC. albicansが多く，フルコナゾールが第1選択となるが，C. glabrata, C. kruseiはフルコナゾール耐性であり臨床的にはエキノキャンディン系ないしポリエン系が選択肢になる．

また，*Candida*属は，腸管内の正常細菌叢にいる真菌であり，下部消化管穿孔，腹膜炎などの腹腔内感染症として問題となる．起炎菌は，*C. albicans*と*C. glabrata*が多い．

血液や腹水中など本来無菌の部位から培養陽性の場合，診断に大きく寄与する一方で，便や尿，口腔内，喀痰（特に人工呼吸器管理中）から分離された場合は，病原性を臨床症状と照らし合わせて考える必要がある．

■ 抗真菌薬の分類

抗真菌薬は，大きく分けるとアゾール系，エキノキャンディン系，ポリエン系，その他に分類される．

● アゾール系抗真菌薬

本稿では使用頻度が多いフルコナゾールを紹介する．利点は経口薬と静注薬の双方が使用可能であること，半減期が長いこと，組織体液に対する移行性がよいこと，毒性がきわめて低い点がある．しかし，アスペルギルス症，ムコール症および*Scedosporium apiospermum*感染症には無効であり，また，*Candida*属の*C. glabrata*および*C. kurusei*は耐性である．初期治療の選択肢としては慎重に選ぶ必要がある．

● エキノキャンディン系抗真菌薬

ミカファンギン，カスポファンギンおよびアニデュラファンギンがあるが，本稿では，前者2つを紹介する．経口薬はなく，静注薬のみである．*Candida*属に対して殺菌的に，*Aspergillus*属には静菌的に作用すると考えられている．この薬物の最適治療対象は，*Candida*症である．すべての*Candida*属を網羅する広域スペクトラムを示す点と，毒性が比較的低い点が優れている．

次項で4種類の薬剤について解説するが，溶解の仕方などがやや煩雑な薬剤もあり，また他の薬剤との相互作用や頻度の多い副作用については成書で確認をしていただきたい．

● ポリエン系抗真菌薬　アムホテリシンB

1950年代に導入され，当初は，副作用が問題となっていたが，今はアムホテリシンB脂質製剤が導入され，副作用は大幅に改善された．ただし高価であるデメリットは残っている．また，腎機能障害や難治性の低カリウム血症は注意が必要な副作用であり定期的な血液検査でのチェックが必要である．

フルコナゾール　Fluconazole

- 優れた生物学的利用能のため静注用量と経口用量が同じアゾール系の抗真菌薬である．作用機序は，菌体を構成するエルゴステロールの合成阻害による

商 ジフルカン / Diflucan（ファイザー）
規 静注液 0.1％ 50 mL ￥2,393，0.2％ 50 mL ￥4,028，0.2％ 100 mL ￥7,560

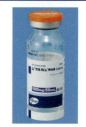
（ジフルカン静注液100 mg）

適応　*Candida* 属および *Cryptococcus* 属による真菌血症，呼吸器真菌症，真菌腹膜炎，消化管真菌症，尿路真菌症，真菌髄膜炎

希釈法・用法・用量
カンジダ血症：1日目 800 mg 1回 iv ⇒ 2日目以降 400 mg 1回 iv

副作用　肝酵素上昇が20％にみられ，稀に重症肝炎が報告されている．悪心・嘔吐・腹痛・下痢などが1〜2％にみられる

併用禁忌　トリアゾラム，シサプリド，テルフェナジン

作用減弱　リファンピンとの併用．またカルバマゼピン，ベンゾジアゼピン，ワルファリン，シクロスポリン，タクロリムス，フェニトインの効果を減弱させる

注意　P450で代謝される他の薬剤との相互作用には注意する

その他　*C. krusei* と *C. glabrata* はフルコナゾールに耐性である

ワンポイントアドバイス

CrCl ≦ 50 mL / 分では通常量の 1/2 量を 24 時間ごとに投与する．血液透析では通常量を透析後に投与するか，1/2 量を毎日投与する．CVVHDでは，通常量を1日1回投与する

ミカファンギン　Micafungin

- エキノキャンディン系に属する抗真菌薬で，真菌の細胞壁の主要構成成分であるグルカンポリマーの形成に関与する（1，3）-β-グルカン合成酵素に作用し抗菌力を発揮する．きわめて分子量が大きく，腸管から吸収されないため経口薬がない

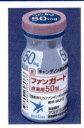

（ファンガード点滴用 50 mg）

商 ファンガード / Funguard（アステラス）
規 点滴用 25 mg ￥3,983, 50 mg ￥6,762, 75 mg ￥9,787

適応　①アスペルギルス症，②カンジダ症

希釈法・用法・用量
100 mg + Tz or NS 100 mL ⇒ 1日1回 div
※重症または難治性アスペルギルス症には症状に応じて増量できるが，1日300 mg（力価）を上限とする

副作用　悪心・嘔吐・頭痛が数％，肝機能異常・BUN・Creの一過性の上昇がみられる．リポソーマルアムホテリシンBと比較して副作用は少ない

作用増強　イトラコナゾール，ニフェジピン，シロリムスのAUC（薬物血中濃度-時間曲線下面積）を上昇させる

注意　infusion reaction（急性輸液反応）のリスクがあるため1時間以上かけて投与する

その他　フルコナゾール耐性の *C. glabrata*, *C. krusei* などを含む *Candida* 属や *Aspergillus* 属のほとんどに活性があり，他の抗真菌薬との拮抗作用がない．しかし，*Candida parapsilosis* にはほかの *Candida* spp. と比較して効果は乏しい．また，*Cryptococcus neoformans*, *Histoplasma*, *Blastomyces*, *Coccidioides* および *Zygomycetes* には臨床的効果はない．また，髄液や尿への移行はない．妊婦への使用については category C（危険性を否定することができない）である

カスポファンギン　Caspofungin

● エキノキャンディン系に属する抗真菌薬で，(1, 3) – β – グルカン合成酵素の活性を特異的に阻害することで，抗真菌活性を発揮する

商 カンサイダス / Cancidas（MSD）
規 点滴静注用　50 mg ¥16,720，70 mg ¥22,620

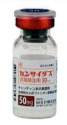

（カンサイダス点滴静注用 50 mg）

適応
①真菌感染が疑われる発熱性好中球減少症（FN），②各種真菌感染症：カンジダ症（食道カンジダ症，侵襲性カンジダ症），アスペルギルス症（侵襲性アスペルギルス症，慢性壊死性肺アスペルギルス症，肺アスペルギローマ）

希釈法・用法・用量
1 V ＋ NS or DW 10.5 mL（DS）
※ゆっくりと振り混ぜて粉末を完全に溶解
→必要量のDSをNS or 乳酸リンゲル液250 mLの点滴静注用バッグかボトルに添加して1時間以上かけdiv
【例】1日目：70 mg/日，2日目以降：50 mg/日
※中等度（Child-pugh 7〜9点）の肝不全では35 mgまで減量
※重度の肝不全については本邦で投与経験がない

副作用
AST / ALT・Bilirubin・ALPの上昇．可逆性の血小板減少症

作用増強
シクロスポリンとの併用

作用減弱
フェニトイン，リファンピン，デキサメタゾン，カルバマゼピンとの併用

注意
1日目と2日目以降の投与量が異なる

その他
Candida に対して殺菌的に作用する．ミカファンギンと同様で *Candida parapsilosis* には他の *Candida* spp. と比較して効果に乏しい．また，*Cryptococcus neoformans*, *Histoplasma*, *Blastomyces*, *Coccidioides* および *Zygomycetes* には臨床的効果はない．また，髄液や尿への移行はない．妊娠第1期では避けることが推奨される

リポソーマル アムホテリシンB
Liposomal AmphotericinB

- ポリエン系抗真菌薬の1つで，真菌の細胞膜のエルゴステロールと結合し，膜に小孔をつくることにより殺菌的に作用する

商 アムビゾーム / Ambisome（大日本住友）
規 点滴静注用 50 mg ¥9,811

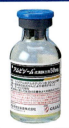

（アムビゾーム点滴静脈用 50 mg）

適応
①*Aspergillus*属，*Candida*属，*Cryptococcus*属，*Mucor*属，*Absidia*属，*Rhizopus*属，*Rhizomucor*属，*Cladosporium*属，*Cladophialophora*属，*Fonsecaea*属，*Phialophora*属，*Exophiala*属，*Coccidioides*属，*Histoplasma*属および*Blastomyces*属による真菌血症，呼吸器真菌症，真菌髄膜炎，播種性真菌症，②真菌感染が疑われる発熱性好中球減少症，③リーシュマニア症

希釈法・用法・用量
1V＋DW 12 mL→直ちに振盪し，均一な黄色の半透明な液になるまで激しく振り混ぜる
※溶解にあたってはDW（注射用水）のみを使用する
　⇒4 mg（力価）/mLの薬液を必要量採取
　　→フィルター（孔径5μm）を取り付け，ろ過しながら薬液をTz 250 mLで希釈⇒3〜5 mg/kg/日 div（1〜2時間以上かける）
※腎機能障害や透析患者で用量調節は不要

副作用
infusion reactionで発熱（8％），悪寒（18％）がみられる．80％の頻度でCrcの上昇（ベースから19％までは許容する）．貧血・低カリウム血症・低マグネシウム血症・低カルシウム血症が起きる

禁忌
白血球を輸注中の患者

慎重投与
腎障害のある患者，大豆アレルギーのある患者

注意
定期的に腎機能，肝機能，血清電解質（特にK，Mg），血球数などの検査を行うこと

13 抗痙攣薬

■痙攣の原因と対応

　救急・ICU領域では痙攣は，頻繁に遭遇する症候である．痙攣発作出現時にはすみやかに抗痙攣薬を使用し痙攣発作を停止できるよう，薬効を含め理解しておくことが求められる．

　痙攣は，てんかんの中でも脳神経細胞の過剰な興奮により引き起こされる不随意運動である．身体の一部分の動作であれば**焦点発作**，全身性に動作が及ぶ場合には**全般発作**と呼ばれる．不随意運動の範囲，意識障害の有無を組み合わせて表現され，発作の類型に合わせた抗てんかん薬が選択される．また，最近では非痙攣性てんかん重積状態（non-convulsive status epilepticus：NCSE）なども注目を浴びている．意識障害が他の原因なく遷延する場合には，鑑別にあがる．日本では2010年に日本神経学会よりてんかん治療ガイドラインが刊行され[1]，2012年に内容が更新されている．本稿では，主に成人の痙攣発作を対象として解説する．

　痙攣に伴い，神経細胞は酸素，ブドウ糖を短時間に消費する．長時間痙攣が持続した場合（痙攣重積）には低酸素・エネルギー枯渇状態となり脳神経細胞に不可逆的な障害をきたしやすい．影響を少なくするためには，痙攣をすみやかに停止させることが求められる．

　痙攣の原因としては，脳梗塞，脳出血，脳挫傷など脳神経細胞そのものの障害に起因する一次性要因と，低血糖や低血圧，低酸素，高二酸化炭素血症など脳神経細胞以外の異常に起因する二次性要因とがある．痙攣が起きた場合には抗痙攣薬投与により痙攣を停止させるのみならず，二次性要因を検索し解決する必要がある．痙攣そのものの影響や抗痙攣薬の作用による意識障害のため，気道確保や酸素投与も必要となる．

抗てんかん薬の概要

抗てんかん薬には，**治療有効血中濃度と中毒域とが近く，血中濃度を指標として使用される薬剤が多い**．肝機能障害，腎機能障害など代謝排出経路に障害がある場合には，適切に血中濃度を維持する必要がある．抗てんかん薬間や，抗菌薬，ワルファリン，抗がん剤など多くの他種薬剤と相互作用し，血中濃度へ影響することも多い．治療的薬物血中濃度測定（therapeutic drug monitoring：TDM）のみならず，アドヒアランス・コンプライアンス確保など薬剤師との連携も重要である．長期服用患者においては，自殺関連行動の発生率が高いことが懸念されている．

抗てんかん薬の使用法

以前より各種抗てんかん薬が使用されていたが，2006年以降，新規抗てんかん薬としてガバペンチン，ラモトリギン，レベチラセタム，トピラマートが漸次認可された．静注薬としても，従来使用されたフェニトインに加えてホスフェニトインやフェノバルビタールナトリウムが新しく認可され使用されている．新しく抗てんかん薬が登場しているが，すでにてんかん発作が抑制されている患者においては薬剤の切り替えは推奨されていない．

全般発作において第1選択薬はバルプロ酸が推奨される．強直間代発作には第2選択薬としてフェノバルビタールが推奨される．クロバザムやフェニトインも候補となり得る．新規抗てんかん薬では，ラモトリギン，トピラマート，ついでレベチラセタムが推奨される．カルバマゼピンやガバペンチンは全般発作には使用されない．

焦点発作の第1選択はカルバマゼピンが推奨される．第2選択薬としてフェニトイン，ゾニサミドが推奨され，バルプロ酸も候補となり得る．最近認可された新規てんかん薬の中では，ラモトリギン，レベチラセタム，トピラマートの順に推奨される．

てんかん重積時には気道を確保し，酸素投与を行いつつ薬物を投与する（図1）．低栄養が疑われる患者においては，ブドウ糖投与の前にビタミンB_1 100 mg投与する．引き続き，ジアゼパム10 mgを5 mg/分で投与．効果がなければ，再度ジアゼパム10 mgを追加投与，もしくはフェノバルビタール15〜20 mg/kgを50〜75 mg/分で静注投与する．再度効果がなければホスフェ

ニトイン22.5 mg/kgを3 mg/kg/分で投与，またはフェニトイン5〜20 mg/kgを静注する．痙攣が重積しているようであれば，ホスフェニトイン，フェニトインの追加，もしくはチオペンタール，プロポフォール，ミダゾラムなど静脈麻酔薬の持続投与を脳波モニタリング下に行う（図1）．

文 献

1)「てんかん治療ガイドライン2010」（日本神経学会/監，「てんかん治療ガイドライン」作成委員会/編）．医学書院，2010

図1● てんかん重積状態の治療フローチャート（右頁）

*1：括弧内は小児量．
*2：ある薬剤を投与し，血中濃度を測定すれば，その薬剤が分布する容量がわかる．この容量を分布容量（Vd）という．3者の関係は，血中濃度増加分（mg/L）＝投与量（mg）÷体重（kg）÷Vd（L/kg）である．フェニトインのVdは0.7なので，希望する血中濃度と体重がわかれば，フェニトインの投与量は算出できる．
*3：フェニトインを投与する場合は，血中濃度の推移は個体差が大きいことに注意する．特に高用量では血圧低下などの副作用に注意する．
*4：栄養障害性急性脳症であり，ビタミンB_1の急速な消費により惹起されるWernicke脳症では，ブドウ糖の投与がけいれんを増強することがあるために，病歴が不確かなときは，糖を投与する前にビタミンB_1 100 mgを静注する（エビデンスレベルⅣ）．
*5：実線は標準的な治療，破線は別の選択肢を示す．
文献1より引用

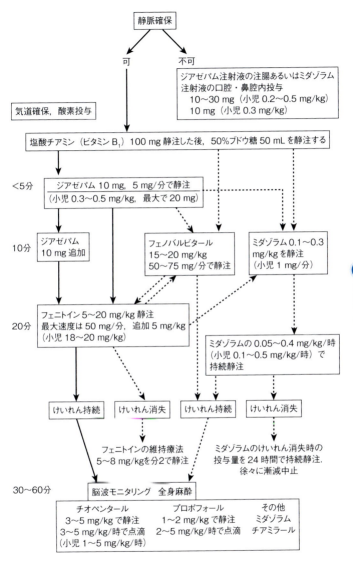

フェノバルビタール　Phenobarbital

- 鎮静薬，抗痙攣薬．GABA_A受容体のサブユニットに存在するバルビツール酸誘導体結合部位に結合することにより，抑制性伝達物質GABAの受容体親和性を高め，Cl⁻チャネル開口作用を増強して神経機能抑制作用を促進する

商 フェノバール / Phenobal（藤永－第一三共）

規 注射液　10％1 mL　¥75
　　錠　　30 mg　¥7.1
　　散　　10％1 g　¥8.5
　　エリキシル　0.4％1 mL　¥4.5
　　原末　1 g　¥29.1

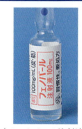
（フェノバール注射液 100 mg）

適応
- 不安緊張状態の鎮静
- てんかんの痙攣発作：強直間代発作，焦点発作，自律神経発作，精神運動発作

希釈法・用法・用量
- 注射：50〜200 mg（1/2〜2 A）を1〜2回im or sc　※iv禁止
- 内服：30〜200 mg/日を1〜4回分服

【有効血中濃度】10〜35 μg/mL

副作用
注射部の壊死，眠気，めまい，アステリキシス（羽ばたき振戦），注意力・集中力低下，反射能低下，頭痛，連用時の腎機能障害，ヘマトポルフィリン尿など

禁忌
バルビタール類過敏症，急性間歇性ポルフィリン症

併用禁忌
ボリコナゾール，タダラフィル，リルピビリン．フェノバールエリキシルはアルコールを含んでいるため，ジスルフィラム，シアナミドと併用禁忌

慎重投与	心機能障害，肝機能障害，腎機能障害，呼吸機能低下，甲状腺機能低下症，妊婦，授乳婦
作用増強	向精神薬，抗うつ薬，抗ヒスタミン薬，アルコール，MAO阻害薬
作用減弱	他の抗痙攣薬，抗悪性腫瘍薬，副腎皮質ホルモン，アミノフィリン水和物，ワルファリン，サイアザイド系降圧利尿薬，アセタゾラミド，アセトアミノフェン，セイヨウオトギリソウ含有食品
効果発現や持続時間	・肝代謝 ・最高血中濃度到達：1～1.4時間（空腹時） ・半減期：119時間（錠剤），106時間（散剤），95時間（エリキシル）

表1● 抗てんかん薬の相互作用─血中濃度の変化

追加薬	元の抗てんかん薬の血中濃度											
	VPA	PB	PRM	CBZ	PHT	ZNS	CZP	CLB	ESM	GBP	TPM	LTG
VPA		↑↑	↑	↓*1	↓*3,6	↓*2	→	↓	↓	→	↓	↑↑
PB	↓			↓	→*4	↓	↓	↓	↓		↓	↓
PRM	↓										↓	↓
CBZ	↓	→↑	↓*5		↑	→↓			↓		↓	↓
PHT	↓↓	↑→	↓*5	↓↓		↓			↓↓		↓↓	↓↓
ZNS	↑→			→*6	→							↑
CZP		→		↑	↓							
CLB	↑↑	↑		↑	↑↑							
ESM	↑			↑	→							
AZM		↑↓	↓→	↑								
GBP	→	→	→	→	→						↓	
TPM												→
LTG	↓	→	→	→	→					→		

血中濃度：↑上昇，↑↑著増，↓減少，↓↓蓄減，→不変
＊1：一過性，＊2：一過性に減少するが不変，＊3：総濃度は減少，非結合型は上昇，
＊4：少し増減，実質的には不変，＊5：PRM→PBを促進，PRM減少，PB増加．
＊6：CBZ-epoxideは増加．
（須貝研司．てんかんの治療．加我牧子，佐々木征行，須貝研司編．国立精神・神経センター小児神経科診断・治療マニュアル．改訂第2版．東京，診断と治療社，2009．p.296より引用改変）
文献1より引用

文献

1)「てんかん治療ガイドライン2010」（日本神経学会/監，「てんかん治療ガイドライン」作成委員会/編）医学書院, 2010

フェノバルビタールナトリウム Phenobarbital Sodium

● 抗てんかん薬．作用機序はフェノバルビタール（200ページ）に同じ

商 ノーベルバール / Nobelbar（ノーベル–アルフレッサ）
規 静注用 250 mg ¥ 2,119

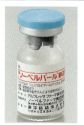

（ノーベルバール静注用 250 mg）

適応
- 新生児痙攣
- てんかん重積状態

希釈法・用法・用量
1日1回15〜20 mg/kgを10分以上かけてiv
※100 mg/分以下で投与する
【体重60 kg例】（図2）
900〜1,200 mg＝4〜5 V用意
→1 V＋NS 5 mL＝各バイアルから溶解液を吸引し18〜24 mL集める
→計50 mLとなるように再度NSに溶解し調整
⇒ポンプで300 mL/時以下の速度に設定し投与

副作用
血圧低下，徐脈，酸素飽和度低下，気管支分泌液増加，尿量減少，体温低下

禁忌
慎重投与
作用増強
作用減弱
フェノバルビタールと同様

配合禁忌
以下に示す注射剤との配合変化を起こすことが確認されているので，混合しないこと．
ドパミン，L-アスパラギン酸，メナテトレノン（ビタミンK），ベクロニウム，アミカシン，ゲンタマイシン，

注射用エリスロマイシン

- 肝代謝，尿中排泄
- 透析で除去される

 主に新生児痙攣に使用される

ワンポイントアドバイス

　過量投与の場合には中枢神経系および心血管系抑制症状が出現する．血中濃度 40 〜 45 μg/mL 以上で眠気，眼振，運動失調が起こり，重症の中毒では昏睡状態となる．呼吸は早期より抑制され，脈拍微弱，皮膚冷汗などを認め，体温は下降する．肺合併症や腎障害の危険性もある．処置としては呼吸循環管理，炭酸水素ナトリウム投与による尿アルカリ化，利尿薬投与による薬物の排泄促進など行う．重症の場合は，血液透析や直接血液灌流（direct hemoperfusion：DHP）を考慮する

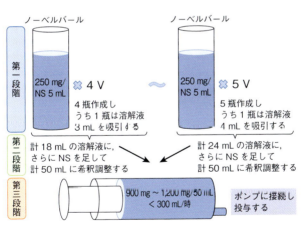

図2● ノーベルバール 60 kg 成人例

フェニトイン　Phenytoin

- 抗てんかん薬．神経膜を安定化し，シナプスにおけるpost-tetanic potentiation（PTP）を抑制する

商 アレビアチン / Aleviatin（大日本住友）
　　ヒダントール / Hydantol（藤永-第一三共）
規 〈アレビアチン〉
　注　5％5 mL　¥132
　錠　25 mg　¥11.9，100 mg　¥12.7
　散　10％1 g　¥11.9
　〈ヒダントール〉
　錠　25 mg　¥11.9，100 mg　¥12.7
　散　10％　¥11.9

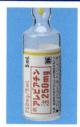

（アレビアチン注250 mg）

適応
痙攣発作

希釈法・用法・用量
てんかん治療ガイドライン：5〜20 mg/kg iv
※最大速度は50 mg/分，追加時 5 mg/kg 投与
【体重60 kg例】
- 急速飽和を目指す場合は15 mg/kg iv
- 900 mg＝3 V＋3 mL→NS 100 mLに溶解
　⇒20分以上かけてdiv

※点滴投与前，投与終了後に静脈路をNSでフラッシュすることを忘れずに行う

【血中濃度】

50 μg/mL 以上	傾眠，昏睡
30 μg/mL 以上	複視，運動失調
20 μg/mL 以上	水平眼振
↑中毒域↑	
10〜20 μg/mL	有効血中濃度

副作用
急速静注時には，心停止，一過性の血圧降下，呼吸抑制などの循環・呼吸障害を起こすことがある

禁　忌	フェニトインもしくはヒダントイン系化合物に対し，過敏症のある患者，洞性徐脈・高度刺激伝導障害のある患者
併用禁忌	タダラフィル，リルピビリン
慎重投与	・肝機能障害，甲状腺機能低下症，糖尿病の患者 ・妊婦（葉酸低下，催奇形性がある，母乳へ移行する）
作用減弱	他の抗痙攣薬，抗悪性腫瘍薬，抗菌薬，抗真菌薬，抗不整脈薬，ワルファリン，副腎皮質ホルモン，筋弛緩薬，甲状腺ホルモン製剤，インスリン，PDE5阻害薬，アセタゾラミド，アセトアミノフェン，セイヨウオトギリソウ含有食品など多くの薬品と相互作用を示す
配合禁忌	酸性薬液
効果発現や持続時間	・肝代謝，尿中排泄 ・静注後半減期：約10時間 ・〔フェニトイン細粒服用後〕最高血中濃度到達：3.9±0.3時間，半減期：13.9±1.5時間
注　意	静脈内投与中に皮下に漏れた場合には，すみやかに投与を中止し静脈路を抜去する
その他	フェニトイン服用中の患者が中毒性表皮壊死融解症（toxic epidermal necrolysis：TEN）を起こし死亡し，裁判で服用時における副作用説明の是非が問われた事例があった．裁判の結果としては，稀ではあるが重篤な副作用が起こり得ることを説明していなかった医療者側の敗訴に終わり，医療界に衝撃を与えた（H8年高松地裁判決）

ワンポイントアドバイス

アレビアチンは，強アルカリ性であるため他剤との配合はできない．溶液のpHが低下すると，結晶が析出する．すなわち，日常的によく使用されている乳酸リンゲル液，酢酸リンゲル液などでは結晶が析出してしまうため，溶解液としては生理食塩液を使用する必要がある．また，投与前後に生理食塩液で投与する静脈路を満たしておく必要がある

ホスフェニトイン　Fosphenytoin

- 抗てんかん薬．フェニトインのプロドラッグ．生体内でアルカリホスファターゼにより加水分解されてフェニトインとなり，作用する

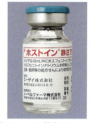
(ホストイン静注 750 mg)

商 ホストイン / Fostoin（ノーベルファーマーエーザイ）
規 静注　750 mg 10 mL　¥6,361

適応　てんかん重積状態

希釈法・用法・用量
〔てんかん重積状態〕
- 初回投与：22.5 mg/kg iv
- 維持投与：5〜7.5 mg/kg を 1 日 1 回 or 数回に分けて iv

【体重60 kg例】
- 初回投与（図3）：1.8 V ＋ NS 100 mL（計 118 mL）
  ⇒ 7.5 分以上かけて iv（ポンプで投与する場合には 900 mL/時以下になるように調整）
- 維持投与（図4）：1 V ＋ NS 100 mL（計 110 mL）
  → そのうち 44〜66 mL を 7.5 分以上かけて iv（ポンプで投与する場合には 900 mL/時以下になるように調整）

〔経口フェニトイン服用している患者の一時的な代替療法〕
経口フェニトイン投与量の 1.5 倍量を 1 日 1 回もしくは数回に分けて iv
【有効血中濃度】フェニトイン 10〜20 μg/mL

副作用　フェニトインと異なり製剤的には安定しているため，血管外漏出時の組織障害がないほかは，フェニトインと同様

禁忌
併用禁忌
慎重投与　フェニトインと同様
作用減弱

配合禁忌　生理食塩液のみならず，ブドウ糖溶液，細胞外液，維持液など通常病棟で使用される輸液に希釈して使用する分には問題ない⇒本薬剤の利点

効果発現や持続時間
- 肝代謝
- フェニトインに代謝された後の半減期は約16時間

注意 肝不全,腎不全,低アルブミン時投与:投与量の減量もしくは投与速度を遅くしての投与が必要

ワンポイントアドバイス
薬価はフェニトインの10倍以上高い

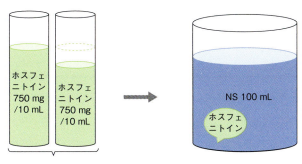

① ホスフェニトイン18 mLを吸引し,NS 100 mLへ混入する
② 希釈溶解液全量を7.5分以上かけてiv

図3● ホスフェニトイン60 kg成人初回投与例

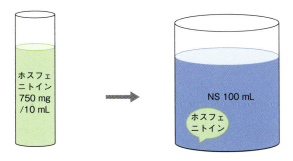

① ホスフェニトイン10 mLを吸引し,NS 100 mLへ混入する
② 希釈溶解液44〜66 mL(ホスフェニトイン 300〜450 mg)を7.5分以上かけてiv
【例】66 mL,7.5分投与の場合
　⇒総投与量 66 mL,投与速度約 500 mL/時に設定

図4● ホスフェニトイン60 kg成人維持投与例

バルプロ酸　Valproate

● 抗てんかん薬，気分安定薬．作用機序としては，Na$^+$チャネルとT型Ca^{2+}チャネルの抑制，およびGABA分解酵素のGABAトランスアミナーゼの阻害によるGABAの増量が考えられている

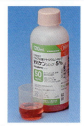

(デパケンシロップ5％)

商 デパケン / Depakene（協和発酵キリン）
規 錠　100 mg ¥9.9，200 mg ¥14.6
　　 R錠　100 mg ¥11.2，200 mg ¥18.4
　　 細粒　20％1 g ¥16.8，40％1 g ¥24.8
　　 シロップ　5％1 mL ¥7.6

適応
- 各種てんかん，てんかんに伴う性格行動障害
- 躁病および躁うつ病の躁状態
- 片頭痛発作の発症抑制

希釈法・用法・用量
400〜1,200 mg を1日2〜3回に分けて経口投与
【有効血中濃度】40〜120 μg/mL
【中毒域】一定の報告はないが150 μg/mL とする見解もある

副作用
重篤な肝障害，高アンモニア血症を伴う意識障害，傾眠，めまい，ふらつき，失調，悪心，嘔吐など

禁忌
- 重篤な肝障害のある患者
- 尿素サイクル異常症の患者
- 妊婦または，妊娠している可能性のある女性

併用禁忌
カルバペネム系抗菌薬：バルプロ酸の血中濃度が低下し，てんかん発作が再発することがある

慎重投与
- 肝機能障害またはその既往歴のある患者
- 薬物過敏症のある患者
- 自殺企図の既往および自殺念慮のある躁病および躁うつ病の躁状態の患者

作用減弱 他の抗痙攣薬や，三環系抗うつ薬，マクロライド系抗菌薬，ワルファリン，アスピリン，シメチジンなどと相互作用を示す

効果発現や持続時間
- 肝代謝，尿中排泄
- デパケン錠　最高血中濃度到達：0.9±0.6時間（空腹時投与），半減期：9.5±2.0時間（空腹時投与）
- デパケンR錠　最高血中濃度到達：10.3±1.5時間（空腹時投与），半減期：12.9±3.3時間（空腹時投与）
- デパケンシロップ　最高血中濃度到達：0.8±0.5時間（空腹時投与），半減期：21±7時間（空腹時投与）

注意 通常剤も徐放剤も，100 mg錠より200 mg錠は粒が大きく，飲み込みに苦労することがある

ワンポイントアドバイス

中毒時には一般の薬物中毒に準じた治療のほか，血液透析，直接血液灌流（DHP）が有効．ナロキソン投与が有効であった報告もある

Column　バルプロ酸の坐剤

痙攣重積状態では腹圧上昇を認めたり，胃管の排液量が多い場合にはバルプロ酸の胃管投与が難しいことがある．その際に坐剤は非常に有用であり，バルプロ酸の試薬から坐剤を調製することは可能で，薬剤科が調製している施設はある．1個600 mgの坐剤で1,200 mgを初回投与して以降，12時間ごとに600 mgずつ投与しながら血中濃度を測定する．ただし，各坐剤での濃度のバラツキも報告されており，注意を要する．

クロナゼパム　Clonazepam

- 抗てんかん薬．主として脊髄，および脊髄上位中枢神経各部位（視床の髄板内核群，扁桃核，海馬など）における synaptic recovery の抑制，シナプス前抑制の増強，ドパミンニューロンの受容体レベルの賦活化により，強力な抗痙攣効果ならびに痙攣波の波及の抑制作用を現すと考えられる

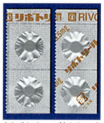

（リボトリール錠0.5 mg）

商 リボトリール / Rivotril（中外）
　　ランドセン / Landsen（大日本住友）

規 〈リボトリール，ランドセン〉
　錠　0.5 mg ¥9.1，1 mg ¥15.2，2 mg ¥26.5
　細粒　0.1％1 g ¥14.9，0.5％1 g ¥54.6

適応　小型運動発作（ミオクロニー発作，失立発作，点頭てんかん，BNS痙攣など），精神運動発作，自律神経発作

希釈法・用法・用量
- 成人，小児は初回量として，1日0.5～1 mg を1～3回に分けて経口投与⇒症状に応じて至適効果が得られるまで徐々に増量
- 維持量は1日2～6 mg を1～3回に分けて経口投与

【有効血中濃度】13～90 ng/mL
※過去の報告による副作用出現時の血中濃度：40～265 ng/mL

副作用　眠気，ふらつき，喘鳴

禁忌　クロナゼパムに過敏症の既往歴のある患者，急性狭隅角緑内障，重症筋無力症

慎重投与　てんかん混合発作

作用増強　他の抗痙攣薬（フェニトイン，バルビタール酸系），アルコール，向精神薬

| **作用減弱** | バルプロ酸, MAO阻害薬 |

| **効果発現や持続時間** | • 肝代謝
• 最高血中濃度到達：2時間, 半減期：27時間 |

| **拮抗薬** | なし（フルマゼニルを本薬の拮抗薬として投与しないこと．てんかん患者に対して使用し，てんかん発作を誘発した報告がある） |

| **その他** | 心停止後症候群（post-cardiac arrest syndrome：PCAS）にみられる蘇生後脳症に伴う不随意運動にも使用される |

カルバマゼピン　Carbamazepine

● 抗てんかん薬

- 商 テグレトール / Tegretol（ノバルティス）
- 規 錠　100 mg ¥ 7.6, 200 mg ¥ 12.1
  細粒　50 % 1 g ¥ 26

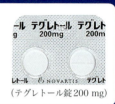
（テグレトール錠200 mg）

適応
部分てんかんの第1選択薬，三叉神経痛

希釈法・用法・用量
最初1日200～400 mgを1～2回分服
⇒至適効果が得られる1日600 mg程度まで漸増
⇒症状により最大1日1,200 mgまで増量できる
【至適有効血中濃度】3～10 μg/mL
【中毒症状出現濃度】8～10 μg/mL以上

副作用
眠気，めまい，ふらつき，立ちくらみ，運動失調，口内炎，徐脈，血圧低下，抗利尿ホルモン不適合分泌症候群（SIADH），低ナトリウム血症

禁忌
本剤または三環系抗うつ薬に対して過敏症の既往，重篤な血液障害，第2度以上の房室ブロック，高度の徐脈（50回/分未満），ポルフィリン症

併用禁忌
ボリコナゾール，タダラフィル，リルピビリン

慎重投与
心不全，心筋梗塞などの心疾患または第1度の房室ブロック，排尿困難または眼圧亢進など，高齢者，肝障害，腎障害，薬物過敏症，甲状腺機能低下症

作用増強
MAO阻害薬，炭酸リチウム，アルコールなど

作用減弱
他の抗痙攣薬などをはじめとして多くの中枢神経へ作用する薬剤，抗悪性腫瘍薬，抗菌薬などでも作用減弱をきたすことがあり，血中濃度測定が必要となる

効果発現や持続時間
- 肝代謝
- 最高血中濃度：約4時間，半減期：40時間

注意
- 全般発作には使用されない（ミオクロニー発作や欠神発作が増悪する）
- 投与初期には，眠気，悪心・嘔吐，めまい，複視，運動失調などの症状が出現することがあり，投与量の減量が必要になることがある

ワンポイントアドバイス

てんかんに伴う精神状態や，統合失調症，躁病，躁うつ病の躁状態にも使用される．特に理由なく通常量より少量で処方されており，血中濃度が低い場合には，これらの状態に対して処方されているか，てんかん治療の減量過程に入っているか，いずれかが考えられる

硫酸マグネシウム　Magnesium Sulfate

- 子癇発作抑制，子宮収縮抑制，血中のMg^{2+}が増加することによりCa^{2+}との平衡が破れ，中枢神経系の抑制と骨格筋弛緩が起こる

商 マグネゾール / Magnesol（東亜-東亜新薬，鳥居）
マグセント / Magsent（東亜-東亜新薬，鳥居）

規 〈マグネゾール〉
静注用　20 mL　¥342
〈マグセント〉
注　100 mL　¥2,246
注シリンジ　40 mL　¥1,642

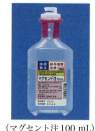

（マグセント注100 mL）

適応　重症妊娠高血圧症候群における子癇の発症抑制および治療

希釈法・用法・用量

初回量として40 mL（4 g）を20分以上かけてiv
⇒10 mL/時（1 g）よりdiv
⇒症状に応じて5 mL/時（0.5 g）ずつ増量
※最大投与量20 mL/時（2 g）まで
※初回投与の場合を除いて，持続注入ポンプを用いて投与

【血中濃度】

25 mEq/L以上	心停止を起こす
15 mEq/L以上	昏睡，呼吸麻痺を生じ全身麻痺に移行
10 mEq/L以上	筋力減退，深部腱反射消失
5〜10 mEq/L	心臓収縮に影響が生じ，頻脈より徐脈に移行 心電図に変化が認められ，血圧低下，神経機能異常がみられる
3〜6 mEq/L	切迫早産の治療域
4 mEq/L以下	臨床症状はみられない

| **副作用** | マグネシウム中毒, イレウス, 悪心, 嘔吐, 熱感, 口渇, 潮紅, 倦怠感など |

| **禁 忌** | ・重症筋無力症の患者
・心ブロックの既往歴のある患者
・低張性脱水症の患者 |

| **慎重投与** | リトドリン：高クレアチンキナーゼ血症をきたすことがある |

| **作用増強** | Ca拮抗薬, アミノグリコシド系抗菌薬, バルビツレート, 催眠薬, 鎮静薬 |

| **作用減弱** | Ca塩, スルファミン剤, 競合性および脱分極性筋弛緩薬, リトドリン |

| **配合禁忌** | 本剤とサルファ剤, アルカリ炭酸塩・重炭酸塩, 酒石酸塩, 可溶性リン酸塩, ヒ酸塩, 臭化カリウム, 臭化アンモニウム, 水酸化アルカリ, カルシウム塩, サリチル酸塩, アミノフィリン水和物などを含む製剤と混合した場合, 沈殿を生じることがあるので混合を避ける |

| **効果発現や持続時間** | 腎排泄 |

| **拮抗薬** | 高マグネシウム血症にはグルコン酸カルシウム投与が効果を示す |

13 抗痙攣薬

ガバペンチン　Gabapentin

- 抗てんかん薬．ガバペンチンの作用機序は未だ確定していないが，α2δサブユニットへの結合を介した電位依存性Caチャネルの抑制と，脳内GABA量増加およびGABAトランスポーターの活性化により，抗けいれん作用を発現すると考えられている

（ガバペン錠200 mg）

- 商 ガバペン / Gabapen（ファイザー）
- 規 錠　200 mg ¥40.4, 300 mg ¥54.3, 400 mg ¥66.3
  シロップ　5％1 mL ¥22.5

適応　てんかん部分発作

希釈法・用法・用量
初日1日量600 mg，2日目1日量1,200 mgをそれぞれ3回に分割経口投与
⇒3日目以降は，維持量として1日量1,200〜1,800 mgを3回に分割経口投与
※症状により適宜増減するが，1日最高投与量は2,400 mgまで
※腎機能障害の程度に応じて減量

副作用　傾眠，浮動性めまい，頭痛，複視，倦怠感

慎重投与　腎機能障害のある患者，高齢者

作用増強　モルヒネで吸収上昇．腸管運動低下による

作用減弱　水酸化アルミニウム，水酸化マグネシウム服用によりガバペンチンの吸収が阻害される．ガバペンチンの服用が必要な場合には，2時間以上空けて服用する

効果発現や持続時間
- 体内ではほとんど代謝されず，腎臓より排泄される
- 最高血中濃度到達：3.0〜3.3時間，半減期：6.1〜7.0時間

注 意 血液透析で除去される

その他
- 他の抗てんかん薬で効果不十分のてんかん部分発作へ，抗てんかん薬と併用し用いられる
- ガバペンチンは，2015年1月の時点では保険適用外であるが，帯状疱疹後神経痛などの神経障害性疼痛領域に有用な新しい鎮痛補助薬であり，がん性疼痛の緩和においても，オピオイド鎮痛薬が効きにくい痛みに対する除痛効果が期待されている

14 消毒薬

■ 消毒の分類

消毒には，**物理的消毒法**と**化学的消毒法**がある．

前者に高圧蒸気滅菌法や紫外線法などがあり，手術器械や診療材料に用いられる．

後者に消毒薬が用いられる．床やベッドなどを消毒することもあれば，医療従事者の手指消毒や患者の皮膚・粘膜・創部を消毒することもある．

■ 消毒薬の基本

● 前洗浄を十分に行う
- 汚染物質があればまず**洗浄**する
- 有機物の汚染があるとタンパク質凝固により消毒薬が浸透しないことがある
- 細菌のバイオフィルムも消毒薬が浸透しない原因になる

● 消毒する対象物を考慮する（表1）
- **皮膚，粘膜，創傷**などの部位を考慮する
- **クロルヘキシジンは粘膜に使用してはならない（禁忌）**ので，ベンザルコニウムを用いる
- カテーテル，ドレーン，物品の材質なども考慮する（劣化してしまうことがある）

● 消毒薬の濃度と抗微生物スペクトルを意識する（表2）
- 対象の病原体を検討しておく

● 消毒薬の保管状況を確認する
- 熱や直射日光は避けておく
- 使用期限を過ぎたものは使用しない
- 開封時期が明記されていることを確認する
- 60 w/w％以上のアルコール濃度は第4類危険物（消防法）になるので火気に注意する

救急ICU薬剤ノート

表1 ● 消毒薬と使用部位

	術野		創傷	
	皮膚	粘膜	皮膚	粘膜
ポビドンヨード	○	○	○	○
クロルヘキシジン含有エタノール	○	×	○	×
クロルヘキシジン	○	×	○	×
塩化ベンザルコニウム	○	○	○	○

表2 ● 消毒薬の抗微生物スペクトル

	GPC	GNR	真菌		抗酸菌	ウイルスエンベロープ		芽胞
			酵母	糸状菌		あり	なし	
ポビドンヨード	○	○	○	○	○	○	○	△
クロルヘキシジ含有エタノール	○	○	○	△	○	○	△	×
クロルヘキシジン	○	△	○	△	×	△	×	×
塩化ベンザルコニウム	○	△	○	△	×	△	×	×

GPC：gram positive coccus（グラム陽性球菌），GNR：gram negative rods（グラム陰性桿菌）

- **消毒薬の有害事象に注意する**
  - アナフィラキシー様反応
  - 接触性皮膚炎などの皮疹
  - 過敏反応
- **消毒薬を正しく使用する**
  - 正しい**濃度**である必要がある（個別包装のものや開封したばかりのボトルならまず問題ない）
  - **接触時間**を十分に保つ必要があるので，乾燥するまでの時間を目安にする
  - **十分量**の消毒薬を用いる

患者（生体）への使用

- **採血・静脈路確保・カテーテル挿入（中心静脈カテーテルなど）**
  - 汚染があれば消毒よりも先に，まず**洗浄**が必要である．洗浄は

石鹸と水を用いるのが確実である
- 末梢静脈路の場合，速効性や速乾性から70％エタノールを用いることが一般的である
- アルコール塗布後，乾燥するまで接触時間を保つのが重要．しぼったアルコール綿では消毒効果は期待できない
- 濃度が保たれる個別包装のアルコール綿がよい
- エタノール禁でも70％イソプロパノールでは皮膚障害がでないこともある
- アルコール禁の場合，クロルヘキシジンや塩化ベンザルコニウムで代用する

【ポイント：アルコールにアレルギーはありますか？】

アレルギーとは抗原に対する免疫反応である．アルコールが免疫反応を惹起しているのではないのでアレルギーではない．しかし，患者に対してわかりやすく話すという意味で，医学的に誤っていても用いられることはある．

- 血液培養のコンタミネーションは臨床判断を誤る可能性があるので特に注意すべきだが，穿刺部位の**汚染除去**が何よりも重要である
- 血液培養の場合，ポビドンヨードが用いられることが多い

【ポイント：血液培養の消毒法】

10％ポビドンヨードと0.5％クロルヘキシジン含有エタノール液を比較し，後者に偽陽性率が低いと報告されている[1]．
日本感染症学会は，**70％アルコールで擦るように消毒した後**，ポビドンヨードで**消毒**することを推奨している．

- カテーテル挿入にもポビドンヨードが使用されることが多いが，0.5％クロルヘキシジン含有エタノールも有用である
- カテーテル挿入にはガウン着用を含む maximal barrier precautions が必要である

● 血管カテーテルの管理

- ルート接合部の消毒は残留薬物がなく速乾性も高いためアルコールが優れる
- 挿入部分の感染率低下効果に関する強いエビデンスはないため，消毒法などは確立していない
- 透明フィルムを用いたドレッシングは挿入部位の継続的観察ができるが，発汗や消毒薬軟膏の使用などにより密着が不十分に

なる場合は代替手段を検討する必要がある

● 創傷
- 生食などによる**洗浄**が重要である
- **壊死組織はデブリードマンが原則である**
- 創傷周辺の二次汚染を防ぐのに，10％ポビドンヨード，0.05％クロルヘキシジンなどを用いることができる

● 手術部位の消毒
- シャワー浴を行っておくことが望ましい
- 術前の剃毛は避け，**手術直前に電気クリッパーで除毛**する
- 消毒前に大きな汚染を除去するため十分に**洗浄**する
- 皮膚消毒は10％ポビドンヨードを用いることが多い
- 0.5％クロルヘキシジン含有エタノールも使用できるが，電気メスによる引火はきわめて危険なので乾燥させてから電気メスを使用する必要がある
- 粘膜は10％ポビドンヨードか0.01〜0.025％塩化ベンザルコニウムを用いる

文　献
1) Mimoz O, et al：Chlorhexidine compared with povidone-iodine as skin preparation before blood culture. A randomized, controlled trial. Ann Intern Med, 131：834-837, 1999

ポビドンヨード　Povidone-Iodine

● 皮膚，粘膜，創傷などの消毒

- 商 イソジン / Isodine（Meiji Seika ファルマ）
  ポピヨード / Popyiode（ヤクハン）
  ネグミン / Negmin（マイラン-ファイザー）
- 規 〈イソジン〉液　10％10 mL　¥27.8
  〈ポピヨード〉液　10％10 mL　¥12.6
  〈ネグミン〉液　10％10 mL　¥14.7
  ボトル製品だけでなく，綿球に浸した製品，綿棒の製品などがある

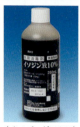

（イソジン液10％）

適応	皮膚，粘膜，創傷などの消毒
希釈法・用法・用量	・綿球，ガーゼ，スポンジなどに浸し，塗布する ・緊急時などで液体を直接かけることもある ・体腔内には使用してはならない
副作用	・ショックやアナフィラキシー ・発疹，皮膚炎 ・甲状腺機能異常
禁忌	過敏症の既往のあるとき
慎重投与	・**甲状腺機能異常**の患者（甲状腺ホルモン関連物質） ・重度の熱傷
作用増強	消毒する場所の**前洗浄**が重要である
作用減弱	前洗浄で使用した**石鹸類**が残存していると殺菌作用が減弱するので十分に**洗い流して**から使用する
効果発現や持続時間	・**接触時間**が消毒効果に影響するので，60秒以上接触させる ・大量で長時間の接触により接触性皮膚炎などが起こることがある

注 意	・**電気的絶縁性**がある
	・手術で電気メスを使用するときには対極板との間に入ると絶縁され熱傷などのリスクが生じる
	・心電図電極との間に入るとモニターができなくなり，麻酔や全身管理に支障をきたすので注意する

その他	10％ポビドンヨードであれば，水溶液1 mL中にポビドンヨード100 mg，有効ヨウ素10 mgを有する

ワンポイントアドバイス

ヨウ素（I_2）の酸化作用でアミノ酸や脂質が変化することで消毒作用が発揮されると考えられている．チオ硫酸ナトリウム（ハイポ）との化学反応（$I_2 + 2Na_2S_2O_3 \rightleftarrows 2NaI + Na_2S_4O_6$）でヨウ素がイオン化（$I^-$）し褐色から無色透明になるが，ヨウ素の酸化作用も消失するため消毒作用がなくなる．また，塗った直後に拭いてしまってはヨウ素の反応が不十分となるので消毒作用は減弱する．上述のように接触時間が重要であり，消毒後に手であおいで乾かそうとする行為には意味がない

クロルヘキシジン含有エタノール
Chlorhexidine Ethanol Solution

● 皮膚消毒

商 0.5％ヘキザックアルコール / Hexizac alcohol（吉田）
ステリクロンRエタノール / Stericlon R ethanol（健栄）

規 〈ヘキザック〉液　0.5％10 mL ¥6.3
〈ステリクロンR〉液　0.5％10 mL ¥6.3
ボトル製品が一般的である

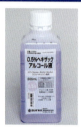
(0.5％ヘキザックアルコール液)

適応　皮膚の消毒

希釈法・用法・用量
- 希釈しない
- 綿球，ガーゼ，スポンジなどに浸し，塗布する

副作用　ショック，皮疹など

禁忌
- 脳・脊髄・目・耳・粘膜・損傷皮膚に使用してはならない
- クロルヘキシジン製剤に過敏症の既往がある場合

慎重投与　アレルギー疾患（喘息など）の既往

作用増強　消毒する場所の前洗浄が重要である

作用減弱
- 綿球やガーゼなどが吸着し有効濃度が低下するので十分量を使用する
- 前洗浄で使用した**石鹸類**が残存していると殺菌作用が減弱するので十分に**洗い流して**から使用する

注意
- 合成ゴム製品，合成樹脂製品，光学機器，鏡器具，塗装カテーテルなどが変質する可能性がある
- エタノールを含むので，手術前の消毒で用いたときに

は十分に乾燥までの時間を取り皮膚切開を開始する必要がある．**電気メスで揮発したエタノールに引火すると爆発する**可能性がある

その他
- 芽胞には効力がない
- アルコールは揮発すると効果はなくなるが，クロルヘキシジンは残存するため殺菌作用は持続する

ワンポイントアドバイス

アルコールを含む消毒薬は，消防法で指定された「危険物」であり，第4類アルコール類水溶性危険等級Ⅱに分類されているため，**火気厳禁**である．電気メスなどの火気により引火・爆発の可能性があるので扱いに注意する

クロルヘキシジン　Chlorhexidine

●皮膚消毒

商 5％ヘキザック / Hexizac（吉田）
　　ステリクロンR / Stericlon R（健栄）
規 〈ヘキザック〉
　　液　5％10 mL　¥ 10.8
　　〈ステリクロンR〉
　　液　0.05％10 mL　¥ 5.7，0.1％10 mL
　　¥ 5.7，0.5％10 mL　¥ 6.3
ボトル製品，綿球に浸した製品，綿棒の製品などがある

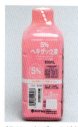

（5％ヘキザック液）

| 適　応 | 皮膚の消毒，創傷部位の消毒 |

希釈法・用法・用量
- 目標濃度に希釈して使用する製剤もある．
  皮膚の消毒：0.1〜0.5％
  創傷部位の消毒：0.05％
- 綿球，ガーゼ，スポンジなどに浸し，塗布する

副作用　ショック，皮疹など

禁忌　脳・脊髄・目・耳・粘膜への使用

作用減弱
- 綿球やガーゼなどが吸着し有効濃度が低下するので希釈に注意する
- 前洗浄で使用した**石鹸類**が残存していると殺菌作用が減弱するので十分に**洗い流して**から使用する

効果発現や持続時間　グラム陽性菌には低濃度でも効果がある．グラム陰性桿菌は感受性に幅がある．結核菌は死滅しにくい．真菌類は抵抗性を示すものもある．芽胞には抵抗性がある

ワンポイントアドバイス

　ポビドンヨードとクロルヘキシジンの比較で感染やコンタミネーションの点でクロルヘキシジンの優位性を示す論文は多いが，諸外国で使われているクロルヘキシジンは濃度が高く（2％など），日本では添付文書上使用できない．国内の場合，どちらが優れているか判断するにはさらなる研究が必要である

塩化ベンザルコニウム Benzalkonium Chloride

● 皮膚，粘膜，創傷などの消毒

- **商** オスバン / Osvan（日本製薬 – 武田）
- **規** 消毒液　0.025％10 mL ¥5.5，0.05％10 mL ¥5.5，0.1％10 mL ¥5.5，10％10 mL ¥6.6

  塩化ベンザルコニウムにはボトル製品，綿球に浸した製品〔ザルコニン0.025％綿球（健栄）〕，綿棒の製品〔スワブスティックベンザルコニウム（スズケン）〕などがある

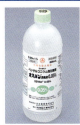

（オスバン消毒液 0.025％）

適応　皮膚，粘膜，創傷部位の消毒

希釈法・用法・用量

- 目標濃度に希釈して使用する製剤もある
  - 皮膚・粘膜の消毒：0.01～0.025％
  - 膣洗浄：0.02～0.025％
  - 創傷部位の消毒：0.01％
- 綿球，ガーゼ，スポンジなどに浸し，塗布する

副作用
- 発疹など
- 0.1％以上で眼，1％以上で粘膜，5％以上で正常皮膚に腐食の影響がでる

作用減弱　消毒する場所の前洗浄が重要である

作用減弱
- 綿球やガーゼなどが吸着し有効濃度が低下するので希釈に注意する
- 前洗浄で使用した**石鹸類**が残存していると殺菌作用が減弱するので十分に**洗い流して**から使用する

効果発現や持続時間　結核には効果がない

15 経管投与で頻用する薬剤

■ 早期経管栄養の重要性

　救急ICU領域では早期の経管栄養の確立が重要であることに論は俟たない．高用量の昇圧薬の使用や大量腹水，著明な腸管浮腫などによって消化管の蠕動運動が抑制されているような状況でも，早期からの消化管の使用は推奨されている．また，栄養や電解質の吸収自体も消化管からの吸収が生理的である．そのため早期から消化管を使用する努力，工夫を試行錯誤で行うことがわれわれの日常業務の1つでもある．

　また，重症感染症，敗血症性ショックなどでは初期治療でボリュームラインやモニタリングとしてさまざまな血管内カテーテルを挿入して管理する場合が多いが，病態の安定化とともに今度はカテーテル関連感染症のハイリスクになるために徐々にカテーテル類は抜去することが望ましく，必要な薬剤は積極的に経管投与へ移行することが望ましい．それにより患者を徐々にいわゆる「身軽」にしていくことでさらにADLも向上させることが可能になり，リハビリテーションも進んでいく．

■ 経管投与時の注意

　薬剤を経管投与する際には，光への安定性や，温度・湿度に対する安定性，配合変化，腸溶性，徐放性の破壊や吸収などの問題も考慮して対策を練らなければならない．そのため，経管投与の短所を補うことから，近年は薬剤を経管投与する際に簡易懸濁法を採用している医療機関が増加してきている．簡易懸濁法は，経口摂取が困難で胃管や胃瘻，腸瘻を使用する場合に錠剤の破砕やカプセルの開封なしに，投与時に錠剤やカプセル剤をそのまま約55℃の温湯に入れて崩壊，懸濁させて経管投与する方法である．そのため従来の粉砕法で生じていた問題の多くを回避・軽減が可能になり，経管投与の安全性や確実性が向上した．崩壊時間が長くなると，徐放性の破壊や配合変化が起こりやすくなるので10

分程で崩壊，懸濁が可能であることも意味をもつ．

　本稿ではそのエビデンスに関しては議論があるが重症患者の栄養管理に頻用されているGFO（ただし，薬剤ではなく食品である）や，下痢の頻度を下げる可能性があるREF-P1，CDAD (*Clostridium difficile* associated diarrhea) など消化管内での直接的な問題であることから消化管内に投与させて接触させることで効果を発揮し得るメトロニダゾール，経口バンコマイシンや静注製剤が存在しないチラーヂンなど，救急ICU領域での経管投与として頻用される薬剤，栄養剤に関して解説する．

　その他，低ナトリウム血症に対するNaClでの補正の際も，経静脈内投与による補正よりも経管投与での補正の方が短時間で適切に補正されることは知られている．

レボチロキシンナトリウム　Levothyroxine Sodium

- 体内で不足している甲状腺ホルモンを補充する目的で内服する．本剤はT$_4$製剤であり内服後に体内でT$_3$に変換されて効果が発現する

（チラーヂンS錠12.5μg）

- **商** チラーヂンS / Thyradin-S（あすか-武田）
- **規** 錠　12.5μg ¥9.6, 25μg ¥9.6, 50μg ¥9.6, 75μg ¥9.6, 100μg ¥11.4

適応　粘液水腫，甲状腺機能低下症（原発性および下垂体性），甲状腺腫

希釈法・用法・用量
- 高齢者は少量（12.5～25μg/日）から，若年者は50μg/日から投与開始
  ⇒副作用に注意しながら2～4週ごとに25μg/日で増量
- 成人では1.6μg/kg/日が平均的な必要量とされる

副作用　狭心症，肝機能異常（AST，ALT，γ-GTPの上昇），副腎クリーゼ〔粘液水腫では副腎不全や下垂体機能不全の合併を考慮し甲状腺ホルモン補充前に副腎ステロイド投与（ヒドロコルチゾン100mgを8時間ごとiv）を行う〕

禁忌　新規発症の心筋梗塞

作用増強　ワルファリンの作用増強，カテコラミン類の作用増強（レセプターの感受性増強による）

作用減弱　フェニトインの血中濃度を減少させる．またスクラルファート，アルミニウム含有製剤，マグネシウム含有製剤，鉄剤内服患者では本剤の吸収が減弱する

効果発現や持続時間　約14時間で体温と酸素消費が上昇，24時間以内に症状が改善する

🖐 ワンポイントアドバイス

甲状腺機能低下症への甲状腺ホルモン補充療法は，入手がしやすい点と，プレホルモン故に心筋虚血や不整脈に対して変動が少なく緩徐な作用である点からT$_4$製剤（チラーヂン）が一般的である．粘

液水腫性昏睡への甲状腺ホルモン補充に関しては，種類〔T₃製剤であるリオチロニン（チロナミン）がよいのか〕，投与量（高用量か通常量か），投与経路（経口か経静脈か）と未だ確立された方法がない．

投与量に関してはT₄製剤（チラーヂン）の場合，①高用量投与（300〜500μg/日），②中等量投与（300μg/日以下），③通常量投与（25μg/日）と3つの投与開始方法がある．過去の報告[1]では高齢者で初期高用量静注群（500μg/日）ほど死亡率が高かったとされるが，一方で初期高用量静注群（500μgで開始し100μg/日で継続）vs初期中等量静注群（初期から100μg/日で継続）の比較試験では，有意差はないものの前者の方が予後良好であったという報告[2]もある．**最近の本邦の調査[3]では初日投与量の多くは25〜200μg/日に留まっており，米国甲状腺学会総会でも初期投与量は比較的中等量（200μg以下）で開始することを推奨している**

Column　T₃製剤との併用療法

粘液水腫性昏睡の治療法の1つに，T₄製剤とT₃製剤の併用法を推す意見もある．効果発現までT₄製剤は約14時間かかるのに対し，T₃製剤は2〜3時間と即効性があるためである．その場合の処方例として初期投与量はチラーヂン200μg/日＋チロナミン25μg/日とされる．

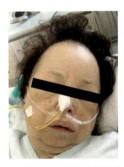

図● 特徴的な粘液水腫顔貌

文献

1) Yamamoto T, et al : Factors associated with mortality of myxedema coma : report of eight cases and literature survey. Thyroid, 9 : 1167-1174, 1999
2) Rodríguez I, et al : Factors associated with mortality of patients with myxoedema coma : prospective study in 11 cases treated in a single institution. J Endocrinol, 180 : 347-350, 2004
3) 田中祐司，他：粘液水腫性昏睡の診断基準と治療方針．日本甲状腺学会雑誌，4：47-52，2013

GFO　GFO

- グルタミン（Glutamine），食物繊維（Fiber），オリゴ糖（Oligosaccharide）を成分として腸管粘膜に栄養を与えることで，タンパク異化防御作用（腸管粘膜の脱落を防止）や腸管免疫能の減衰を抑制させる．また腸内細菌叢を整える整腸作用，腸管刺激作用も有し，腸管メンテナンスの働きをもっている

商 GFO（ジー・エフ・オー）
規 15 g×21包×3箱（63包）¥ 8,190（税込）
1袋15 g（36 kcal，タンパク質3.6 g，脂質0 g，糖質6.0 g，食物繊維5.0 g，ナトリウム0.5 mg，ラクトスクロース1.45 g，グルタミン3.0 g）

適　応　投与基準は以下のとおり．
①1週間以上の絶食，②高度外傷，③急性膵炎，④敗血症，⑤熱傷（熱傷面積15％以上），⑥MRSA腸炎／感染症，⑦偽膜性腸炎

希釈法・用法・用量
1袋を白湯100 mLほどに溶解し1日3回投与

その他　GFOは薬剤ではなく食品である

ワンポイントアドバイス

　長期低栄養状態の患者の経腸栄養を開始するとき，昇圧薬高用量使用を要する循環不全のとき，経腸栄養が下痢や嘔吐などの合併症で一時中止せざるをえないとき，長期の抗生物質投与のつけがまわり偽膜性腸炎を合併したとき，「GFO！」と叫びたくなる場面は集中治療の現場では枚挙に暇がない．副作用も禁忌もなく実際使いやすい．上記の通り，その原理は理にかなっておりそのままの効能を期待したくなる．しかし，あくまで本剤は薬品ではなく食品であり，経腸栄養の一部ではない（1袋36 kcal程度）．効能を拡大解釈し経腸栄養を停滞もしくは中止することは避けるべきである．未だ集中治療領域の栄養は不確実な部分が多い．また，重症患者の経腸栄

養における誤解や迷信も多い[1]．適切な患者に適切なタイミングで本剤を投与し，経腸栄養につなげることが望まれる

Column グルタミンは善か悪か？

本来グルタミンは炎症時や高度侵襲時に組織の抗酸化能を高めるなどの作用があり，グルタミンを強化した経腸栄養剤の投与は熱傷や外傷患者で考慮すべきである（grade C）とされてきた[2]．一方で外傷患者へのグルタミン（0.35 g/kg/日）投与は感染症発生や予後を改善させないというRCT[3]や，多臓器不全の患者に大量グルタミン投与（経口と経静脈で約60 g/日程度）を行うと死亡率が上昇するというRCT（REDOXS study）[4]が報告されるなどグルタミンの救急領域での立ち位置が揺らいできている．はたして1日3包GFOを内服したときのグルタミン9 g/日は大丈夫なのだろうか．

文 献

1) Marik PE：Enteral nutrition in the critically ill：myths and misconceptions. Crit Care Med, 42：962-969, 2014
2) 日本呼吸療法医学会栄養管理ガイドライン作成委員会：急性呼吸不全による人工呼吸患者の栄養管理ガイドライン 2011年版. 人工呼吸, 29：75-120, 2012
3) Pérez-Bárcena J, et al：A randomized trial of intravenous glutamine supplementation in trauma ICU patients: response to the comments by Ozcelik et al. Intensive Care Med, 40：1397, 2014
4) Heyland D, et al：A randomized trial of glutamine and antioxidants in critically ill patients. N Engl J Med, 368：1489-1497, 2013

メトロニダゾール Metronidazole

● CDADの第1選択薬．嫌気性菌 *Bacteroides fragilis* の第1選択薬でもある

商 フラジール / Flagyl（塩野義）
規 内服錠　250 mg　¥ 35.5

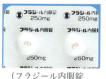
（フラジール内服錠 250 mg）

適　応　①感染性腸炎（本剤に感性の *Clostridium difficile*）　②嫌気性菌感染症　③アメーバ赤痢感染症　④ランブル鞭毛虫感染症　⑤トリコモナス症　⑥細菌性膣症　⑦ヘリコバクターピロリ感染症

希釈法・用法・用量
① 感染性腸炎
1回250 mgを1日4回 or 1回500 mgを1日3回
⇒ 10～14日間投与
（②～⑦は割愛）

副作用　嘔気，食欲不振を起こす．また稀に末梢神経障害，痙攣を起こす

禁　忌　妊娠3カ月まで，授乳婦．脳・脊髄に器質的疾患（脳膿瘍をのぞく，中枢神経症状のおそれあり）

慎重投与　脳膿瘍の患者．血液疾患の患者（白血球減少を起こすおそれあり）

作用増強　フェニトイン，フェノバルビタールなどの抗痙攣薬．ワルファリン（これらの作用を増強させる）

効果発現や持続時間　通常は治療開始2～4日で反応がみられ，10～14日で投与を終了する

注　意　アルコールとの併用で悪酔いを起こす

Column: CDAD治療のポイント

救命センターで発症した下痢症の患者を見たらCDADを疑い，迷わずCDtoxin迅速検査を行うはずだ．迅速検査は感度63〜99％，特異度75〜100％であり，迅速検査が陰性だからといってCDADは否定できない．疑わしい症例は通常2〜3回迅速検査をくり返す必要がある．またCDtoxinA/Bともに陰性のBinary Toxinの存在も注意したい．検査陽性ならば治療が開始されるが，まずは原則抗菌薬の中止をしたい．CDADへの抗菌薬療法は，軽症〜中等症にはメトロニダゾール，重症例には経口バンコマイシンが推奨される．つまり2剤の治療選択において重症度分類がネックとなってくるわけだがその分類は複数存在する．その一例を表に示す．表の項目以外にも「偽膜」があれば重症と判定する．また芽胞形成菌のためCDADの再発率は高く，通常2回目は再発と捉えず1回目の治療法を反復する．3回目以降は経口バンコマイシンが選択される

表●CDADの重症度基準

以下2項目以上満たすものを重症とする	
年齢	>60歳
体温	>38.3℃
血中アルブミン濃度	<2.5 g/dL
白血球数	>15,000/μL

文献

1) 中村造：病院内での下痢へのアプローチ．「病院内/免疫不全関連感染症診療の考え方と進め方」（IDATENセミナーテキスト編集委員会/編），pp68-74，医学書院，2011
2) 「絶対わかる 抗菌薬はじめの一歩」（矢野晴美/著），p148，羊土社，2010

バンコマイシン（経口） Vancomycin

● CDAD（主に重症）の治療薬

[商] 塩酸バンコマイシン / Vancomycin（塩野義）
[規] 散 0.5 g ¥2,924.8

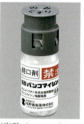
（塩酸バンコマイシン散0.5 g）

適応 ①感染性腸炎（*Clostridium difficile* による） ②MRSA腸炎 ③骨髄移植時の腸内殺菌

希釈法・用法・用量

① 感染性腸炎
1回500 mgを1日4回⇒再発（3回目）例では長期投与を行う
【長期投与例】
1週目：500 mgを1日4回⇒2週目：250 mgを1日2回⇒
3週目：125 mgを1日1回⇒4週目：125 mgを1日1回（隔日）⇒
5～6週目：125 mgを1日1回（3日ごと）
（②③は割愛）

副作用 経腸投与での腸管吸収はごくわずかであるが，重症の腸病変をもち高度の腎障害を有するときは蓄積が起きるため静注薬（176ページ）の際と同様の副作用に注意すべきである

注意
- 投与開始7～10日以内に下痢，腹痛，発熱などの症状改善が認められなければ投薬を中止すべきである
- 中毒性巨大結腸症の患者への投与には注意する（図）

ワンポイントアドバイス

軽症のCDADであってもメトロニダゾールにアレルギーのある患者，妊娠中授乳中の患者であれば本剤への変更も考慮する．

CDADの治療判定は迅速検査の陰性化ではなく臨床症状や血液データの改善をもって判断する

Column 他人の糞便でCD腸炎が治る？!

CDAD患者へ健常者の糞便を投与する治療法はfecal microbiota transplantation（FMT）とも呼ばれ，抗生物質投与などで破壊された正常の腸内細菌叢を再構成させる方法として古くから知られている．そんな中，2013年のNEJMに糞便療法の衝撃的な研究結果が報告[1]された．この研究は糞便療法のはじめてのRCTで，①バンコマイシン投与＋腸洗浄＋糞便投与群，②バンコマイシン投与群，③バンコマイシン投与＋腸洗浄群，の3群に割り付け，CDADが軽快し10週後まで再発がないことをアウトカムとした．その結果，糞便投与群では81％が最初の注入後に軽快したのに対し，バンコマイシン群では31％，バンコマイシン＋腸洗浄群では23％に留まり，①の糞便投与群の患者の便細菌叢の多様性は便のドナーのそれと同程度まで改善していたというのである．糞便療法の劇的な効果もさることながら，治療の副作用として糞便投与群で94％が下痢を，19％が噯気（げっぷ）を発症していたという事実も衝撃であった．糞便療法がいつの日かCDAD治療の第1選択に…ならないことを密かに願っている．

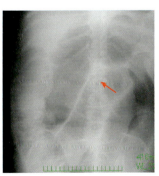 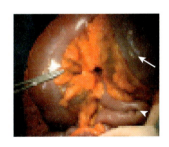

図● 中毒性巨大結腸症

左：著明に拡大した結腸（→）を認める
右：小腸（▶）は正常であるが，結腸（→）は異常なほど拡大している．典型的なtoxic megacolonであるといえる

文 献

1) Els van Nood, et al：Duodenal Infusion of Donor Feces for Recurrent Clostridium difficile. N Engl J Med, 368：407-415, 2013

ニフェジピン　Nifedipine

- ジヒドロピリジン系Ca拮抗薬として血管平滑筋の膜電位依存性Caチャネルに働き，Caイオンの細胞内流入を抑制，冠動脈を含めた血管拡張作用を有する

（セパミット-R細粒2％0.5 g）

商 セパミット-R / Sepamit-R（MSD）
規 細粒　2％1 g ¥37.5
　0.5 g分包（10 mg含有），0.75 g分包（15 mg含有），1.0 g分包（20 mg含有）のものがある

適応　本態性高血圧，狭心症

希釈法・用法・用量
- 高血圧：1回0.5〜1.0 g（主成分10〜20 mg）を1日2回
　　　　　頓服では1回0.5〜1.0 gを1日2〜3回まで
- 狭心症：1回1.0 g（主成分20 mg）を1日2回

副作用　紅皮症，肝機能障害，無顆粒球症などの重篤なもの．頭痛，顔面紅潮，動悸（反発性に脈拍上昇するため）など

禁忌　妊婦，心筋梗塞

作用増強　グレープフルーツジュースにより作用増強

効果発現や持続時間　内服20〜30分後に効果発現．1日2回服用で24時間の降圧作用を持続できる

注意　光による製剤変化が起こるため，開封後は遮光に努めて早期に投与する

ワンポイントアドバイス

救急の現場で，高血圧緊急症や大動脈解離，脳卒中，急性心不全CS1など急性期に緊急降圧を要する場面に出くわしたとき，まずは静注の降圧薬で厳密にコントロールしていくのが定石であろう．

しかし急性期を脱した後もダラダラとシリンジポンプをぶら下げていては離床も進まず，いずれは内服へシフトチェンジしなくてはならない．経口での内服が可能ならば降圧薬の選択肢は幅広いが，経管投与となると薬剤は限られてくる．Ca拮抗薬で考えると，アダラートL錠やニフェジピンCR錠は徐放剤のため懸濁溶解での経管投与は不可能である．アモロジピンOD錠は経管投与可能であるが，安定した降圧作用が得られるまで7〜9日を要するので，1週間高血圧を野放しにしてしまう．そのような際，レスキューでの本剤の頓服が効果的である．**つまり中長期的にアムロジピンの容量アップで血圧コントロールを目標とする場合，効果発現まで本剤を頓服もしくは1日2回の定時で内服することで，静注薬抜きで円滑な血圧コントロールが可能となるわけだ**

Column セパミットRの'R'って何？

Rは英語のretard「遅らせる」に由来している．ちなみにアダラートCRの'CR'はcontrolled release「放出制御」という意味．本来ニフェジピンは作用発現が早く持続時間が短い薬なのだが，製剤過程で徐放性をもたせるようコーティングしたのが両剤の特徴である．また，同じニフェジピンであってもアダラートCRは光による安定性の問題と徐放性の損失により簡易懸濁は不可とされている．そのため，経管投与ではpH依存的なコーティングがされたセパミットR細粒が使用されている．

Column Ca遮断薬とグレープフルーツ

Ca遮断薬を内服中の患者はグレープフルーツの摂取を避けなければならないことは知られている．グレープフルーツに含まれるフラノクマリンなどの阻害成分によって小腸での代謝酵素CYP3A4の機能が不活性化され，消化管吸収時のCa拮抗薬の代謝が低下し，吸収が増加して血中濃度が上昇するからである．グレープフルーツ中に含まれる阻害成分であるフラノクマリン誘導体は，グレープフルーツの果肉に多く存在し，袋，皮，種には少量しか含まれていない．そのためグレープフルーツジュースはより注意が必要である．その他の柑橘類で薬に影響を与えるものは晩白柚，土佐ブンタン，平戸ブンタン，スィーティー，夏みかん，ポンカン，いよかん，金柑，八朔などである．また影響を与えないものはバレンシアオレンジ，レモン，カボス，温州みかん，マンダリンオレンジなどが知られている．

REF-P1 REF-P1

●本剤を投与した後に経腸栄養剤を投与すると胃内で混ざり半固形化する．ゲル化剤

[商] REF-P1（レフピーワン）/ REF-P1（キユーピー）
[規] 1袋 ¥205（税込）
1袋 90 g（5 kcal, 水分 87.8 g, タンパク質 0.0 g, 脂質 0.0 g, 食物繊維 1.4 g, 糖質 0.5 g, ナトリウム 120 mg）

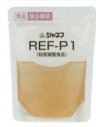

(REF-P1)

(適　応)　経腸栄養における下痢や嘔吐の予防

希釈法・用法・用量

経腸栄養剤200 mLに対して本剤45 gが推奨
※経腸栄養剤は遊離Ca含有量の多いものほどゲル化が促される
【投与方法】
ⅰ）本剤をシリンジに入れて一気に胃管より注入
ⅱ）白湯20 mLでチューブを洗浄
ⅲ）直ちに経腸栄養剤を投与　※胃内に本剤が停留している1時間以内（小腸投与であれば30分以内）に投与することが推奨される
ⅳ）白湯20 mLでチューブを洗浄
※スパウト付きタイプの本剤を使用する場合はⅰ）の過程で容器の先端のスパウトを直接チューブに差しこんで注入する

ワンポイントアドバイス

　救急領域において早期経腸栄養の確立をめざす過程で，下痢，嘔吐（胃食道逆流）といった合併症に悩ませられる機会は多い．経腸栄養における下痢，嘔吐はさまざまな要因（胃蠕動低下，経腸栄養剤の浸透圧など）によって引き起こされるものであるが，栄養剤の粘稠性を増すことでそれらを防げるのであれば本剤は有用であるといえる．実際本剤により下痢・嘔吐といった合併症が減少し早期経腸栄養確立がなされたという報告は多く存在する

遊離Ca含有の少ない経腸栄養剤は併用できないのか?

原理的に遊離Ca含有が少ない栄養剤ではREF-P1の効能があまり期待できない．しかし実臨床で遊離Ca含有が少ない栄養剤は数多く存在し，栄養剤選択に苦慮する．ではどうすればいいのであろうか．在宅では経腸栄養に牛乳を少量混ぜる方法もきく．文献ではカルシウム補助食品（元気な骨：キユーピー）を栄養剤に添加することで胃内での粘稠度を増したという報告[1]もある．また胃液の酸度が強い時はREF-P1を混ぜなくても胃液と栄養剤が反応し，ある程度粘調度が増強したという報告[2]もある．ICUルーチンでプロトンポンプ阻害薬やH₂遮断薬を漫然と投与するのではなく，経腸栄養確立の観点から投与中止を考慮する必要があるかもしれない．

文 献

1) 中野美樹，他：濃厚流動食に粘度調整食品およびカルシウム補助食品の添加を試みて−物性の比較検討．臨床栄養，113：679，2008
2) 丸山道生，他：粘度調整食品REF-P1（ペクチン液）による半固形化栄養剤の胃内変化．癌と化学療法，35：29-31，2008

16 中毒で使用する薬剤

■中毒の治療原則

　中毒の治療原則は成人，小児を問わず一般救急と変わらない，ABCDEアプローチと蘇生である．原因物質の検索，曝露からの時間，物質摂取の重症度，合併する外傷，基礎疾患の把握も大事である．これらを把握するには，患者周囲の人や救急隊，警察からの病歴聴取が鍵である．原因薬物が同定できたら，治療のメリット，デメリットを考えることは，常日頃，一般救急で行っていることと何ら変わりはない．中毒の治療は除染，拮抗薬の特異的治療に注目しがちであるが，気道，呼吸，循環の管理が最優先であり，全身管理で改善することが多い．

　成人の過量服薬では自殺目的の服用が多い．その場合は精神科的評価が必要である．過量服薬による症状がなくなったからといって，評価なく帰宅とすると，思わぬ形で帰院する．アルコール依存症，統合失調症，重症うつ病は希死念慮が強く，ハイリスクである．

　また薬物中毒という「薬物」が体内に吸収されることで生体にダメージを与える病態に対して基本的には薬物および代謝産物を体外に排泄させることに高い優先度がある．

- **活性炭**は消化管からの吸収を阻害させて排便という形で体外への排泄を促す．また重症な場合には反復投与も効果的であることを忘れてはいけない．しかし，活性炭自体は胃管や十二指腸チューブなどを容易に閉塞させてしまう．各投与後に水で後押しなどをしてもかなり高い確率で閉塞してしまい再留置が必要になることや腸内にも停滞して腸閉塞，バクテリアルトランスロケーションなどが生じる欠点もある．その一方で活性炭は経口摂取に伴う大部分の中毒への初期対応として重要であるが，逆に活性炭が効果的でない中毒起因物質を覚えておく．
- **有機リン中毒**のように神経終末のレベルでのやりとりに関してはレセプターに関する薬剤を投与する．また，分泌物過剰など

表1 ● one pill can kill

種類	薬剤名
循環器薬	β遮断薬 Ca拮抗薬
糖尿病薬	SU剤
喘息治療薬	テオフィリン
抗うつ薬	三環系抗うつ薬
抗生物質	イソニアジド
麻薬	オキシコドン

への対症療法としてアトロピン持続投与なども施行する場合がある.

- **アセトアミノフェン中毒**では肝毒性のある代謝産物と結合させるという機序に期待する. しかし, 血中濃度がリアルタイムに測定できない施設ではオーバーインディケーションである場合も多い.

このように中毒起因物質によっては特異的な拮抗薬, 解毒薬が存在するのですみやかな投与を原則とする.

小児の場合

小児では過量服薬の診断が難しいことがある. 本当に薬を飲んだかも不明なことが多い. 小児を診るときは, 必ず外傷 (虐待), 中毒, 異物を頭の片隅においておく. 成人と違って, 一度にたくさん飲めないが, 1錠でも致死的になる薬剤 (表1) があることに注意が必要である. また, 小児診療では親への対応も大事である. 親は子どもに間違って薬を飲ませてしまったと後悔を感じていることが多いため, 責めるのではなく, サポートが必要になる. サポートしつつ, 事故予防に関して指導することが大切である.

文 献

1) 「臨床中毒学 第1版」(相馬一亥/監), 医学書院, 2009
2) 「Tintinalli's Emergency Medecine 7th」(Judith ET, eds), McGraw-Hill Professional, 2010

活性炭　Activated charcoal

- 活性炭は多くの物質を吸着する物質であり，消化管から吸収されないため，中毒物質の消化管からの吸収を阻害する．中毒物質服用1時間以内が推奨されているが，それ以降でも投与は推奨されている
- ソルビトールとの併用は，海外のガイドラインでは推奨されておらず，特に小児では電解質異常が発生する可能性もあり使用しない

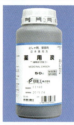

（薬用炭「日医工」）

商 薬用炭 / Medicinal carbon（日医工）など
規 末　1 g ￥8.3

適応　過量服薬1時間以内が望ましい．
投与しても無効な薬剤がある（表2）が，活性炭の吸着効果は強く，内服薬不明な場合は投与が推奨される

希釈法・用法・用量
- 経口摂取or経鼻胃管から投与
- 成人では微温水300〜500 mLに1 g/kg，小児では10〜20 mL/kgのNSに1 g/kgを溶解する
- 複数回投与の適応：テオフィリン，三環系抗うつ薬，フェノバルビタール，フェノチアジン系薬，オピオイド，Ca拮抗薬，抗コリン薬など

注意　消化管穿孔疑い，内視鏡検査をする可能性がある場合，誤嚥の可能性が高い場合は気管挿管の後に投与する

表2 ● A FIKLE

A	alcohols（アルコール類），alkalis（アルカリ類）
F	fluorides（フッ化物）
I	iron（鉄），iodide（ヨウ化物），inorganic acids（無機塩類）
K	kalium（カリウム）
L	lithium（リチウム）
E	ethylene glycol（エチレングリコール）

プラリドキシムヨウ化メチル

Pralidoxime Iodide (PAM)

- 有機リンはアセチルコリンエステラーゼを失活させるため，自律神経，神経・筋接合部，中枢神経系の神経終末でアセチルコリンが蓄積する．それによりアセチルコリン受容体が過剰刺激され，有害なムスカリン様作用，ニコチン様作用，中枢神経症状が出現する．2-PAM は失活したアセチルコリンエステラーゼを再活性化させ，有機リンの毒性を拮抗するように働く

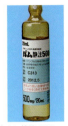

（パム静注 500 mg）

商 パム / Pam（大日本住友）
規 静注 2.5％ 20 mL ¥617

適応
有機リン中毒，サリン，ソマン，VX ガスなど

希釈法・用法・用量
- WHO 推奨投与方法は 30 mg/kg を 10〜20 分以上かけて iv
  ⇒その後 8 mg/kg/時で div
- 文献 1 では成人 1〜2 g，小児は 20〜40 mg/kg（最大 1 g）を 10〜20 分かけて iv
  ⇒成人 500 mg/時，小児 5〜10 mg/kg/時を 24〜48 時間 div
- 文献 2 では成人 2 g を 10〜20 分かけて iv
  ⇒その後 1 g/時で 18 時間 div

以上の投与方法でアトロピン投与量や呼吸管理時間の短縮が得られたと報告している

禁忌
有機リンを服用したが症状がない患者には投与しない

注意
- 急速静注すると嘔吐が出現することがある
- 本剤投与中の患者で実際の血糖値より高値を示すことがあり，注意する

文献

1) 「Tintinalli's Emergency Medecine 7th」(Judith ET, eds), McGraw-Hill Professional, 2010
2) Pawar KS, et al：Continuous pralidoxime infusion versus repeated bolus injection to treat organophosphorus pesticide poisoning：a randomised controlled trial. Lancet, 368：2136-2141, 2006

アセチルシステイン　Acetylcysteine

● アセチルシステインは肝臓で代謝されてシステインとなり，中毒時に枯渇するグルタチオンの代わりに肝毒性のある代謝物と結合して無毒化する．また，グルタチオンの貯蔵を増加させる

- 商 アセチルシステイン「ショーワ」/ Acetylcysteine SHOWA（昭和薬品化工）
- 規 内用液　17.6％1 mL　¥ 99.4

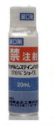
（アセチルシステイン内用液 17.6％「ショーワ」）

適応
- アセトアミノフェン服用量が 150 mg/kg を超える
- 治療用量を上回る服用＋肝障害がある
- 服用時間が不明＋血中濃度 10 μg/mL 以上
- 治療用量を上回る服用のくり返しおよび血中濃度 10 μg/mL 以上

アセトアミノフェン中毒治療のキードラッグである．服用から 8 時間以内が望ましいが，8 時間を過ぎても必要であれば投与した方がよいとされている[1]．本邦ではアセチルシステインの静注薬は市販されておらず，経口薬のみ使用可能である

希釈法・用法・用量
- 経口投与
- 1 V（20 mL）．1 mL あたり 176.2 mg 含有されている
- 匂いがきつく，経口内服が困難であり，ジュースなどに混ぜる，または NG チューブから投与する
- 140 mg/kg を初回投与 ⇒ 70 mg/kg を 4 時間ごとに 17 回投与

【体重 60 kg 例】
8,400 mg を初回経口投与 ⇒ 4,200 mg を 4 時間ごとに 17 回経口投与

副作用
悪心，嘔吐

文献
1) 「Tintinalli's Emergency Medicine 7th」(Judith ET, eds), McGraw-Hill Professional, 2010

グルカゴン Glucagon

- グルカゴンは膵臓のランゲルハンス島の$α_2$細胞で合成されて分泌するホルモンである．$β_1$-アドレナリン受容体をバイパスしてGタンパク受容体に結合し，結果的に細胞内のCa濃度を上昇させて作用する

商 グルカゴンGノボ / Glucagon G Novo
（ノボ ノルディスク-エーザイ）
グルカゴン「イトウ」/ Glucagon ITO
（ILS-味の素製薬）

規 〈グルカゴンGノボ〉 注射用 1 mg（溶解液付）¥ 2,308
〈グルカゴン「イトウ」〉 注射用 1 U.S.P.単位（溶解液付）¥ 1,822

（グルカゴンGノボ注射用 1 mg）

適応

①β遮断薬の過量服薬
- 拮抗薬として第1選択である．カテコラミンと併用することが多い

②Ca拮抗薬の過量服薬
- Caと併用して投与することが多い

③エピネフリン筋注に反応しないアナフィラキシー治療
- β遮断薬を内服中の患者はエピネフリン筋注に反応しないことがあるが，グルカゴンを単独で使用すると，血圧が下がることもある．β遮断薬を内服中でも，エピネフリンが第1選択である

希釈法・用法・用量

〈①・②過量服薬で使用する場合〉
- 50〜150 μg/kgを1〜2分かけてiv
  ⇒効果をみて50〜150 μg/kg/時でdiv

〈③アナフィラキシーで使用する場合〉
- 小児では圧倒的に頻度は少ない
- 成人では1 mg ivを5分おきに行い，必要なら0.3〜0.9 mg/時 div

副作用
悪心，嘔吐，めまい，低カリウム血症，高血糖

禁忌
褐色細胞腫

文献
1)「ステップ ビヨンド レジデント3 外傷・外科診療のツボ編」（林寛之/著），pp150-152，羊土社，2006

まむし抗毒素 Mamushi Antivenom

- まむし咬傷は受傷後30分前後より疼痛，腫脹が出現し，徐々に体幹方向に進行してくる．疼痛，腫脹があれば，まむし毒が注入されていると考える．受傷後1〜2時間経過しても疼痛，腫脹が進行しなければ毒の注入がないDry Biteの可能性が高く，抗毒素の治療は必要ない
- 局所の腫脹が激しい場合はコンパートメント症候群などが発生し，全身症状としては，腎障害，凝固障害，血小板減少などが起こる

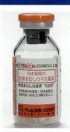
(乾燥まむし抗毒素"化血研")

商 乾燥まむし抗毒素"化血研"/ Freeze-dried mamushi antivenom KAKETSUKEN（化学及血清療法研究所－アステラス）
規 各6,000単位入（溶解液付）¥ 32,981

適応
手，足関節を超えるくらいの腫脹が出現時，腫脹が進行性であれば投与する

希釈法・用法・用量
1V（6,000単位）＋溶解液20 mL iv or NS 100 mL div
⇒文献によって違いはあるが，1〜2時間かけて or 60〜120 mL/時で投与

副作用
アナフィラキシーショックが3〜5％，血清病が10〜20％に起こる

ワンポイントアドバイス
まむし抗毒素の配備状況は各都道府県で異なる．そのため，自施設の地域に関して抗毒素を保持している施設の場所およびそこからの配送の手順や方法を確認しておく必要がある

文献
1)「中毒情報センター　マムシ（咬傷）」(http://www.j-poison-ic.or.jp/ippan/M70266.pdf)

セファランチン　Cepharanthine

● セファランチンは生体膜の安定化作用を有し，まむし毒による溶血を阻止すると考えられている．有効性について十分なエビデンスはない．副作用がほとんどなく幅広く使用されている

- 商 セファランチン / Cepharanthin（化研生薬）
- 規 注　0.5％2 mL　¥168

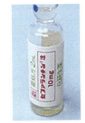

（セファランチン注 10 mg）

適応　まむし咬傷

希釈法・用法・用量
成人には，1回1〜10 mg＋NS 20 mLで1日1回 iv
※年齢，症状により適宜増減する

注意　低出生体重児，新生児，乳児に対する安全性は確立していない（使用経験が少ない）ので投与しないことが望ましい．小児に投与する場合には，観察を十分に行い，慎重に投与すること．妊婦または妊娠している可能性のある女性には，治療上の有益性が危険性を上回ると判断される場合にのみ投与すること．授乳中の女性には投与しないことが望ましい

文献

1）「中毒情報センター　マムシ（咬傷）」(http://www.j-poison-ic.or.jp/ippan/M70266.pdf)
2）渋谷敏朗・マムシ咬傷の治療法．Clinician，363：577 578，1987
3）松立吉弘，他：当科で経験したマムシ咬傷の臨床的検討．Tokushima Red Cross Hospital Medical Journal, 15 (1), 13-17, 2010
4）「化研生薬株式会社ホームページ」(http://www.kakenshoyaku.com/)

17 軟膏・クリーム

　救急現場では外傷，熱傷，圧挫創，その他の皮膚皮下組織への損傷に対して，感染を予防するための治療が優先される．また，鎮静下での褥瘡や浮腫による皮膚の脆弱化も問題となることが多い．

　外用薬を用いた治療を行う際は，まず創の深さに着目する．浅い創（真皮まで）の場合は創面を外力から保護し適度な湿潤環境〔moist wound healing（MWH：湿潤環境下療法）〕を保つ．深い創（皮下に及ぶ）の場合には，壊死組織を除去したうえで，肉芽形成の促進，創の縮小・閉鎖をめざし，感染やポケット形成がみられた場合には適した治療を追加し，創傷が治癒するための環境をつくる〔wound bed preparation（WBP：創面環境調整）〕．

　外用薬は主薬（薬効成分）と基剤で構成されているが，大部分は基剤が占めているため，創の状態を把握したうえで薬効からだけでなく，基剤特性も考慮して外用薬を選択することが大切である（表）．

　外用薬や被覆剤を選択するにあっては，

① Tissue non viable or deficient（壊死・不活性組織）
② Infection or Inflammation（感染・炎症）
③ Moisture imbalance の改善（滲出液）
④ Edge of wound-non advancing or undermined（創辺縁）

以上の頭文字をとって TIME に注目して考えるとよい．

　例えば，壊死組織が乾燥して固い場合には抗菌作用を持つ親水性軟膏（ゲーベンクリームなど）があるものを使用し，保存的デブリードマンを行う．感染があり滲出液が多い場合は感染抑制作用のあるヨウ素含有剤（カデキソマー・ヨウ素やポビドンヨードシュガー）を使用し，感染と滲出液のコントロールを行う．TIMEが整った状態では治癒促進に主眼をおいた創傷管理が可能であり，湿潤環境を維持できる創傷被覆材を使用し，トラフェルミン

表● 外用薬の軟膏基剤別分類

分類		基剤	特徴	外用薬
疎水性基剤	油脂性基剤（一般的な軟膏剤）	ワセリン，パラフィン，プラチナベースなど	・皮膚保護作用，柔軟化作用，痂皮軟化脱落作用に優れる ・皮膚刺激性が低い ・薬剤放出性低い	<u>白色ワセリン</u> <u>亜鉛華軟膏</u> <u>アズノール軟膏</u> プロスタンディン軟膏
親水性基剤	乳剤性基剤（一般的なクリーム剤） 水中油型 O/W型 水分含有量多い（70%）	親水軟膏，バニシングクリームなど	・主薬の配合性がよく経皮吸収性に優れる ・べとつかない ・水で洗い流せる ・患部に水分を与え浸潤させる	オルセノン軟膏 ゲーベンクリーム ケラチナミンクリーム
	乳剤性基剤 油中水型 W/O型 水分含有量少ない（20%）	吸水軟膏，コールドクリーム，親水ワセリンなど	・主薬の配合性がよく経皮吸収性に優れる ・べとつかない ・水で洗い流せる ・冷却作用がある	リフラップ ソルコセリル ヒルドイドソフト
	水溶性基剤	マクロゴール	・水で洗い流せる ・主薬の溶解性や混合性に優れる ・浸出液を吸収する	アクトシン軟膏 <u>カデックス軟膏</u> ヨードコート軟膏 ブロメライン軟膏
	懸濁性基剤	ハイドロゲル基剤（非浸透性）	・皮膚保護作用と分泌物吸収性の両面を兼ね備える	ソフレットゲル
		FAPG基剤（浸透性）		トプシムクリーム
	その他	精製白糖ほか	・水で洗い流せる ・主薬の溶解性や混合性に優れる ・浸出液を吸収する	<u>ユーパスタ</u> <u>イソジンシュガー</u> <u>ネグミンシュガー</u>

注）下線は本稿で取り上げている薬剤

などの肉芽増生・上皮形成を促進する外用薬を使用する．外用薬はそれぞれの目的に沿って使用することが重要であるが，2～3週間の使用で増悪または改善がなければTIMEのどこかに原因があると考えてよい．たかが皮膚感染と思っていても，骨髄炎や筋膜炎などの全身状態にかかわる感染症に発展する場合もある．漫然と同じ外用薬を使用することなく，正しい創傷治癒の概念を身につけることも全身管理の1つと考えられる．

白色ワセリン　White Petrolatum

● 疎水性基剤としても使用される**油脂性軟膏**．一般的に軟膏といわれるものの代表で，皮膚に対する刺激はほとんどなく，皮膚や創面を保護する作用が強い．全身に使用できる

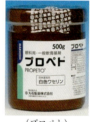

（プロペト）

- 商 白色ワセリン「ヨシダ」/ White petrolatum（吉田）など
  プロペト / Propeto（丸石）
- 規 〈白色ワセリン〉「ヨシダ」10 g ¥16.3
  〈プロペト〉 10 g ¥16.3

適応　皮膚保護剤，保湿剤として使用．一般的な軟膏基剤としても使用されている．皮膚保護として比較的浸出液の少ない浅い褥瘡や上皮化がみられる赤色期や白色期の創に用いる．浮腫や乾燥している脆弱した皮膚にも使用できる．正常な皮膚にも使用可能

希釈法・用法・用量
- 1日数回塗布
- ドレッシングは特に不要だが，乾燥を避けたい創ではフィルム材や包帯で被覆することも可能

その他　ワセリンは石油からつくられ，刺激性が少ない．また酸化されにくく保存しやすい

ワンポイントアドバイス
ワセリンが付着しているとテープがはがれやすいため，テープを貼る部位には使用しないか，布製や紙製のテープであれば上から塗布してもよい

ジメチルイソプロピルアズレン

Dimethyl Isopropylazulene

- 抗炎症作用を持つアズレンを主成分として含有し,白色ワセリンを基剤とした疎水性軟膏

商 アズノール / Azunol(日本新薬)
規 軟膏 0.033% 10g ¥29.5

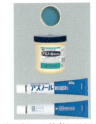

(アズノール軟膏 0.033%)

適 応 湿疹をはじめとする熱傷,その他の皮膚疾患によるびらんや潰瘍治療に用いる.浅い創に適する

希釈法・用法・用量
- 1日1〜数回創部に塗布
- びらんなどの滲出液が多い場合はガーゼなどでドレッシング
- 保湿効果は高いが,ガーゼが皮膚に固着する場合は軟膏を少し多めに塗布するか,シリコンガーゼや非固着性ガーゼを使用する
- 正常な皮膚についた場合は拭き取る

副作用 患者によっては刺激感や接触性皮膚炎などの症状が出現する場合がある

 ワンポイントアドバイス

擦過傷や浅い熱傷の場合,基本的には長期間安全に使用可能な薬剤ではあるものの,炎症がある程度治まるまで使用しても,上皮化が遅延する場合があるので,その際は治癒効果の高い親水性軟膏に変更する

スルファジアジン銀　Sulfadiazine Silver

- 水分含有量の多い乳剤性基剤の親水性軟膏．自己融解によるデブリードマンを促進すると同時に，銀による抗菌作用を有する
- 黄色ブドウ球菌，緑膿菌などのグラム陽性菌，グラム陰性菌やカンジダなどの真菌に対しても効果的

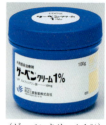
（ゲーベンクリーム1％）

商 ゲーベン / Geben（田辺三菱）
規 クリーム　1％1g ¥13.2

適応　硬い壊死組織を伴う汚染創や固い黒色痂皮を伴う褥瘡，皮膚の固い深達性熱傷など

希釈法・用法・用量
- 1日1回塗布
- 創面に2〜3mm以上の厚さで使用し，ガーゼで被覆する
- 交換時，古いクリームは拭うか洗浄して除去
- 感染創に使用する際はフィルムで閉鎖することは避ける

副作用　疼痛, 発疹, 発赤, 接触性皮膚炎, 汎血球減少, 皮膚壊死, 間質性腎炎

禁忌
- 新生児
- 低出生体重児
- 軽症熱傷

注意　浅い熱傷や浅い傷には，疼痛や治癒遅延を生じるため不適

ワンポイントアドバイス

漫然と使用すると耐性菌が増えるだけでなく，正常組織も損傷することがある．痂皮が柔らかくなったら適宜外科的デブリードマンを行い，痂皮や壊死組織が除去できたところを目安に使用を止める

ヨウ素　Iodine

- カデックス：ヨウ素を有効成分としカデキソマーを基剤とした製剤で，潰瘍面の滲出液の吸収と徐放化されたヨウ素による持続的な殺菌作用から潰瘍治癒促進効果をもつ
- ユーパスタ：白糖による滲出液の吸収と肉芽形成促進とポビドンヨードの殺菌効果による潰瘍治癒促進効果をもつ

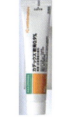

（カデックス軟膏 0.9 ％）

商 カデックス / Cadex（スミス・アンド・ネフュー）
ユーパスタコーワ / U-pasta KOWA（興和）
イソジンシュガーパスタ / Isodine sugar paste（日東メディック-Meiji Seika ファルマ）

規 〈カデックス〉　軟膏　0.9％1g ¥73.8　軟膏分包　0.9％1g ¥73.8
〈ユーパスタコーワ〉　軟膏　1g ¥39.3　軟膏分包　1g ¥39.3
〈イソジンシュガーパスタ〉　軟膏　1g ¥11.9

適応　浸出液の多い創や感染創に用いる．水分の多い浮腫状の肉芽組織を引き締めるときにも使用する．細菌による臭いの強い感染創にも効果的である

希釈法・用法・用量
- 1日1～2回
- 2～3mmの厚さで塗布してガーゼで被覆
- ポリマーや白糖が創部に固着することがあるためガーゼ交換の際にしっかり洗浄する

その他　ヨウ素製剤は吸収性のある基剤を混合させており，ユーパスタ，イソジンシュガーパスタは白糖製剤，カデックス軟膏は水分吸収性のカデキソマーを基剤としている．ポケットのある創に使用すると，基剤がポケット内に残存してしまうため，入り口が狭くポケットが深い場合は込めガーゼにイソジンゲルを塗布して挿入するか，ポケット切開を行う

ワンポイントアドバイス
トラフェルミンを併用すると良好な肉芽形成，創収縮を期待できることがある

トラフェルミン　Trafermin

- 線維芽細胞増殖因子（bFGF）受容体に結合し，創傷治癒促進作用，強力な血管新生作用，肉芽形成促進作用を有する．細菌増殖抑制作用はないため，高度の汚染創や感染創には注意が必要

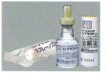
（フィブラスト）

商 フィブラスト / Fiblast（科研製薬）
規 スプレー　250μg（溶解液付）¥8,410.3，500μg（溶解液付）¥11,108

適応
褥瘡，皮膚潰瘍（熱傷潰瘍，下腿潰瘍）

希釈法・用法・用量
- 1日1回
- 潰瘍面から約5cm離して5噴霧，30秒おいてから被覆
（噴霧できる範囲は直径約6cmの領域）

副作用
過剰肉芽形成，刺激感

禁忌
投与部位に悪性腫瘍のある場合

注意
溶解液で溶解後は10℃以下の冷暗所保存とし，2週間以内に使用

その他
高価なため適応を考えて使用する

ワンポイントアドバイス
　滲出液の量に左右されないため感染がなければ肉芽形成を目的とする創部には使いやすい．広範囲に使用するときはミストアダプターを使用すると便利である．保護作用がないためほかの軟膏やドレッシング材（被覆材）と併用する．ハイドロサイトなどの被覆材を使用する場合，被覆材を連日交換しなくても1度はがしてスプレーを噴霧して再度被覆してもよい

17 軟膏・クリーム

18 消化管蠕動薬

早期経腸栄養の実際

重症患者の栄養管理において早期の経腸栄養開始により生命予後が向上することは多くの研究で報告されており,ASPENのガイドラインでもICU入室後24〜48時間以内の開始を推奨している.しかしICUに滞在している重症患者はSIRSに起因した神経・内分泌系の変調をきたしていることが多く,実際ICU患者の30〜70％で消化管機能不全がみとめられる.そのため経腸栄養の目標量達成までの過程において,胃内残量の増加や嘔吐・誤嚥性肺炎の合併,腹痛・腹部膨満などの自覚症状の増悪,下痢・便秘といった排泄障害などその合併症は多岐にわたり,それぞれへの対応が迫られる(表1).ASPENでは,「経腸栄養開始にあたり腸蠕動音や排便・排ガスはこれらの指標にはならず,開始基準としてはならない」とされているものの,いざ実際にそのような状況で投与開始すると嘔吐誤嚥を合併し中断せざるを得なくなる,といったケースは実臨床でよく経験するはずだ.本稿では経腸栄養の目標達成には欠かせない存在である消化管蠕動薬(prokinetics)について触れていきたい.

消化管蠕動薬の有効性

まず,消化管蠕動亢進を目的とした頻用薬はその作用部位により2群に大別される(表2).多くの頻用薬はエビデンスに乏しく,ASPEN・ESPENのガイドラインではエリスロマイシンとメトクロプラミドの2種類のみを推奨している.実際,集中治療領域の消化管蠕動薬に関する研究の多くは前述の2剤とシサプリド(副作用で重大な不整脈に伴う死亡例が多数報告されたため現在日本を含む多くの国で販売中止となっている)を用いており,その有効性を報告している.一方で,これらの報告は経腸栄養の忍容性を保つことや幽門後チューブを留置することを評価項目としておいており,死亡率やICU滞在期間など患者予後の向上に

表1 ● 経腸栄養が障害される原因と対策

原　因	対　策
投与速度	投与速度低下，持続投与の検討
高濃度の浸透圧栄養剤	濃度を低下，栄養剤の変更
腸内細菌叢の変化	抗菌薬中止の検討，乳酸菌製剤の投与
麻薬性鎮痛薬の使用	鎮痛を再評価し，必要性を検討
カテコラミンの使用	循環動態を再評価し，必要性を検討
腹水（外傷性腹腔内出血も含む）	腹水のドレナージを検討
抗精神病薬の使用	薬剤中止を検討

文献1より引用

表2 ● ICUにおける消化管蠕動亢進薬

胃蠕動亢進薬	腸蠕動亢進薬
エリスロマイシン（エリスロシン）	大建中湯
メトクロプラミド（プリンペラン）	パンテノール（パントール）
ナロキソン（ナロキソン）	ジノプロスト（プロスタルモンF）
モサプリド（ガスモチン）	ネオスチグミン（ワゴスチグミン）
ドンペリドン（ナウゼリン）	アルビモパン*
六君四湯	メチルナルトレキソン（レリストール）*

＊日本では未発売

影響を与えるとしたエビデンスは未だ確立されていないのも事実である．これは経腸栄養自体が静脈栄養と比較しある意味煩雑であり，事前の準備や栄養剤選択，合併症発生時の適切な対応，患者病態の把握と，さまざまな要因をもって栄養が確立されていくことに起因している．つまり，ESPENのガイドラインで「消化管蠕動薬の重症患者へのルーチンでの使用は支持しない（GradeA）が，十分な経腸栄養の忍容性がない場合には使用できる（GradeC）」とされているように，消化管蠕動薬は経腸栄養確立のための1つのツールとして認識すべきだろう．

経腸栄養投与プロトコールの例

ここで当センターでの経腸栄養開始プロトコールを紹介する（図）．上記の通りガイドラインでは経腸栄養開始にあたって消化

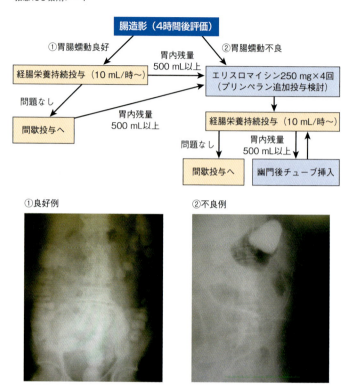

図●当救命センターにおける経腸栄養開始時プロトコール

管運動の状態確認は必須ではないものの，腸蠕動音聴取や腹部単純写真やガストログラフインによる消化管造影などで評価を行っている．特にガストログラフインによる消化管造影は常に行っている．具体的な方法は「ガストログラフイン50 mL＋白湯50 mLを経管より投与し，直後と4時間後に腹部単純写真を撮影する」わけだが，胃のemptying timeである4時間を経て造影剤が幽門を越えるか否かを評価する．幽門側を越えていれば蠕動良好と判断し，経腸栄養を進める．越えていない場合や栄養開始後に胃内残量500 mL以上になった場合は，胃蠕動亢進を目的として①エリスロマイシン250 mg 6時間ごと投与や②プリンペラン10 mg静注を1日2回投与などの薬剤介入を行う．この際，QT延長傾

向の患者や不整脈・心疾患の既往がある患者ではエリスロマイシンの投与は避けるようにしている．

Column かの有名なプリンペラン

メトクロプラミド（プリンペラン）は日常的に嘔気時の頓用薬として投与されている．実際Up to dateでも胃不全麻痺への薬物治療のfirst lineとされている（grade 1A）．またASPEN/SCCM，ESPENの両ガイドラインでも消化管蠕動薬として推奨薬となっている．文献ではJoosteら[2]がメトクロプラミド群とプラセボ群とで，アセトアミノフェン投与後の最高血中濃度とAUC上昇とで評価し，いずれも有意差をもってメトクロプラミド群が有効であったと報告しているが，n＝10と対象母集団が小規模であり鵜呑みにはできない．Nguyen[3]やMacLaren[4]の報告ではエリスロマイシンとメトクロプラミドとで比較研究を行っており，同時にそれぞれ無投与時との比較も行っている．結果，前者の方がより効果的であるとしているものの，経腸栄養時の胃内残量低下や注入速度上昇をアウトカムとすると両者ともに有意な変化を認めていた．つまりメトクロプラミドもエリスロマイシンほどではないが単剤投与で有効な可能性が示唆される．

文 献

1) 「教えて！ICU 集中治療に強くなる」（早川桂，清水敬樹/著），羊土社，p.165，2013
2) Jooste CA, et al：Metoclopramide improves gastric motility in critically ill patients. Intensive Care Med, 25：464-468, 1999
3) Nguyen NQ, et al：Erythromycin is more effective than metoclopramide in the treatment of feed intolerance in critical illness. Crit Care Med, 35：483-489, 2007
4) MacLaren R, et al：Erythromycin vs metoclopramide for facilitating gastric emptying and tolerance to intragastric nutrition in critically ill patients. JPEN J Parenter Enteral Nutr, 32：412-419, 2008

エリスロマイシン Erythromycin

- マクロライド系抗生物質．抗菌作用とは別に消化管蠕動ホルモンであるモチリンのアゴニストとして作用し胃蠕動を促進させる

商 エリスロシン / Erythrocin（アボットジャパン）
規 点滴静注用　500 mg　¥813

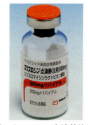
（エリスロシン点滴静注用 500 mg）

適　応　胃不全麻痺（本邦では適用外）

希釈法・用法・用量
1 V（500 mg）＋ DW 10 mL → 5％DSをつくる
⇒ 5％DS 5 mL（250 mg）＋ NSや5％Tzなどで希釈
⇒ 1時間以上かけて div
⇒ 6時間ごとに1日4回投与

副作用　大腸炎（血便・下痢便），**心室頻拍**（Torsades de pointes）・QT延長，肝機能障害，耐性菌の発現

禁　忌　エルゴタミン含有製剤，ピモジドを投与中の患者

その他　消化管蠕動亢進作用は14員環を有するマクロライド系抗生物質の化学構造特異性によるものとされている．In vitro ではエリスロマイシンから消化管蠕動亢進活性のより強い誘導体が合成され，臨床応用にむけて研究が進められている

ワンポイントアドバイス

　エリスロマイシンの経口投与での有効性を示した文献も存在するが，急性耐性の問題で4週間以上の長期間投与は推奨されず，経静脈投与に比べ効果発現は弱いとされる．実際，早期の胃蠕動亢進をめざす集中治療領域では経静脈投与が一般的であると言えるだろう．

経静脈での投与量・投与回数には研究によりばらつきはあるが，いずれも経腸栄養下での有効性を示している．**Ritzら[1]が70 mg群と200 mg群とでは同等の効果をもつことを示した一方で，250 mgを6時間ごとに投与した研究[2,3]も存在した**．これらの有効性を示した研究の多くが「20分もしくは20〜30分以上かけて静注」という方法であったが，薬物相互作用により作用増強が起こりうる点やQT延長・TdPの副作用がある点を総じて考慮すると**上記用量を1時間以上かけて投与するのが妥当**であろう

文 献

1) Ritz MA, et al：Erythromycin dose of 70 mg accelerates gastric emptying as effectively as 200 mg in the critically ill. Intensive Care Med, 31：949-954, 2005
2) Reignier J, et al：Erythromycin and early enteral nutrition in mechanically ventilated patients. Crit Care Med, 30：1237-1241, 2002
3) MacLaren R, et al：Erythromycin vs metoclopramide for facilitating gastric emptying and tolerance to intragastric nutrition in critically ill patients. JPEN J Parenter Enteral Nutr, 32：412-419, 2008

大建中湯　Daikenchuto

- 乾姜，山椒，人参，膠飴の生薬で構成されており，下部消化管蠕動亢進作用，腸管粘膜血流促進作用，腸管粘膜防御作用，抗炎症作用を有する

🈶 ツムラ大建中湯エキス顆粒（医療用）/ TSUMURA Daikenchuto（ツムラ）

🈯 顆粒　1 g ￥9.6

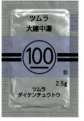

（ツムラ大建中湯エキス顆粒）

適応
腹痛，腹部膨満感，鼓腸，四肢や腹部の冷えのある患者に用いる

希釈法・用法・用量
- 1日15 g（6包）を2～3回に分割し，内服
- 経管投与する場合は冷水もしくは微温湯に溶解し投与

副作用　間質性肺炎，肝機能障害

効果発現や持続時間　1～2日

注意
- 顆粒剤を粉砕後に溶解すると薬剤が塊状になりチューブ閉塞の誘因となる．そのため粉砕はせずにそのまま攪拌もしくは簡易懸濁法を用いるべきである
- 複数の漢方薬を用いる際は生薬成分の重複による過剰投与に注意する

ワンポイントアドバイス

　消化管蠕動促進作用は，5HT$_4$，5HT$_3$受容体を介してアセチルコリンを放出する経路とモチリン血中濃度上昇の経路により賦活化される．Manabeら[1]は健常人を対象として大建中湯とプラセボ群に分けて二重盲検RCTを行ったところ，大建中湯に小腸と上行結腸の運動機能亢進作用を示した．実臨床では術後のイレウス予防目的などに下部消化管の蠕動促進作用を期待して頻用されている．

他の文献では高垣ら[2]が大建中湯かプラセボを開腹非破裂腹部大動脈瘤手術の術後に投与し，それぞれの効果を腸蠕動音聴取，排ガスまでの期間，腹部X線での小腸ガスの消失を指標に比較したRCTが報告されている．結果，前者が有意に効果を認めた．**エビデンスレベルとしては，術後の下部消化管蠕動促進の目的で使用する際は有用である可能性がある程度**である

文 献

1) Manabe N, et al：Effect of daikenchuto (TH-100) on gastrointestinal and colonic transit in humans. Am J Physiol Gastrointest Liver Physiol, 298：G970-975, 2010
2) 高垣有作，他：腹部大動脈瘤術後腸管麻痺における大建中湯の腸管蠕動改善効果．日本臨外会誌，61：325-328, 2000

メトクロプラミド Metoclopramide

- 胃や十二指腸に存在するドパミン（D2）受容体のアンタゴニストおよびセロトニン（5HT$_4$）受容体のアゴニストとして働き，腸管蠕動運動亢進作用と制吐作用を有する

商 プリンペラン / Primperan（アステラス）
規 注射液　0.5％ 2 mL　¥ 57

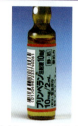
（プリンペラン注射液 10 mg）

適応　上部消化器機能異常，胃内容物停滞に伴う嘔気

希釈法・用法・用量
1回 10〜20 mg + NS 50〜100 mL ⇒ 1日1〜2回 iv

副作用　不安や焦燥感，抑うつ感，高プロラクチン血症，QT延長，錐体外路症状（ジストニア，遅発性ジスキネジア）

禁忌　褐色細胞腫（急激な昇圧発作），消化管出血・穿孔・腸閉塞

慎重投与　小児では興奮，錐体外路症状，痙攣などが現れやすい．腎不全，高齢者では血中濃度上昇の危険がある

作用増強　抗精神病薬であるハロペリドールやクロルプロマジンにより作用増強をきたし，内分泌機能異常や錐体外路症状の発現の危険性がある．またジギタリスとの併用で中毒症状である嘔気を不顕性化させる可能性がある

パンテノール　Panthenol

- 体内でアセチルCoAに代謝され，アセチルコリンの生成を促す．それにより腸運動が亢進する

商 パントール / Pantol（トーアエイヨー－アステラス）

規 注射用　100 mg ¥56，250 mg ¥56，500 mg ¥56

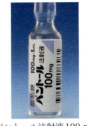
（パントール注射液100 mg）

適応
パントテン酸欠乏症の予防および治療，術後腸管麻痺

希釈法・用法・用量
- 1回100〜500 mgを維持液に混注⇒1〜2回/日で投与
- 術後腸管麻痺には500 mg/回を必要に応じて6回/日まで投与可能

副作用
腹痛，下痢

禁忌
血友病の患者（出血時間を延長させる可能性がある）

ワンポイントアドバイス

日常診療において維持液に混注する形で頻用されている．しかし実際はそのエビデンスは確立されておらず，PubMedではパンテノールの腸蠕動効果を研究したRCTは検索できなかった．国内では真野ら[1]が婦人科開腹術後の38名の患者に対して似た効用をもつパントシン散3.0 gを内服させて，即効性はないものの便秘発生予防，便通を規則的にさせる作用があると報告している．比較的副作用や禁忌も少なく，使用しやすいことを考慮すると頻用したくなるが，**現時点ではその有効性は期待できない**といえる

文献
1) 真野史郎：術後患者に対するパントシンの腸蠕動促進効果．医学と薬学：1(2)，297-301，1979

ジノプロスト Dinoprost

- 消化管平滑筋のプロスタグランジン（PG）受容体に作用し，筋細胞内cAMPを上昇させる．それにより筋細胞内Ca^{2+}濃度が増加し，胃腸管の平滑筋が収縮する．子宮収縮作用も有する

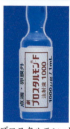

（プロスタルモン・F 注射液1000）

商 プロスタルモン・F / Prostarmon・F（小野）
プロスモン / Prosmon（富士）

規 〈プロスタルモン・F〉
注射液　1 mg 1 mL　¥925，2 mg 2 mL　¥1,774
〈プロスモン〉
注　1 mg 1 mL　¥277，2 mg 2 mL　¥541

適応
①腸管蠕動亢進（胃腸管手術における術後腸管麻痺，麻痺性イレウス）
②妊娠末期における陣痛誘発・促進や分娩促進，治療的流産（卵膜外投与）

希釈法・用法・用量
1回1,000～2,000 μg ＋ NS 500 mL ⇒ 1～2時間でdiv（1日2回）

副作用　顔面紅潮，嘔気嘔吐，悪心，腹痛，下痢　など

禁忌　妊婦への投与，気管支喘息の患者への投与

ワンポイントアドバイス

文献[1, 2]では，開腹手術後の患者にPGF2αを静脈内点滴投与した結果，腸管蠕動亢進による排ガスまでの時間の短縮・排便までの時間の短縮が認められた

文献

1) 永井生司，他：術後腸管運動回復に与えるPGF2αの効果，産科と婦人科，49(3)：411-414，1982
2) 新川唯彦，他：産婦人科開腹手術後の腸管麻痺に対するProstaglandin F2αの投与効果，基礎と臨床，19(9)：4859-4861，1985

18 消化管蠕動薬

19 輸液・輸血

■輸液投与の考え方①モニタリング

　救急・集中治療領域における輸液の投与には，モニタリング上の目標を明確にし，フェーズに合わせたメリハリのある投与が重要である．なぜならば傷害（または手術）による侵襲・再灌流障害を呈した重症患者に医原性の循環血液量過多が加わると，投与した輸液は容易に間質にシフトし，主要臓器の機能不全（＝ICU滞在期間延長＝死亡率上昇）を引き起こすからである．故に急性期における迅速な循環血液量（＝心拍出量＝酸素供給量）維持とその後の輸液過多とのバランスを取るために目標値設定が必要となる．敗血症性ショックであれば，early goal-directed therapy[1]に準拠した平均動脈圧＞65 mmHg，尿量＞0.5 mL/kg/時，中心静脈酸素飽和度＞70％が目標となり，外傷蘇生の場合は乳酸クリアランスや代謝性アシドーシスの改善もあげられる．

■輸液投与の考え方②どこに分布するか

　ヒトの体液量は，おおよそ体重の60％（細胞内液40％，細胞外液20％）とされ，循環血漿量はわずか4％にすぎない（16％は間質液となる，図）．故に重症患者における輸液療法で考慮されるべきは，投与した輸液が生体内のどこに分布するかということである．生理食塩液であれば，Naは細胞内には移動しないが，容易に毛細血管膜（血管壁）の移動はできるので，結果として細胞外の間質液，血管内に3：1で分布する．すなわち投与された生理食塩液は，血管内に4分の1しか止まらない．また5％ブドウ糖液を投与すると，ブドウ糖はすみやかにインスリンで代謝されるので，自由水の投与と変わらない．そのため投与されたブドウ糖液は，細胞内にも分布，結果血管内への分布は全投与量の8％程度にとどまる．これを解決するためにいわゆる膠質液が存在する．5％アルブミン製剤に代表される膠質液は，血漿浸透圧と等しく，迅速に血管内容量を満たす．ただし，膠質液が生存率の改善を示すまでには至っていないのが現状である（表）．

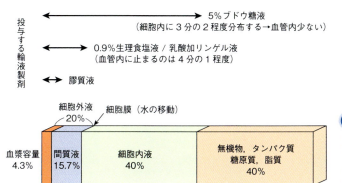

図●体液の分布
文献2より引用
*（ ）内は著者による

表●各輸液の組成

薬剤名	浸透圧(mOsm/L)	ブドウ糖(g/L)	Na	K	CL	有機酸
			(mEq/L)			
5%ブドウ糖液	278	50	−	−	−	−
0.9%生理食塩液	308	−	154	−	154	−
乳酸加リンゲル液	273	−	130	4	109	Lac 28
7.5%ブドウ糖維持輸液	527	75	35	20	35	Lac 20
血漿	290	−	140	4	103	HCO_3^- 24
5%アルブミン	308	−	150	−	150	−

文献

1) Rivers E, et al：Early goal-directed therapy in the treatment of severe sepsis and septic shock. N Engl J Med, 345：1368-1377, 2001
2) Powell-Tuck J, et al：「British Consensus Guidelines on Intravenous Fluid Therapy for Adult Surgical Patients」(http://www.bapen.org.uk/professionals/education-research-and-science/bapen-principles-of-good-nutritional-practice/giftasup)

20％人血清アルブミン 20% Human Serum Albumin

- 高張アルブミン製剤と呼ばれ，間質から血管内への水分移動を促進，慢性低アルブミン血症に伴う腹水などを軽減する

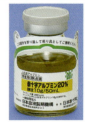

(赤十字アルブミン20％静注 10 g/50 mL)

商 赤十字アルブミン / Sekijuji Albumin（日本血液製剤機構 - 日本赤十字社）
献血アルブミン20「化血研」/ Kenketsu Albumin 20 "KAKETSUKEN"（化学及血清療法研究所 - アステラス）

規 〈赤十字アルブミン〉
静注　20％20 mL ￥2,297，20％50 mL ￥5,022
〈献血アルブミン20「化血研」〉
20％20 mL ￥2,673，20％50 mL ￥5,022

適応
アルブミンの喪失およびアルブミン合成能の低下

希釈法・用法・用量
1日2Vをゆっくりdiv→これを3日間（2.5～3.0 g/dLをめざす）
【必要投与量の求め方】
必要投与量（g）＝期待上昇濃度（期待値－実測値）（g/dL）
　　　　　　　　×循環血漿量（dL）×2.5
（循環血漿量0.4 dL/kg，投与アルブミンの血管内回収率40％）

副作用
ショック，アナフィラキシー，肺水腫

ワンポイントアドバイス
- 膠質浸透圧の改善：高張アルブミン製剤
- 循環血漿量の是正：等張アルブミン製剤

この大原則を遵守すること

5％人血清アルブミン 5% Human Serum Albumin

- 等張アルブミン製剤と呼ばれ，晶質液の補充のみでは回復しない出血性ショックなどの循環血液量減少性ショック時に単回投与する

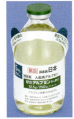

（献血アルブミン5％ 静注12.5 g/250 mL「ベネシス」）

商 赤十字アルブミン / Sekijuji Albumin
（日本血液製剤機構－日本赤十字社）
献血アルブミン「ベネシス」/ Albumin
（日本血液製剤機構－田辺三菱）
アルブミナー / Albuminar（CSL）

規 〈赤十字アルブミン〉 静注 5％ 250 mL ¥6,067
〈献血アルブミン「ベネシス」〉
静注 5％ 100 mL ¥3,492, 5％ 250 mL ¥6,067
〈アルブミナー〉 5％ 250 mL ¥4,575

適応
出血性ショックなど

希釈法・用法・用量
昇圧効果をみながら，1回1瓶（100～250 mL）one shot
〈高度の出血性ショック時〉
- 反応があるまで全開投与
- 250 mL/時，100 mL/時など

副作用
ショック，アナフィラキシー

効果発現や持続時間
0.9％生理食塩液が10分程度であるのに対して，本剤は2～4時間程度，血管内容量の増強を期待できる

ワンポイントアドバイス

SAFE study[1]では，生理食塩液に比較して有益性はなく，重症頭部外傷に限ると死亡率を増すとされる．またALBIOS study[2]では，重症敗血症，敗血症ショックにおいてもその有益性は否定された．今後，詳細な検討が待たれる

文献
1) Finfer S, et al：A comparison of albumin and saline for fluid resuscitation in the intensive care unit. N Engl J Med, 350：2247-2256, 2004
2) Caironi P, et al：Albumin replacement in patients with severe sepsis or septic shock. N Engl J Med, 370：1412-1421, 2014

生理食塩液 (Physiological) Saline

- 100 mL中に900 mgの塩化ナトリウムを含み，Na^+，Cl^-がそれぞれ154 mEq/Lを示す晶質液である．大量投与で高Cl性アシドーシスを生じるとされ，緩衝剤が入った乳酸，酢酸加リンゲル液や重炭酸リンゲル液の方が多く用いられる

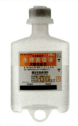

（大塚生食注100 mL）

- 商 大塚生食注 / Otsuka Normal Saline（大塚製薬工場）
  （各社　生理食塩液として多数有り）
- 規 注　20 mL ¥61，50 mL ¥110，100 mL ¥113，250 mL ¥130，500 mL ¥149，1 l ¥233

適応
①注射：細胞外液欠乏時，Na欠乏時，Cl欠乏時，各種薬剤の溶解希釈剤
②外用：皮膚，創部，粘膜の洗浄
　　　　噴霧吸入剤として気管支粘膜洗浄

副作用　大量投与で高Cl性アシドーシス

 ワンポイントアドバイス

上記のため大量投与時は，緩衝剤の入った乳酸加リンゲルや酢酸リンゲルを用いる方が一般的である

Column　生理食塩液の大量使用

救急・ICU領域では，DKA，AKA，横紋筋融解症，重症熱中症などの場合の大量輸液時に生理食塩液は頻用される．さらに外傷や創処置の際の洗浄でもよく用いられる．その際には数リットルの生理食塩液が必要な場合もあり，開放骨折で洗浄デブリードマン時の使用や，消化管穿孔野には10リットルの洗浄も考慮する．

蒸留水 / 注射用水　Distilled water / Water for injection

● 各種薬剤溶解用，希釈用に用いる

商 大塚蒸留水 / Otsuka Distilled Water
（大塚製薬工場）
（各社　蒸留水・注射用水として多数有り）

規 20 mL ¥61，100 mL ¥114，500 mL ¥163，1 L ¥216

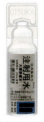

（大塚蒸留水 20 mL）

適応　注射剤の溶解希釈剤，注射剤の製剤

希釈法・用法・用量

血管内への単独投与は施行しない
（血漿浸透圧より低い輸液製剤であるため低張液に該当する．低張液投与では，細胞内へ水の移動が起こる．つまり蒸留水を輸液投与するとすべての水分が細胞内に流入することを意味する．そのため細胞が破壊されてしまい赤血球内に水分が充満して赤血球が破壊されて溶血が生じる）

副作用　溶血

その他

水の種類	製法	用途
常水	水道水，井戸水	飲料水，洗浄用水
精製水	常水を蒸留やイオン交換などで精製した水	製剤原料
滅菌精製水	精製水を滅菌した水	点眼剤などの調整水
滅菌水	常水を滅菌した水	洗浄用水，調剤用水
注射用水	精製水を超濾過した水	注射剤の調整
注射用蒸留水	常水・精製水を蒸留した水	注射剤の調整
生理食塩水	NaClと注射用水から製法した水	注射剤の調整，洗浄水

人ハプトグロビン　Human Haptoglobin

- 元来は，肝臓で生成されるタンパクで，ヘモグロビンと特異的に結合し肝臓に担送，処理を促す（溶血などで生じた遊離ヘモグロビンは，尿細管上皮細胞に作用して尿細管障害を生じる）

商　ハプトグロビン「ベネシス」/ Haptoglobin BENESIS（日本血液製剤機構－田辺三菱）

規　静注　2,000単位100 mL　¥ 43,569

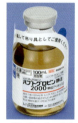

(ハプトグロビン静注
2000単位「ベネシス」)

適応　溶血で生じるヘモグロビン血症，尿症

希釈法・用法・用量
緩徐に1瓶100 mLを静注し，尿色調を確認しながら適宜反復する
⇒正常な色調に回復するまで数瓶投与する

副作用　ショック，アナフィラキシー

その他　熱傷やPCPSの施行などによる溶血でヘモグロビンが大量に放出されると，血液中のハプトグロビンがヘモグロビン代謝によって消費性に消失する．その結果処理しきれない過剰の遊離ヘモグロビンが血液中に残る．この血液中の遊離ヘモグロビンは腎臓の糸球体を通り，その後ヘモグロビンは尿細管上皮細胞に取り込まれてヘムとグロビンに分解される．ヘムは尿細管上皮細胞に毒性があり腎障害が生じる．そこにハプトグロビン製剤を投与し，血液中のハプトグロビンの補充で過剰の遊離ヘモグロビンを肝臓に運び処理することで溶血に伴う腎障害を防止し得る

注意　急速な注入で血圧低下が生じ得る．できるだけ緩徐に投与する

透析液 Dialysis Fluid

- アルカリ化剤として重炭酸を配合した透析液である．重炭酸イオンとCaなどとの沈殿を防止するために2剤に分け，使用直前に配合する包装となっている．現在は，混合しないで投与した際の事故被害を軽減するような工夫が成されている

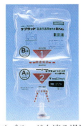

（サブラッド血液ろ過用補充液BSG 1,010 mL）

商 サブラッド血液ろ過用補充液BSG / Sublood-BSG（扶桑）
規 1,010 mL ¥839，2,020 mL ¥1,209

適応 透析型人工腎臓では治療の持続または管理の困難な慢性腎不全例に対するろ過型・ろ過透析型人工腎臓使用

希釈法・用法・用量
使用時A液およびB液を混和し，ろ過型・ろ過透析型人工腎臓使用時の体液量を保持する目的でdiv
成人1分間あたり30〜80 mLの投与速度で症状，血液生化学異常，電解質・酸塩基平衡異常，体液バランス異常などが是正されるまで行う

注意 保険請求上は1日15 Lまでと制限がかかっており，CHDFであれば透析液300 mL/時，補液300 mL/時の併せて600 mL/時が上限となる．実際の効率を考慮すると透析液500 mL/時，補液500 mL/時が理想ではある

その他 2剤の成分は以下の通りである．
- A液：塩化Na，塩化K，炭酸水素Na
- B液：塩化Na，塩化K，塩化Ca水和物，ブドウ糖，塩化Mg，無水酢酸Na

	電解質濃度（mEq/L）						ブドウ糖 (mg/dL)
	Na^+	K^+	Ca^{2+}	Mg^{2+}	Cl^-	CH_3COO^-	HCO_3^-	$C_6H_{12}O_6$
A液	146.0	4.0	–		33.4	–	116.7	–
B液	137.5	1.1	5.0	1.4	145.0	0.7	–	142.9

20 造影剤

　救急集中治療領域において，ベッドサイドでの造影剤使用を考慮する機会は思いのほか多い．ガストログラフインを使用して胃腸蠕動を評価する，外傷患者の尿道・膀胱損傷に関してウログラフインを使用して逆行性造影を行い評価するなど，その有用性は非常に高い．

　本稿で扱うガストログラフイン，ウログラフインはともに非イオン性ヨード造影剤であるが，その副作用発現率は約3％と一定の確率を有し注意が必要である．副作用の多くは嘔気・嘔吐，蕁麻疹など軽微なものがほとんどであるが，アナフィラキシーショックで生命の危機に瀕する可能性もゼロではない．重篤な副作用が発生する危険因子として，造影剤の副作用歴，気管支喘息の既往/発作頻度，心疾患，アレルギー歴などがあがる．これら因子の有無で，副作用の発現率は3〜10倍以上高くなり，造影剤使用における「禁忌」「原則禁忌」となりうる．両剤とも血管内投与は行わず，ガストログラフインも消化管からの吸収は極微量で尿中排泄2％程度と言われている．しかし，前述の副作用の可能性は常に考慮すべきであり，ウログラフインの添付文書には血管内造影に使用されるものと同様の禁忌，原則禁忌，使用上の注意などが記載されている．例えば，相互作用としてのビグアナイド系糖尿病薬の併用注意（乳酸アシドーシスの可能性）や，腎機能低下の患者への使用の注意がそれにあたる．ベッドサイドでの造影剤使用は有用性の高いものであるが，その**副作用発現リスクを常に考慮し，事前に本人・家族に同意（造影剤を使用する検査としての）を取っておく必要があるだろう**．

文　献

1) 田中修：Question 喘息とレントゲン造影検査の関係は？ 喘息患者はレントゲンの造影検査が受けられないと言われましたがどうしてですか？ Q&Aでわかるアレルギー疾患，4：572-573，2008
2) 対馬義人：造影剤の安全性についてのガイドラインの現状と最近の知見．映像情報Medical，45：670-673，2013

アミドトリゾ酸ナトリウムメグルミン液

Meglumine Sodium Amidotrizoate

- バリウムが禁忌となる腸管穿孔例や腸閉塞例でも使用できる水溶性有機ヨード剤である

商 ガストログラフイン / Gastrografin（バイエル）
規 経口・注腸用　1 mL　¥ 15.9

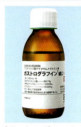

（ガストログラフイン 経口・注腸用）

適応　消化管の狭窄，閉塞，蠕動低下，損傷が疑われた際の消化管造影検査

希釈法・用法・用量
- 経口投与では本剤50 mLを水で2倍希釈し計100 mLとして投与
- 経腸投与では本剤150 mLを水で3〜4倍量希釈にして計450〜600 mLを投与

副作用　本剤の浸透圧の影響で下痢を呈することが多い

禁忌　ヨード過敏症

慎重投与　気管支喘息の既往，アレルギー体質

 ワンポイントアドバイス

　本剤は上記のような診断目的の使用以外にも寄生虫の駆虫目的やイレウスの治療に使用され，小児領域では腸重積の治療や胎便排泄促進に用いられている．それらの作用は，本剤が血漿浸透圧の約6倍もの高浸透圧により消化管への水分の移行を促し，さらには界面活性作用により，硬化して移動しにくくなった消化管内容物の排泄を促すという機序による．しかし，その作用故に高齢者などでは血管内脱水に注意しなければならない

Column 経腸栄養開始前に…

当救命センターでは，経腸栄養開始前に①胃蠕動運動の状態評価目的，②胃腸内容物の排泄促進目的にガストログラフイン 50 mL ＋水 50 mL を胃管より投与する．投与直後と投与4時間後のポータブルX線撮影により評価を行う（図1，2）．蠕動低下が疑われた場合は，当救命センターの経腸栄養プロトコールに従い（260ページ図を参照）エリスロマイシン注射などの投与を開始する．

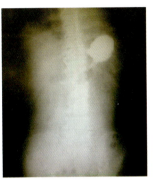 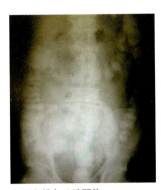

図1● ガストログラフイン投与直後
胃底部に造影剤は保留している

図2● 投与4時間後
S状結腸まで造影剤は移動しており，蠕動良好と判断される

文 献

1) 中藤嘉人：高齢者の腹部膨満に対するガストログラフィン内服の経験．へき地・離島救急医療研究会誌，3：98-103，2002
2) 「教えて！ ICU 集中治療に強くなる」（早川桂，清水敬樹/著），pp158-168，羊土社，2013

アミドトリゾ酸ナトリウムメグルミン注射液
Meglumine Sodium Amidotrizoate Injection

● 逆行性尿路撮影，内視鏡的逆行性膵胆管撮影などの管腔系評価を行う造影剤

商 ウログラフイン / Urografin（バイエル）
規 注 60％20 mL ￥503，60％100 mL ￥2,512，76％20 mL ￥676

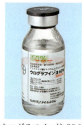

（ウログラフイン注60％）

適応 尿道，膀胱損傷が疑われた際の逆行性尿道造影検査

希釈法・用法・用量
- 逆行性尿路撮影：20〜150 mL（原液または2〜4倍希釈）
- 内視鏡的逆行性膵胆管撮影：20〜40 mL
- 経皮的肝胆道撮影：20〜60 mL

副作用 熱感（9.5％），悪心嘔吐（3.7％），蕁麻疹・発疹（1.7％）

禁忌 〈禁忌〉**ヨード過敏症，重篤な甲状腺疾患**
〈原則禁忌〉**気管支喘息**，重篤な心障害・肝障害・腎障害，マクログロブリン血症，多発性骨髄腫，褐色細胞腫，テタニー

併用禁忌 ビグアナイド系糖尿病薬（乳酸アシドーシスの可能性）

ワンポイントアドバイス

外傷患者で膀胱・尿道損傷を疑った際に，本剤を用いた逆行性造影を施行する．膀胱損傷であれば留置している尿道カテーテルから膀胱内に10倍希釈した本剤200 mLを注入し，CT撮影することで膀腔内液体貯留の濃度のさらなる上昇により膀胱破裂を確認できる（図4）．損傷がなければ膀胱造影で図5のように描出される．

尿道損傷であれば，外尿道口よりネラトンカテーテルを挿入，もしくはカテーテルチップを直接押し当て，2倍希釈の本剤を注入し，逆行性尿道造影を行い診断する．完全断裂か不完全断裂かは，造影剤が漏出部を越えて膀胱まで達するか否かで判断する（図6では事前に撮影した造影CTの造影剤が膀胱内に停留し，逆行性尿道造影の造影剤は漏出部より近位までは上がってきていないのが確認できる）

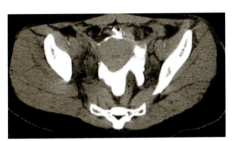

図4 ● 膀胱損傷
膀胱外に造影剤がもれている

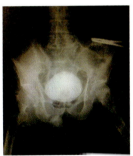

図5 ● 正常な膀胱造影
膀胱損傷を認めない正常な膀胱

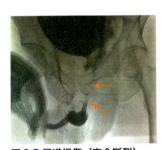

図6 ● 尿道損傷（完全断裂）
尿道が断裂しているものの薄く造影されていることが確認できた（→）

文　献

1) 「外傷専門診療ガイドライン」（一般社団法人日本外傷学会/監，日本外傷学会外傷専門診療ガイドライン編集委員会/編），へるす出版，2014

21 電解質補正時に使用する薬剤

■NaCl製剤

　10％NaCl製剤を用いてさまざまなNa濃度を作成できる．Na free輸液製剤500 mLから40 mL抜いて＋本剤2 AとすればNa 136 mEq/Lとなるのでリンゲル液に近い組成となる．500 mLに2.5 A混注してtotal 550 mLとすると154 mEq/Lとなり生食と同じになる．ブドウ糖をある程度入れたいが自由水負荷よりも容量負荷をかけたい場合には便利だ．2～3 A/日混注するか1 A/1,000 mLの混注量でおよそ3号液と同じくらいのNa濃度となる．

　経管栄養に混ぜて1日の塩分摂取量を調整することもできる．1 A当たり2 gの食塩を含むことを意識して栄養を組む．一般的な経管栄養は十分なエネルギーを達成するくらいの量でも食塩は2～3 g/日程度である．一般人の塩分摂取は10～11 g/日くらいであり，病院食の塩分制限は4～6 g/日になっていることも参考に．

■K製剤

　次にK製剤ではKCl製剤が最も使用される．緊急補正の対象でない場合は補正が緩徐で安全なために内服が好まれるが，一度内服してしまった薬剤は除去できないので内服してからしばらく上がり続けるリスクはある．静注薬と併用されることもある．スローケーは内服のKClで8 mEqのKを含む．経管投与は詰まりやすいため，グルコン酸K（顆粒，4 mEq/1 g）を使用する．アスパラK（アスパラギン酸K）はKの含有量が非常に少ない（1.8 mEq/300 mg）ので積極的な補充には用いない．アルカローシスを伴う場合はKCl，アシドーシスを伴う場合はグルコン酸Kかアスパラギン酸Kが推奨される．

　経静脈的に投与する場合の基本原則は濃度40 mEq/L以下（CVなら100 mEq/L以下），投与速度20 mEq/時以下である．維持液と混注する場合，維持液はすでに10 mEqのKを含むので

500 mLの維持液に10 mEq追加でき，これを1時間で投与できる．リンゲル液には2 mEq/500 mLのKが入っているので1 A追加すると濃度44 mEq/Lとなり原則濃度から微妙にオーバーするがこの濃度でも問題にはならないことが多いようである．低カリウム血症にKを補充するのであればブドウ糖を含んでいない方がよい（インスリン分泌を惹起しない）ので，一般的には生食500 mL + KCl 20 mLとして濃度40 mEq/L，1時間以上かけて投与する（速度20 mEq/時以下）方法が汎用される．すでに致死的不整脈が頻発しているなどのきわめて危険な状況では400 mEq/Lの濃度まで許容される．この場合の投与速度は40〜100 mEq/時で，CVから生食100 mL + KCl 60 mL（375 mEq/L）を1時間でというのが最も急ぐ場面での投与法となる．

K吸着薬

K吸着薬はK吸着能力に大きな差はない．ケイキサレートはNa負荷となるのでやや注意が必要だが，臨床的に問題となるほどの影響はないことが多いので，施設での採用薬を選べばよい．

Ca製剤

Ca製剤は2種類あるがグルコン酸Caは末梢投与可能で，塩化Caは血管外漏出で組織壊死が起きるためCVからの投与が必要である．塩化Caの方がイオン化率が高く即効性がある．グルコン酸Caで治療反応ない症例に反応したといった報告もあるが，controversialである．

高カリウムでの心筋保護や緊急補正の際には原液をslow ivする．slow ivの目安としては10 mLシリンジに吸って10秒1目盛りくらいで投与するとよい．効果は即効性で1，2分もすれば心電図変化が現れることが多い（完全房室ブロックが洞調律に戻る，など）．効果は15〜30分程度なのでKがコントロールできていなければくり返す．

iP製剤

iP製剤は2種類ある．長期絶食などではKとiPが同時に不足する場面が多いのでリン酸2カリウムは便利だが，腎不全患者ではNa，K，iPそれぞれ別個に不足・過剰がありうる．

塩化ナトリウム　Sodium Chloride

- 商 塩化ナトリウム「フソー」/ Sodium Chloride（扶桑）など
- 規 注　10％20 mL　¥95
  （1 A＝食塩2 g＝Na 34.2 mEq）
  pH：5.0〜7.0
  浸透圧比：10.6〜11.6

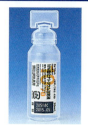
（塩化ナトリウム注10％「フソー」）

適応　Na欠乏時の電解質補給

希釈法・用法・用量

【Na freeのTzや高カロリー輸液に混注】
- Na free 500 mLから40 mL抜く＋本剤2 A（計500 mL）
  → Na 136 mEq/L（≒リンゲル液）
- Na free 500 mL＋本剤2.5 A（計550 mL）
  → Na 154 mEq/L（≒NS）
- 2〜3 A/日 or 1 A/1,000 mL≒およそ維持液と同じNa量

【低ナトリウム血症の治療の際の3％食塩液】
- （NS 400 mL＋本剤120 mL）or（NS 500 mL＋本剤150 mL）

【高張液を吸入して喀痰を誘発】
本剤2 mL＋DW 2〜4 mL→3.3〜5％食塩液を吸入

副作用　（厳密にいえば主作用の範疇だが）高ナトリウム血症，心不全，浮腫

慎重投与　心疾患，腎障害のある患者

注意　当然だが原液は高浸透圧なので希釈して投与する．原液で静脈内投与することはない

塩化カリウム Potassium Chloride

商 KCL補正液（大塚製薬工場）
  スローケー / Slow-K（ノバルティス）
規 〈KCL補正液〉
  20 mEq/20 mL ¥58
  キット 20 mEq/50 mL ¥181
  〈スローケー〉 錠 600 mg 1錠 ¥7.3

適応 低カリウム血症

希釈法・用法・用量
〈スローケー〉
添付文書上は2錠/回（1日2回）だが必要量を適宜調整する
【例】1錠/回（1日1回）～4錠/回（1日3回）まではよく使用される

〈KCL補正液〉
経静脈的投与：濃度40 mEq/L（CVなら100 mEq/L）以下
　　　　　　⇒20 mEq/時以下
一般的：本剤20 mL＋NS 500 mL（40 mEq/L）div（1時間以上）
その他：本剤10 mL＋維持液（40 mEq/L）
　　　　本剤20 mL＋リンゲル液500 mL（44 mEq/L）div（1時間以上）
致死的状況：本剤60 mL＋NS 100 mL（375 mEq/L）div（CVから1時間以上）

副作用 悪心・嘔吐，便通異常，消化管の閉塞，潰瘍

禁忌 乏尿，無尿，または高窒素血症のみられる高度の腎機能障害，未治療のアジソン病，高カリウム血症，消化管通過障害，高カリウム血性周期性四肢麻痺，本剤過敏症

併用禁忌 エプレレノン（現実的にはスピロノラクトンも同様．特に腎不全の患者で）

注意 低カリウムも高カリウムも危険な状態である．また補正の速度は個人差が大きい．よって採血によるK濃度のチェックは頻繁に行われるべきで，数時間～24時間に1回程度の頻度で適宜行うとよい

ポリスチレンスルホン酸ナトリウム
Sodium Polystyrene Sulfonate

- ポリスチレンスルホン酸NaではイオンCa交換によりNaが吸収されてKが排泄される．ポリスチレンスルホン酸CaではCaが吸収される

商 ケイキサレート / Kayexalate（鳥居）
規 散　1g ¥20.5
　　ドライシロップ　76％1g ¥17.7

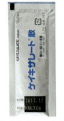
（ケイキサレート散）

ポリスチレンスルホン酸カルシウム
Calcium Polystyrene Sulfonate

- イオン交換によりCaが吸収されてKが排泄される

商 カリメート / Kalimate（興和）
　　アーガメイト / Argamate（三和化学研究所－アステラス）
規 〈カリメート〉
　　散　1g ¥16.2
　　経口液　20％25g ¥93.8
　　ドライシロップ　92.59％1g ¥17.3
　　〈アーガメイト〉
　　ゼリー　20％25g ¥95.4
　　顆粒　89.29％1g ¥15.1

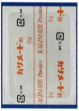
（カリメート散）

適応　高カリウム血症

希釈法・用法・用量
内服であれば成分量で15〜30gを3回分服する．高カリウムの程度に応じて1回5g・1日1回〜1回10g1日3回くらいである．

経腸投与なら水またはTz 100〜200 mLに成分量で15〜30 gを溶解して1〜2時間貯留を3〜4回/日行う
(ケイキサレートドライシロップは約2.5 g/3.27 g＝1包→約5 g/2包の単位で使用する)

副作用　便秘，食欲不振，嘔気，低カリウム血症

禁忌　(ポリスチレンスルホン酸カルシウムのみ) 腸閉塞

併用禁忌　便秘の副作用があるため，腎不全患者にも投与できる緩下薬としてソルビトールが併用されたが，腸管壊死・穿孔の報告がある．経口，注腸のどちらでも報告があるが注腸でのみ「併用しないこと」となっている

慎重投与　(ポリスチレンスルホン酸カルシウムのみ) 便秘，腸管狭窄，副甲状腺機能亢進症 (高カルシウム血症のリスク)，多発性骨髄腫 (高カルシウム血症のリスク)

作用減弱　陽イオンを主体とする製剤 (Mg製剤，Ca製剤，Al製剤など)，レボチロキシン．いずれも併用せざるを得ない状況が多く，臨床的に問題となることは少ない

効果発現や持続時間　内服で数時間，注腸で1時間程度

ワンポイントアドバイス

剤形による違いはない．味が悪いのでシロップ剤などが発売されてきている．また，ICUなどで経鼻胃管を用いて投与する場合には胃管がつまりやすく，胃管を頻回に入れ換えなければならないこともある．その際は注腸に変更するのもよい

グルコン酸カルシウム Calcium Gluconate

- 商 カルチコール / Calcicol（日医工）
- 規 注射液 8.5％5 mL ¥64, 8.5％10 mL ¥78
  Ca 0.39 mEq = 7.85 mg/mL
  （39.25 mg/5 mL）

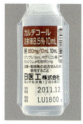

（カルチコール注射液 8.5％10 mL）

塩化カルシウム Calcium Chloride

- 商 塩化カルシウム「NP」/ Calcium Chloride（ニプロ）
- 規 注 2％20 mL ¥88
  Ca 0.36 mEq = 7.22 mg/mL
  （144.45 mg/20 mL）

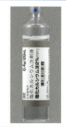

（塩化カルシウム注2％「NP」）

適応　（添付文書上）低カルシウム血症によるテタニーおよび関連する症状
（以下カルチコールでは保険適用外）
不整脈やテタニーの治療のための緊急補正，緊急ではない補正，高カリウム血症での心筋保護，血漿交換時の低カルシウム予防，CCB過量内服の治療，鉛中毒症，Mg中毒症，妊産婦の骨軟化症におけるCa補給

希釈法・用法・用量
- 添付文書上：0.68〜1.36 mEq/分（1.7〜3.5 mL/分）
- 100〜300 mg/数〜15分で投与⇒0.5〜2 mg/kg/時 div

【例】
10〜20 mL（＝78.5〜157 mg）slow iv
or NS または5％Tz 100 mL に溶解して数〜15分で投与
⇒2.5〜5 mL/時（＝19.625〜39.25 mg）div
- 血漿交換では使用するFFPに含まれるクエン酸がCaをキレートして低カルシウム血症が生じる
⇒Caの低下を完全に予防するには1 A/FFP 500 mL 程度の補充が必要
⇒臨床的に有意な低カルシウム血症を予防するだけなら合計2〜3 Aで十分

副作用	結石症，嘔気嘔吐，食欲不振，便秘，倦怠感
禁忌	強心配糖体投与中，高カルシウム血症，重度の腎不全，腎結石
併用禁忌	パンクロニウム，ベクロニウム，ツボクラリン（筋弛緩作用減弱の可能性）
慎重投与	高カルシウム血症のリスクがある場合（ビタミンD製剤との併用など）
配合禁忌	リン酸塩，硫酸塩は沈殿を生じるため混合禁忌である．その他クエン酸，炭酸，酒石酸，エタノール，セフトリアキソンとの配合も行わないこと
効果発現や持続時間	即効性あるが単回の投与では30分程度で効果消失する．これは高カリウム血症における心筋保護でも血中Ca濃度の上昇でも同様である
その他	欧米で使用されているのは10％製剤が多いので注意する． ・10％グルコン酸Ca 10 mL ＝ 94 mg/10 mL ・10％塩化Ca 10 mL ＝ 273 mg/10 mL

ワンポイントアドバイス

低マグネシウム血症があれば同時に補正すること

フルスルチアミン　Fursultiamine

- **商** アリナミンF / Alinamin-F（武田）
- **規** 注　5 mg 1 mL ¥61, 10 mg 2 mL ¥61, 25 mg 10 mL ¥61, 50 mg 20 mL ¥76, 100 mg 20 mL ¥129

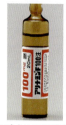

（アリナミンF100注）

適応　ビタミンB_1欠乏症の治療（Wernicke脳症，脚気）

希釈法・用法・用量
Wernicke脳症：1,500 mg/日×2日⇒500 mg/日×5日
【例】通常の輸液製剤500 mL＋100 mg製剤5A⇒1日3回
　　　⇒3日目から1日1回に減量
※添付文書上：25〜100 mg⇒3分以上かけてiv

副作用　ショック，発疹，悪心嘔吐，舌炎，下痢，頭痛，血管痛

その他　嗅覚検査に使用するのはプロスルチアミン（アリナミン）であり本剤は匂いは弱くしてあるが，全く無臭ではない

注意　意識障害，低血糖，低栄養の場合にはビタミンB_1 100 mg ivの後にブドウ糖をivするが，ビタミンB_1は100 mg必要であり，さまざまな容量のアリナミンFがあるので自施設に置いてあるアリナミンFの薬剤量を確認しておく

 ワンポイントアドバイス
ビタミンB_1は絶食するとおよそ2週間で枯渇する

ビタミンB$_1$ / B$_6$ / B$_{12}$ Vitamin B$_1$ / B$_6$ / B$_{12}$

商 ビタメジン / Vitamedin（第一三共）
規 静注用　1瓶　¥128
　1V＝チアミン100 mg，ピリドキシン100 mg，シアノコバラミン1 mg

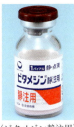

（ビタメジン静注用）

適応
食事からの摂取が不十分な際の補給（主に絶食中のWernicke脳症の予防）

希釈法・用法・用量
1日1V＋（NS or DW or Tz）20 mL
⇒輸液製剤内に混注して投与 or 3分以上かけて緩徐iv

副作用　アレルギーおよび頻度不明の軽微な症状のみ

禁忌　本剤過敏症

作用減弱　ピリドキシン（ビタミンB$_6$）がレボドパの脱炭酸酵素の補酵素であるため，代謝亢進して作用減弱の可能性がある

注意　光分解が起こるため遮光

ワンポイントアドバイス
ビタミンB$_1$の含有量
・ビタメジン1V⇒100 mg
・アリナミンF100 1A⇒100 mg

リン酸ナトリウム Sodium Phosphate

- **商** リン酸Na補正液 / Sodium Phosphate（大塚製薬工場）
- **規** 補正液　20 mL　¥133
  Na 15 mEq/20 mL
  $H_2PO_4^{-}$ 1.79 g/20 mL
  HPO_4^{2-} 0.78 g/20 mL
  P 15.5 mg/mL（0.5 mmol/mL）
  〔K 1 mEq/mL，HPO_4^{2-} 1 mEq/mL（0.5 mmol/mL）のリン酸2カリウム液もある〕

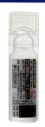
（リン酸Na補正液 0.5 mmol/mL）

適応
低リン血症

希釈法・用法・用量
- リン酸は2価のイオンなので1 mmol = 2 mEq となることに注意しつつ各製剤の表示をよくみること
- 血中濃度は mg/dL だが，投与では多くの書籍や論文において mmol で論じられることが多い
- 多くの情報源でばらつきがあるが症候性や1.0 mg/dL 以下の重症例で60 kg 換算で0.8～6 mmol/時まで記載されている

【単身 div 例】
- 本剤20 mL ＋ NS 80 mL（10 mmol/100 mL）⇒ 8～60 mL/時まで
- 本剤20～80 mL ＋ NS 500 mL を6時間で div
  ⇒次の必要性を判断する　など

副作用
- 低カルシウム血症
- （リン酸2カリウムで）高カリウム血症

配合禁忌
Ca，Mg を含む製剤

注意
急速投与は推奨されない．腎不全の患者を見ればわかるように一時的な高リン血症自体は特に問題ないが，リン酸カルシウムとなって沈殿物を生じたり，低カルシウム血症をきたしたりする可能性があるからである．またリン酸2カリウムはカリウムとしての投与速度・濃度にも注意する

21 電解質補正時に使用する薬剤

22 外傷で使用する薬剤

外傷で使用する薬剤の目的は主に止血および感染制御である．

■止血

止血薬は表のように局所および注射止血薬に分類され，局所止血薬にはトロンビンや酸化セルロース（サージセル）などがあり，出血面に直接噴霧，充填，貼布して用いる．圧迫処置を併用することによって，創面全体，または術野の毛細血管性出血（oozing）に有効である．

注射止血薬としてはカルバゾクロムスルホン酸ナトリウム（アドナ），トラネキサム酸（トランサミン）が以前から広く慣用的に使用されているが，近年エプタコグアルファ（ノボセブン）を用いる施設が増えている．

ただし，大量出血の際に重要なことは，**早期から十分な新鮮凍結血漿（FFP）投与**を行い，また**抗凝固薬を服用している場合はその拮抗薬投与を迅速に判断する**ことであり，その上で止血薬投与を考えるべきである．

■各止血薬の特徴

● アドナ

アドナは血管強化薬といわれ，毛細血管の脆弱性亢進による出血に対して有効とされているが，確固たるエビデンスはない．したがって，投与すべき薬剤とはいえないが，副作用がほとんどないので投与をためらう理由もない．

● トランサミン

一方，トランサミンには多くの論証がある．外傷直後に生じる病態は線溶亢進型であり，この線溶亢進を抑制する抗線溶薬として本剤の有用性がCRASH-2 study[1]，およびその追跡研究で示された．なお，受傷3時間以内の投与で死亡率の改善を認めたが，3時間以上経過してからの投与では逆効果であったことは留意しなければならない．手軽に使用でき安価な薬剤なので，現時

表● 外傷に用いられる止血薬

分類		一般名	製品名	適応，備考	投与方法
局所止血薬		トロンビン	トロンビン	消化管出血	生食10〜20 mLに10,000単位溶解，塗布，噴霧
		酸化セルロース	サージセル・アブソーバブル・ヘモスタット	術野の出血	創面に直接あてたり，創腔を充填させる
		ゼラチン	スポンゼル，ゼルフォーム	出血創面，鼻出血	適当量に切って乾燥状態のまま貼付，充填
注射止血薬	血管強化薬	カルバゾクロムスルホン酸ナトリウム	アドナ	毛細血管脆弱性亢進による出血	25〜100 mg/日 混注
		ビタミンC	ビタミンC	ビタミンC欠乏による毛細血管出血	100〜300 mg/日 混注
	抗線溶薬	トラネキサム酸	トランサミン	外傷超急性期線溶亢進状態	1 gを10分で静注，続いて1 gを8時間で点滴静注
	凝固促進薬	ビタミンK	ケイツー	ビタミンK欠乏，ワルファリン拮抗	10〜20 mg/日で点滴静注，PT-INRを見ながら追加投与
	血液製剤	エプタコグアルファ	ノボセブン	外傷性出血は保険適用外	初回90 μg/kg静注，その後60〜120 μg/kgを2〜3時間ごと（一定の見解はないので，各施設で検討必要）
	抗ヘパリン薬	硫酸プロタミン	硫酸プロタミン	ヘパリン作用の中和	10〜15 mg/1,000単位 静注

点では外傷による大量出血症例において早期に投与すべき薬剤と考えられる．

● **ノボセブン**

　ノボセブンの作用機序は，**各凝固因子を介しての①血小板の活性化，②トロンビン生成からのフィブリン形成**であり，当然その前提条件には**十分な血小板とフィブリノーゲンが必須**である．本

剤の外傷性出血に対する止血効果の評価は一定せず，少なくとも日本外傷学会では推奨していない[2]．しかし，Boffardらは鈍的外傷において48時間以内の輸血投与量を減らすことができたと報告しており[3]，本邦での症例報告も散見され，今後の可能性を秘めた薬剤といえる．ただし，現時点では保険適用外であり1V（5 mg）45万円前後と高価なので，投与時には十分なインフォームドコンセント，病院内の取り決めが必要である．

感染制御

感染制御に使用する主な薬剤は以下の通りである．

● 破傷風トキソイド

破傷風に関しては，**屋外で生じた傷があれば予防のために必ず破傷風トキソイドを考慮し，よほどきれいな傷でなければ抗破傷風人免疫グロブリンも併せて投与**する．

破傷風トキソイドは，予防接種が確実に3回行われ，かつ最終接種後5年以内であれば不要である．それ以外の場合は0.5 mL筋注する．受傷直後の予防としての効果は薄く，その後の**能動免疫**による**予防効果**を期待している．

● 抗破傷風人免疫グロブリン

受動免疫として用いる**抗破傷風人免疫グロブリン**は，破傷風トキソイドによる能動免疫が効力を発揮するまでの間，破傷風毒素に対する抵抗性を獲得させる目的で用いる．いかなる創部も破傷風発症のリスクがあるので，破傷風トキソイドが適応となる症例には同じく抗破傷風人免疫グロブリンを投与した方がよいという考えもあるが[4]，JATEC™（外傷初期診療ガイドライン）では特に汚染が強い創に対してのみ投与が推奨されている[2]．また，**破傷風トキソイドと抗破傷風人免疫グロブリンを投与する際は別々の部位に投与する**（例えば右上腕と左上腕）．

また，外傷による脾損傷に対して脾臓摘出を施した場合には必ず肺炎球菌ワクチン（ニューモバックスNP）を接種する必要がある．脾臓摘出後の重症感染症であるoverwhelming post-splenectomy infection（OPSI）の発症を予防しなければならないからである．OPSIは日本の報告では発症まで5日～35年，英国の報告では24日～65年と幅広い．

文 献

1) Shakur H, et al：Effects of tranexamic acid on death, vascular occlusive events, and blood transfusion in trauma patients with significant haemorrhage (CRASH-2)：a randomised, placebo-controlled trial. Lancet, 376：23-32, 2010
2) 「外傷専門診療ガイドライン」（一般社団法人日本外傷学会/監，日本外傷学会外傷専門診療ガイドライン編集委員会/編），へるす出版，2014
3) Boffard KD, et al：Recombinant factor VIIa as adjunctive therapy for bleeding control in severely injured trauma patients：two parallel randomized, placebo-controlled, double-blind clinical trials. J Trauma, 59：8-15; discussion 15-8, 2005
4) Rhee P：Tetanus and Trauma：A Review and Recommendations. J Trauma, 58：1082-1088, 2005

沈降破傷風トキソイド　Adsorbed tetanus toxid

● 破傷風菌から得られた毒素液を無毒化し精製したもの．能動免疫により血中抗体価の上昇を図る

商 沈降破傷風トキソイド"化血研"/ Adsorbed tetanus toxoid KAKETSUKEN（化学及血清療法研究所－アステラス）
破トキ「ビケンF」（阪大微生物病研究会－田辺三菱）

規 〈沈降破傷風トキソイド"化血研"〉
0.5 mL ¥ 424
〈破トキ「ビケンF」〉 0.5 mL ¥ 416

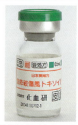
（沈降破傷風トキソイド"化血研"）

適応　原則，屋外での外傷症例すべてに考慮

希釈法・用法・用量
- 予防接種が3回行われ，かつ最終接種後5年以内であれば不要
- 3回接種しても5年以上経過⇒0.5 mL sc or im
- 3回未満，接種歴が不明，または最終接種から10年以上経過している場合⇒受傷時，3〜8週間後，6カ月以上（標準として12〜18カ月）後にそれぞれ0.5 mL sc or im

副作用　痛み，発熱，発赤，腫脹などがあるが，重篤なものは稀

効果発現や持続時間　本剤投与による血中抗体価の上昇には少なくとも4日は要することから，急性期の予防効果はあまり期待できない．予防接種後の免疫状態は5年，長くとも10年程度

その他　1968年以降にDPT（三種混合）ワクチンが定期接種となり，1968年以降に生まれた人には抗体保有率が高い

ワンポイントアドバイス

一般的な外傷のみならず，人を含め咬傷にも適応がある．
破傷風は予防できる病気であるがゆえに，本剤および破傷風免疫グロブリンの臨床的意義は大きい

抗破傷風人免疫グロブリン
Human Anti-tetanus Immunoglobulin

● 人血液を原料として製剤化したもの．感染のリスクは完全には否定できない

商 テタガムP / Tetagam P（CSLベーリング）
テタノブリン / Tetanobulin（日本血液製剤機構－田辺三菱）
テタノブリンIH / Tetanobulin IH（日本血液製剤機構－田辺三菱）

規 〈テタガムP〉
筋注シリンジ　250 IU 1 mL　¥3,627
〈テタノブリン〉
筋注用　250 IU　¥3,354
〈テタノブリンIH〉
静注　250 IU　¥3,899，1,500 IU　¥20,859

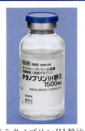

（テタノブリンIH静注 1500単位）

適応　汚染がきわめて少ないと判断した場合は省略してもよいが，汚染度で破傷風の発症予測はできないので，破傷風トキソイドを投与する症例には本剤も考慮してもよい

希釈法・用法・用量
- 外傷に対する予防投与：1回250 IU（1 A）im
  ※ただし，テタノブリンIHはiv
- 破傷風発症に対する治療投与：5,000 IU im

慎重投与　免疫不全患者

作用減弱　非経口用生ワクチンの効果を減弱する可能性があるので，投与時期を3カ月以上あける

配合禁忌　配合の問題ではないが，筋注の場合は破傷風トキソイドを投与した部位と別部位に投与

効果発現や持続時間　抗体価半減期はおよそ20〜30日程度

血液製剤なので本人または家族からの同意が必要

 実際の投与は主治医の判断に委ねられ，沈降破傷風トキソイド以上に適応について迷うことが多い．トキソイドと同じく破傷風は予防できる病態であるという観点から，迷うような症例には投与すべきと考える

トロンビン　Thrombin

- トロンビンはウシの血液から，献血トロンビンは人血漿から精製される．凝固カスケードの最終過程である，フィブリノーゲンをフィブリンに転化するので，効果発現には十分なフィブリノーゲンの存在が必要

商 献血トロンビン「ベネシス」/ Thrombin（日本血液製剤機構−田辺三菱）
トロンビン"化血研"/ Thrombin KAKETSUKEN（化学及血清療法研究所）
トロンビン液モチダ / Liquid Thrombin MOCHIDA（持田）

（トロンビン液モチダ ソフトボトル1万）

規 〈献血トロンビン「ベネシス」〉
5,000単位 ¥947.5, 10,000単位 ¥1,406.4
〈トロンビン"化血研"〉
5,000単位 ¥915, 10,000単位 ¥1,422.1
〈トロンビン液モチダ〉
ソフトボトル　5,000単位5 mL ¥1,036, 10,000単位10 mL ¥1441.3

22 外傷で使用する薬剤

(**適　応**)　上部消化管出血，止血困難な創面，臓器表面からのoozing

(希釈法・用法・用量)
10,000単位＋NS 10〜20 mL
⇒出血の部位に噴霧あるいは局注，または粉末のまま塗布

(**禁　忌**)　トランサミン，凝血促進薬，アプロチニン製剤投与中

(**作用減弱**)　胃酸により効果減弱するので，経口投与する際は牛乳や水酸化アルミニウムゲル（マーロックス）などとともに服用させる

★(**注　意**)　局注する際には血管内への誤注入に注意．また，本剤は無菌製剤ではない

カルバゾクロムスルホン酸ナトリウム
Carbazochrome Sodium Sulfonate

- アドレナリンの酸化物であるアドレノクロムに止血作用があることから生成された薬物．血小板や凝固能には作用せず，毛細血管に作用して血管透過性を抑制し血管抵抗値を増強するといわれている

商 アドナ / Adona（田辺三菱）
　　タジン / Tazin（あすか–武田）

規 〈アドナ〉
　　注　5％2 mL　¥63
　　注（静脈用）　0.5％5 mL　¥60, 0.5％10 mL　¥62, 0.5％20 mL　¥107
　　〈タジン〉
　　錠　30 mg　¥10.2

〔アドナ注（静脈用）50 mg〕

適応
古くから慣用的に消化管出血や頭蓋内出血に用いられる．添付文書上の適応は，紫斑病，皮膚，粘膜および内膜からの出血，眼底出血，腎出血，子宮出血，術中，術後の異常出血

希釈法・用法・用量
25〜100 mgを維持液のボトルに混注し1日かけてdiv

副作用
ほとんどない．稀にアレルギー，発疹

効果発現や持続時間
50 mg静注で半減期約40分

ワンポイントアドバイス
あくまでも確実な止血処置，必要な血液製剤投与を行ったうえで使用すること．その大前提のもとに投与してさらなる止血効果を期待する

トラネキサム酸　Tranexamic Acid

- 本邦で開発された薬剤で，線溶亢進状態に対して抗プラスミン作用により止血作用を示す

商 トランサミン / Transamin（第一三共）
規 注　5％5 mL ￥64，10％2.5 mL ￥64，10％10 mL ￥128

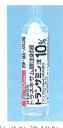

〔トランサミン注10％（1g）〕

適応

白血病，再生不良性貧血，紫斑病，鼻出血，腎出血，性器出血のほかに，外傷，手術時の大量出血による急性期の線溶系亢進状態．頭蓋内出血，消化管出血に対しても慣用的に用いられる

希釈法・用法・用量

- 外傷による大量出血：1 gを10分間でiv ⇒ 1 gを8時間でdiv
- 収容時出血性ショック疑い：その段階ですみやかに投与

※初療時での厳密なシリンジポンプ管理は非現実的．
　われわれは1 g＋NS 100 mLを適宜滴下している

禁忌

トロンビン投与中は血栓形成の危険があるので禁忌．DICに対しても原則使用は控える．また，血尿に対しては本剤投与により尿路結石の危険が高まるので注意が必要

効果発現や持続時間

半減期は1時間〜3時間，主に腎臓から3，4時間以内に排泄される

その他

止血薬としてのみならず，抗炎症作用から蕁麻疹や口内炎，さらには皮膚のシミ，遺伝性血管浮腫など非常に多岐にわたって使用される薬剤である

ワンポイントアドバイス

外傷急性期のDICが線溶亢進状態から線溶抑制状態へ移行していくことを理解したうえ，急性期のみに使用すること

エプタコグ アルファ（rFⅦa製剤）
Eptacog Alfa

- ヒト第Ⅶ因子の遺伝子をもとに精製，活性化したもの．血友病患者の止血薬として開発された

商 ノボセブンHI / NovoSeven HI（ノボ ノルディスク）
規 静注用 1 mg 1 mL（溶解液付）￥99,953，2 mg 2 mL（溶解液付）￥194,400，5 mg 5 mL（溶解液付）￥463,039

適 応 保険適用は，血友病，先天性Ⅶ因子欠乏症，Glanzmann血小板無力症の3疾患のみ．実際は大半が保険適用外である大量出血をきたす外傷，術後出血，産科的出血，脳出血などに用いられている．ワルファリンの拮抗薬としても期待できる

希釈法・用法・用量
出血に対しては投与量，投与方法に一致した見解はない
※40〜200μg/kgを2〜5分でiv
【Boffardらの例】
初回：200μg/kg（体重60 kgとして12 mg，以下同じ）
1時間後：100μg/kg（6 mg）
3時間後：100μg/kg（6 mg）の計3回投与
【添付文書上】
初回：90μg/kg（5.4 mg）
その後：1回60〜120μg/kg（5.4〜10.8 mg）を止血効果が得られるまで2〜3時間ごとに2〜5分かけiv

副作用 血栓形成およびDIC

禁 忌 DIC誘発の危険があるため敗血症患者には原則禁忌

慎重投与
- 大手術，進行性アテローム硬化症，挫滅創およびDICの患者（血栓形成あるいはDIC誘発の危険）
- マウス，ハムスターまたはウシタンパクに対する過敏症がある患者（精製過程より）

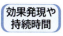**効果発現や持続時間**

120μg/kg静注の場合，半減期は3.5時間．臨床的な効果発現時間は不明．投与直後に効果を感じた報告もある

ワンポイントアドバイス

劇的な治療効果を示す報告例はまるで特効薬をイメージさせる．迅速な投与が重要だが，安易に投与するのではなく，本剤が十分効果発揮するように十分な血小板，FFP投与，低体温，アシドーシスの補正を心がける．また，各施設における倫理委員会を通すことが望ましい

23 拮抗薬

■ 拮抗薬の役割

拮抗薬とは，ある薬物の作用を妨害させる作用のある薬物である（表）．

日常的に使用される薬剤の中には麻薬，劇薬，毒薬なども多く，使い方を誤ると生命にかかわることもある．院内急変の中には薬物の影響による事例も少なくない．救急搬送される患者の中には，薬物を誤って，あるいは意図的に過量使用していることもある．

いずれにしても，必要に応じて有害な薬物作用を減じることのできる拮抗薬は治療や診断に有用である．

■ 拮抗薬の使い方

以下の場合には，拮抗薬の使用を検討してもよい．

● 呼吸抑制があるとき

呼吸抑制が発生しやすい代表的な薬剤と選択できる拮抗薬は以下である．

- 鎮静薬　　→フルマゼニル（ベンゾジアゼピン系薬剤のとき）
- 麻薬　　　→ナロキソン（モルヒネやフェンタニルのとき）
- 筋弛緩薬　→スガマデクス（ロクロニウムやベクロニウムのとき）

鎮静薬による呼吸抑制と麻薬による呼吸抑制は臨床所見が異なるので注意深く診察する．

【鎮静薬】

意識レベルの低下に伴い舌根沈下がおき，気道閉塞するために呼吸が止まる．

→下顎挙上などで気道を開通させると換気がなされることも多い．

鎮静がさらに深いと呼吸運動自体も消失する．

【麻薬】

呼吸中枢の応答が下がり，1回換気量は増加するが呼吸数が減

少し分時換気量は低下する(または横ばい)場合が多く，$PaCO_2$ が貯留する．

→気道確保しても改善しない．意識は残存しているので呼びかけて深呼吸を促すと呼吸をする．

声掛けで呼吸をするからといって，「呼吸抑制はない」と誤った判断をしてはならない．

● 意識障害があるとき

鎮静薬や麻薬が過量だと意識状態が悪くなることがある(拮抗薬は上記参照)．

● 出血傾向があるとき

出血傾向を認める代表的な薬剤と選択できる拮抗薬は以下である．

- 抗凝固薬　→プロタミン(ヘパリンのとき)，ビタミンK(ワルファリンのとき)
- 抗血小板薬→血小板輸血しかない

表● 拮抗薬一覧

アセトアミノフェン	アセチルシステイン
有機リン	プラリドキシムヨウ化メチル(PAM)
ヒ素，亜鉛，鉛，水銀	ジメルカプロール(BAL)
ワルファリン	ビタミンK
メトトレキセート	ロイコボリンカルシウム
ベンゾジアゼピン	フルマゼニル
モルヒネ，フェンタニル	ナロキソン
銅，水銀，鉛	D-ペニシラミン
鉛，カドミウム，クロム，銅	CaNa2EDTA
シアン化合物，ヒ素化合物	チオ硫酸ナトリウム
ロクロニウム	スガマデクス
ベクロニウム	ネオスチグミン

フルマゼニル　Flumazenil

- ●劇薬．ベンゾジアゼピン系薬剤の拮抗薬．中枢神経系のGABA_A受容体に存在するベンゾジアゼピン結合部位に競合的に結合する

商 アネキセート / Anexate（アステラス）
フルマゼニル「サワイ」/ Flumazenil（沢井）

規 〈アネキセート〉
注射液　0.5 mg 5 mL　¥3,009
〈フルマゼニル〉
静注液　0.5 mg 5 mL　¥1,870

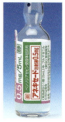
（アネキセート注射液 0.5 mg）

適応
ベンゾジアゼピン系薬剤による①鎮静の解除　②呼吸抑制の改善　③不穏や興奮などの逆説反応の制御　④ベンゾジアゼピン系薬剤を使用した妊婦から娩出された新生児の呼吸抑制の改善（③・④は保険適用外）

希釈法・用法・用量
原液（濃度0.1 mg/mL）のまま使用

【成人例】
- 単回投与：原液2 mL（0.2 mg）を15秒程度でiv
  →1〜4分後に効果判定
  →効果が出現しなければ1分ごとに原液1 mL（0.1 mg）ずつ追加
  ※最大20 mL＝2 mg＝4 Aまで
- 持続投与：原液5〜10 mL/時（0.5〜1 mg/時）

【小児例】（保険適用外）
- 単回投与：原液0.1 mL/kg（0.01 mg/kg，ただし成人量は超えてはならない）を15秒程度でiv
  →1分後に効果判定
  →効果が出現しなければ1分ごとに原液0.1 mL/kg（0.01 mg/kg）を追加
  ※最大0.5 mL/kg＝0.05 mg/kg まで
- 持続投与：原液0.05〜0.1 mL/kg/時（0.005〜0.01 mg/kg/時）

副作用
- 急激な覚醒に伴う変化（血圧上昇，頻呼吸，不整脈，不穏など）に注意する
- **冠動脈疾患**や**頭蓋内圧**が不安定な患者への使用はより注意する
- ベンゾジアゼピン系薬剤と**三環系（四環系）抗うつ薬**を使用している患者では，抗うつ薬の自律神経症状を顕在化させたり，離脱症状が出現したりするので緩徐な投与にする
- **痙攣**を誘発することがある

禁忌
- 本剤の過敏症歴
- ベンゾジアゼピン系薬剤の過敏症歴
- 長期間ベンゾジアゼピン系薬剤を使用している**てんかん患者**

効果発現や持続時間
消失半減期は約50分と短く，効果持続時間は単回投与で15〜140分程度とされる

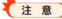
注意
ベンゾジアゼピン系薬剤の半減期の方が長いことが多く，**ベンゾジアゼピン系薬剤の作用が再出現する**ことがあるので注意する

その他
- 血漿タンパク結合率50％でありタンパク質の影響を受けにくい
- 肝代謝
- 腎排泄
- pH 3.0〜5.0
- 妊婦に使用してもよい
- 授乳婦に使用してもよいが授乳を避けるのが望ましい

ワンポイントアドバイス
ベンゾジアゼピン系薬剤の健忘作用にも順行性に拮抗するが，逆行性効果はない

ナロキソン Naloxone

- 劇薬．オピオイド系薬剤の拮抗薬．オピオイド受容体（μ，κ，δ）に競合的に拮抗する

商 ナロキソン塩酸塩静注0.2 mg「第一三共」/ Naloxone hydrochloride Intravenous Injection "DAIICHI SANKYO"（第一三共－アルフレッサ ファーマ）

規 静注　0.2 mg 1 mL　¥ 952

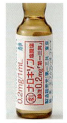

（ナロキソン塩酸塩静注 0.2 mg「第一三共」）

適応　オピオイドによる①呼吸抑制と②覚醒遅延の改善，③急性オピオイド中毒（保険適用外）

希釈法・用法・用量

原液（0.2 mg/mL）1 mL + NS 19 mL
⇒ 0.2 mg/20 mL（0.01 mg/mL = 10 μg/mL）として使用（DS）
（以下の例は保険適用外である）

【成人例】
〈①呼吸抑制解除，②覚醒遅延の改善〉
- 単回投与：DS 4 mL（0.04 mg）投与
  → 1〜2分後に効果判定
  →効果が出現しなければ1分ごとに1 mL（0.01 mg）ずつ追加
  ※最大10 mg＝原液50 Aまで
- 持続投与：DS 0.2〜1 mL/kg/時（2〜10 μg/kg/時）
  ※最大0.8 mg/kg/時＝原液4 mL/kg/時

〈③急性オピオイド中毒〉上記の5倍量（原液1 mL）を1度に使用

【小児例】
〈①呼吸抑制解除，②覚醒遅延の改善〉
- 単回投与：DS 0.1 mL/kg（1 μg/kg ただし＜0.04 mg）を投与
  → 1〜2分後に効果判定
  →効果が出現しなければ1分ごとに0.1 mL/kg（1 μg/kg）ずつ追加
  ※最大0.4 mg＝原液2 Aまで
- 持続投与：DS 0.2〜1 mL/kg/時（2〜10 μg/kg/時）
  ※最大0.16 mg/kg/時＝原液0.8 mL/kg/時

〈③急性オピオイド中毒〉上記の5倍量を1度に使用

副作用　鎮痛の拮抗作用より，呼吸抑制の拮抗作用の方が2～3倍強いが，過量投与により**オピオイドで管理されていた疼痛が出現する**ことがあるので注意する．
そのため，疼痛や覚醒に伴う変化（血圧上昇，頻脈，疼痛，悪心嘔吐など）に注意する

禁　忌　本剤の過敏症歴，バルビツール系薬剤などの呼吸抑制のある患者

効果発現や持続時間　消失半減期は約60分と短く，効果持続時間は単回投与で20～60分程度とされる

注　意
- 筋注，皮下注も可能
- 気管内投与（静脈内投与量の2～10倍量）も可能
- オピオイドの半減期の方が長いこともあり，**オピオイドの作用の再出現により呼吸抑制がでることがある**ので注意する

その他
- 血漿タンパク結合率40％でありタンパク質の影響を受けにくい
- 肝代謝・腎排泄
- pH 3.0～4.5
- 妊婦に使用してもよい
- 授乳婦に使用してもよいが授乳を避けるのが望ましい

スガマデクス　Sugammadex

- 筋弛緩薬（ロクロニウムまたはベクロニウム）の拮抗薬

商 ブリディオン / Bridion（MSD）
規 静注　200 mg 2 mL ￥10,231，500 mg 5 mL ￥24,328

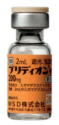

（ブリディオン静注 200 mg）

適応　ロクロニウムあるいはベクロニウムによる筋弛緩の拮抗

希釈法・用法・用量
原液（濃度100 mg/mL）を使用
【成人・小児例】
- TOF刺激で2回目の収縮反応があるとき：2 mg/kg
　　　　　　　　　　　　　　（原液0.02 mL/kg）
- PTC刺激で1～2回の単収縮反応があるとき：4 mg/kg
　　　　　　　　　　　　　　（原液0.04 mL/kg）
- 挿管用量直後に拮抗するとき：16 mg/kg（原液0.16 mL/kg）

副作用
- アナフィラキシー
- 気管支痙攣
- 冠動脈攣縮
- 心室性不整脈

作用減弱
- 乳がんの治療で用いるホルモン製剤（トレミフェン：フェアストン）により再筋弛緩状態になるリスクがある
- 経口避妊薬の作用が減弱することがあるので，飲み忘れたときと同じ対処が必要

効果発現や持続時間
いずれの投与量であっても5分以内に筋弛緩が拮抗されることが多い．挿管用量筋弛緩の3分後に拮抗した場合，3分強で筋弛緩状態から回復する

注意 投与量不足の場合，20〜30分後に**再筋弛緩状態**になることがあるので，筋弛緩モニターを使用することが望ましい

その他
- 血漿タンパク質とは結合しない
- 腎排泄
- pH 7.0〜8.0
- 妊婦に使用してもよい
- 授乳婦に使用してもよいが授乳を避ける

ワンポイントアドバイス

暗所保管が必要で，**遮光袋（付属する黒い袋）に入れて保管**する．蛍光灯などの光にあたる環境の場合には1週間以内に使用することが推奨されている

プロタミン　Protamine

- 血液凝固阻止薬のヘパリンナトリウムの中和に用いる

商 ノボ・硫酸プロタミン / Novo-Protamine Sulfate（持田）
規 静注用　1％ 10 mL　¥ 671

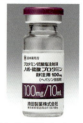
（ノボ・硫酸プロタミン静注用 100 mg）

適応
ヘパリン過量投与時の中和，血液体外循環後のヘパリンの中和

希釈法・用法・用量
- ヘパリン1,000単位（ノボ・ヘパリン原液だと1 mL）に対してプロタミン10〜15 mg（原液1.0〜1.5 mL）を使用
  ※急激な投与は血管拡張に伴う低血圧などが生じるので避ける
- 原液＋同量のNS（2倍希釈）→緩徐 iv or div（10分以上かける）
- ヘパリンの半減期は30分〜1時間であるので，ヘパリン投与後，
  ・30分までなら，投与ヘパリン量の100％
  ・30分から1時間までなら，投与ヘパリン量の50％
  ・1時間から2時間までなら，投与ヘパリン量の25％
  ・2時間以降なら，投与ヘパリン量の10％
  を想定してプロタミン投与量を決定してもよい
- プロタミンの効果をAPTTやACTで測定して投与量が適切か評価する必要がある

副作用
- アナフィラキシー
- 血圧の低下，徐脈
- 肺高血圧症
- 呼吸困難

慎重投与
プロタミン含有インスリン製剤の投与歴（プロタミンに感作されている可能性）

作用減弱
ヘパリンが存在しない状態で使用すると，プロタミン自体が血小板やフィブリノーゲンと作用して**抗凝固作用**を示す（ヘパリンの1/100程度の作用といわれている）．

中和量以上の投与には注意するのが賢明だが，1〜2 mg/kgの過量投与は通常問題ないといわれている

注意　ヘパリンリバウンド（heparin rebound）：
プロタミンによりヘパリンが中和された後に，**ヘパリンの作用が再出現**することがある．プロタミンの追加をすれば中和できる

その他
- 妊婦に使用してもよい
- 授乳婦に使用してもよいが授乳を避けるのが望ましい

ワンポイントアドバイス

人工心肺，VA-ECMO（PCPS），VV-ECMOなどに依存している場合，安易にプロタミンを投与してはならない．血液凝固に伴って人工肺が詰まればあっという間に生命維持が不可能になる．対処方法は回路交換であるが，透析などと異なり時間的猶予はほとんどない．

プロタミンを誤って投与しない体制を**医療安全**の視点から整備しておくことが重要である．

＊略語解説
- ECMO：extracorporeal membrane oxygenation（体外式膜型人工肺）
- VA-ECMO：venoarterial ECMO〔静脈脱血→動脈送血．国内では経皮的心肺補助（PCPS：percutaneous cardio pulmonary support）ともよばれる〕
- VV-ECMO：venovenous ECMO（静脈脱血→静脈送血）

Column　プロタミンとは

プロタミンはサケ科などの魚の精巣，つまり白子から得られる分子量2,000〜12,000の多成分系の塩基性ポリペプチドで，精子のDNAに結合した状態で存在するといわれている．

ヘパリンはアンチトロンビン（AT-Ⅲ）と結合し抗凝固作用を発揮するが，より親和性の高いプロタミンが存在するとヘパリンはAT-Ⅲから解離し，生理学的に不活性な安定複合体ヘパリン-プロタミンを形成する．そのため，ヘパリンの抗凝固作用を拮抗できる．

24 呼吸器関係の薬剤

 プライマリケアや救急外来において，気管支喘息および，COPDを背景にもつ患者を診療する機会は多い．

 また気管支喘息の急性増悪での入院は減少傾向にあるが，まだ診療する機会は多く，重症例ではICUへの入院を余儀なくされる症例もある．COPDの急性増悪による入院患者を診療することも多いと思われる．本稿ではこれらの疾患で主に使用される気管支拡張薬であるβ2刺激薬のサルブタモール，ツロブテロール，非吸入薬であるアミノフィリン，また抗炎症作用を期待して使用される吸入ステロイドに関して記載する．

■ β2刺激薬

 サルブタモール，ツロブテロールがあり，サルブタモールは一般に吸入薬で短時間作用型（short-acting beta2-agonist）に分類され発作時に使用される．ツロブテロールは一般的には貼付薬で長時間作用型（long-acting beta2-agonist）に分類される．

■ アミノフィリン

 ネオフィリン，アミノフィリン，キョーフィリン，テオカルヂン，ニチフィリン，アプニションといったものがある．喘息治療において古くから使用されている非吸入薬剤の1つである．

 作用機序としてはホスホジエステラーゼ阻害，アデノシン受容体阻害作用を介して平滑筋内のcAMP濃度を増加させ，気管支拡張作用を呈し，体内ではテオフィリンとして存在する．

 ガイドラインでのアミノフィリンの推奨だが，GINA2014では救急室での使用は推奨されておらず，大発作ではICU入室後の使用を考慮するとしている．また中等症発作以上での使用を推奨している．

 副作用としてテオフィリン中毒が知られており，重症のテオフィリン中毒では致死的となることがある．

 そのため，厳重な血中濃度測定が必要で，救急外来での使用に

は適さない.

● テオフィリン中毒
- 中毒濃度　20μg/mL以上
- 重症中毒濃度　急性：80〜100μg/mL以上，慢性：40〜60μg/mL以上
- 15μg/mL以上で症状が出始めることもある
- 軽症：嘔気,嘔吐,腹痛,下痢,頻脈,高カリウム血症,低カリウム血症,低リン血症,低マグネシウム血症
- 重症：血圧低下,横紋筋融解,痙攣,心室性不整脈（20〜30μg/mLで）

■吸入ステロイド

気管支喘息の長期管理薬として使用され,一般的にはTh1サイトカインが中心で好中球主体の気道炎症であるCOPDには吸入ステロイド薬（ICS）は抵抗性と考えられる.

大規模臨床試験やメタ解析において単独のICS吸入は経年的な1秒量の低下を抑制する効果を示さなかったが,重症COPD患者の増悪回数を有意に減少させ,QOLを改善させたとの報告[1]もあり,重症の患者に使用される頻度が高い.

また近年COPDと喘息とのoverlap症候群が注目されている.少なくとも3割以上の患者で合併が示唆され,overlap症候群として診断された場合には積極的にICSの併用が勧められる.

吸入ステロイドは多くの種類があり（表1），各ステロイドでDPI（dry powder inhaler：ドライパウダー吸入薬）製剤，pMDI（pressurized metered dose inhaler：加圧式定量噴霧式吸入器）製剤があるため，個々の患者の特性にあわせて選択する必要がある.

またICSと長時間作用型β2刺激薬のLABA合剤（表2）もあり，喘息治療step2以降での使用が推奨される[2]（表3）.

救急外来，ICUベースでは吸入ステロイドとLABA合剤は処方される機会も少ないため，本稿ではアドエア，シムビコートに関してのみ記載する.

表1 ● ICS製剤

一般名	商品名	用法用量	剤形	平均粒子径	肺内到達率
シクレソニド	オルベスコ（インヘラー）	1回100〜400μg 1日1回	pMDI	1.1μm	約52%
ブデソニド	パルミコート（タービュヘイラー）	1回100〜400μg 1日2回	DPI	2.6μm	約35%
	パルミコート（吸入液）	1回0.5 mg 1日2回 1回1 mg 1日1回	ネブライザー	—	
フルチカゾンプロピオン酸エステル	フルタイド（ディスカス）	1回100μg 1日2回	DPI	5.2μm	約12%
	フルタイド（ロタディスク）				
	フルタイド（エアゾール）		pMDI	3.1μm	
ベクロメタゾンプロピオン酸エステル	キュバール（エアゾール）	1回100μg 1日2回	pMDI	1.1μm	約55%
モメタゾンフランカルボン酸エステル	アズマネックス（ツイストヘラー）	1回100μg 1日2回	DPI	2.0μm	約40%

表2 ● ICS / LABA 合剤

一般名	商品名	用法用量	剤形	平均粒子径	肺内到達率
フルチカゾンプロピオン酸エステル/サルメテロールキシナホ酸塩	アドエア（ディスカス）	1回1吸入 1日2回	DPI	フルチカゾン：4.4μm サルメテロール：4.4μm	約15%
	アドエア（エアゾール）	1回2吸入 1日2回	pMDI	3.1μm	約30%
ブデソニド/ホルモテロールフマル酸塩	シムビコート（タービュヘイラー）	1回1吸入 1日2回 あるいは発作時も使用	DPI	ブデゾニド：2.6μm ホルモテロール：2.5μm	40%
フルチカゾンプロピオン酸エステル/ホルモテロールフマル酸塩	フルティフォーム（エアゾール）	1回2～4吸入 1日2回	pMDI	2.1～4.7μm	不明
フルチカゾンプロピオン酸エステル/ビランテロールトリフェニル酢酸塩	レルベア（エリプタ）	1回1吸入 1日1回	DPI	フルチカゾン：4.0μm ビランテロール：2.2μm	不明

表3 ● 喘息治療ステップ

		治療ステップ1	治療ステップ2	治療ステップ3	治療ステップ4
長期管理薬	基本治療	吸入ステロイド薬（低用量） 上記が使用できない場合以下のいずれかを用いる ・LTRA ・テオフィリン徐放製剤 （症状が稀であれば必要なし）	吸入ステロイド薬（低〜中用量） 上記で不十分な場合に以下のいずれか1剤を併用 ・LABA （配合剤の使用可） ・LTRA ・テオフィリン徐放製剤	吸入ステロイド薬（中〜高用量） 上記に下記のいずれか1剤，あるいは複数を併用 ・LABA （配合剤の使用可） ・LTRA ・テオフィリン徐放製剤	吸入ステロイド薬（高用量） 上記に下記の複数を併用 ・LABA （配合剤の使用可） ・LTRA ・テオフィリン徐放製剤 上記のすべてでも管理不良の場合は下記のいずれかあるいは両方を追加 ・抗IgE抗体[2] ・経口ステロイド薬[3]
	追加治療	LTRA以外の抗アレルギー薬[1]	LTRA以外の抗アレルギー薬[1]	LTRA以外の抗アレルギー薬[1]	LTRA以外の抗アレルギー薬[1]
発作治療[4]		吸入SABA	吸入SABA	吸入SABA	吸入SABA

LTRA：ロイコトリエン受容体拮抗薬　LABA：長時間作用性β_2刺激薬　SABA：短時間作用性β_2刺激薬

1) 抗アレルギー薬とは，メディエーター遊離抑制薬，ヒスタミンH_1拮抗薬，トロンボキサンA_2阻害薬，Th2サイトカイン阻害薬を指す．
2) 通年性吸入抗原に対して陽性かつ血清総IgE値が30〜700 IU/mLの場合に適用となる．
3) 経口ステロイド薬は短期間の間歇的投与を原則とする．他の薬剤で治療内容を強化し，かつ短期間の間歇投与でもコントロールが得られない場合は，必要最小量を維持量とする．
4) 軽度の発作までの対応を示し，それ以上の発作については（喘息予防・管理ガイドライン2012）7-2「急性増悪への対応」を参照．

文献2より引用

● スペーサーの使用

挿管患者における吸入の方法としてMDI製剤の場合，スペーサーを使用することがある．スペーサーを使用することで，吸入器の

作動と吸入を協調させる必要性を減らす．もちろん，挿管されていない患者においても使用可能であり，咽頭などへの付着による肺内到達率の低下を防ぐことができる．臨床上，ネブライザーによるものと比較して効果に差があるとは感じられないが，挿管患者の吸入の1つの手段として考慮するべきである．

文　献

1) Yawn BP, et al：Inhaled corticosteroid use in patients with chronic obstructive pulmonary disease and the risk of pneumonia：a retrospective claims data analysis. Int J Chron Obstruct Pulmon Dis, 8：295-304, 2013
2)「喘息予防・管理ガイドライン 2012」（一般社団法人日本アレルギー学会喘息ガイドライン専門部会/監），協和企画，2012

サルブタモール　Salbutamol

- 短時間作用型の吸入β受容体刺激薬であり，気管支に多く分布しているβ2受容体への選択性が高い第2世代の薬剤である

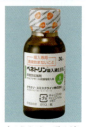

（ベネトリン吸入液0.5％）

商 ベネトリン / Venetlin（GSK）
　　サルタノール / Sultanol（GSK）
規 〈ベネトリン〉
　　吸入液　0.5％1 mL　¥24.6
　　シロップ　0.04％1 mL　¥5.5
　　〈サルタノール〉
　　インヘラー　0.16％13.5 mL　¥941.3

適応　気道閉塞性障害（喘息，肺気腫，慢性気管支炎による）

希釈法・用法・用量
- ベネトリンシロップ：0.3 mL ＋ NS 3 mL
  ⇒1日3〜4回　4時間以上あけてくり返し
  ※入院患者，救急外来の場合は20分間隔で2回吸入
  ⇒改善なければ入院も検討
- サルタノールインヘラー：発作時1〜2回吸入
  ⇒改善なければくり返し使用（3時間間隔で1日4回，計8回吸入まで）
- 高カリウム血症：ベネトリン1 mL（5 mg）＋ NS 4 mL ⇒吸入
  ※血中Kの細胞内への移行を促進する
  ※高カリウム血症治療の第1選択にはならない

副作用　心悸亢進　頭痛　手指振戦　低カリウム血症

禁忌　過敏症のある患者

慎重投与　高血圧，虚血性心疾患，不整脈，頻脈のある患者，甲状腺機能亢進症，糖尿病

| **効果発現や持続時間** | 吸入後5～10分　効果持続は1～4時間 |

| **その他** | 発作で外来受診した患者に対して，サルタノールインヘラーを処方して帰すときには，「3回吸入しても改善がなければ，再度来院ください」の一言を．また定期的に短時間作用型の吸入β受容体刺激薬を使用する患者に対しては，コントローラーであるステロイド剤の調整が必要であることを説明するように |

ワンポイントアドバイス

- 急性の発作で来た患者に対して，必ず心不全による心臓喘息は除外診断するように．症状を増悪させる恐れがある

- 投与方法としては吸入，定量噴霧，経口投与があげられるが，気管挿管・人工呼吸器管理中の患者であれば以下の2つが考えられる
  ①吸入法：人工呼吸器の回路内にネブライザーを組み込んで吸入液をエアロゾル化させる
  ②定量噴霧法：回路内にスペーサーを組み込んで2パフ/回程度噴霧する．この際に回路内への吸着などを考慮して通常の2パフ/回を4パフ/回に増加させる考え方もある

アミノフィリン　Aminophylline

- 基本的に救急外来で使用する薬剤ではなく，入院中に厳重な血中濃度管理のもと使用される薬剤である．欧米に比較して，日本では好んで使用されている印象があるが，中毒もあり注意を要する
- 単剤での効果は吸入ステロイドより劣るが，中用量の吸入ステロイドに併用した場合，吸入ステロイドを増量するのとほぼ同様の効果が得られたとされている

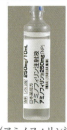
(アミノフィリン注 250 mg「NP」)

商 アミノフィリン「NP」/ Aminophylline NP（ニプロ）など
　ネオフィリン / Neophyllin（エーザイ）

規 〈アミノフィリン〉
　注　2.5％10 mL　¥ 92
　〈ネオフィリン〉
　注　2.5％10 mL　¥ 92
　注点滴用バッグ　250 mg 250 mL　¥ 218
　錠　100 mg　¥ 5.9

(適　応) 気管支喘息，閉塞性肺疾患における呼吸困難

(希釈法・用法・用量)
喘息発作：ネオフィリン1V（250 mg）＋ NS 250 mL
⇒はじめに半量を15分で iv，残りを45分で iv

(副作用)
- 副作用発現頻度が明確となる調査を実施していない
- 初回経口投与時，悪心，嘔吐などの胃腸症状がある

(禁　忌) 本薬剤または他のキサンチン系薬剤に対して重篤な副作用の既往歴のある患者

(注　意)
- 解説（319ページ）のテオフィリン中毒の項参照
- 厳重な血中濃度管理が必要になるので，救急外来に来

院する，帰宅できそうな軽症から中等症の喘息患者に使用するべきではないと考える

ワンポイントアドバイス
・基本的には他の薬剤を使用しても改善しないような喘息発作の場合に使用を検討する
・テオフィリン中毒を思わせる症状があった場合は，血中濃度を測定し，すみやかに中止する

ツロブテロール　Tulobuterol

- 長時間作用型のβ受容体刺激薬であり，内服も存在するが貼付薬が主である．気管支喘息の治療では単独では使用されない
- 一定の濃度で薬を放出することで，喘息の早朝発作を予防することができる

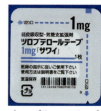

（ツロブテロールテープ 1 mg「サワイ」）

商　ツロブテロール / Tulobuterol（沢井）など
規　テープ　0.5 mg ¥28, 1 mg ¥28.7, 2 mg ¥51.2

適応　気管支喘息，急性気管支炎，肺気腫による気道閉塞性障害に基づく呼吸困難など諸症状の寛解

希釈法・用法・用量
ツロブテロール 2 mg
1日1回　胸部，背部または上腕部のいずれかに貼付

副作用
- アナフィラキシー
- 重篤な血清カリウム値の低下
- 発疹，瘙痒症

禁忌　本剤の成分に対し過敏症の既往歴のある患者

効果発現や持続時間　気管支拡張作用は経皮投与後2〜3時間後から発現し，8時間後まで持続する

ワンポイントアドバイス

　COPD急性増悪や気管支喘息増悪で入院，挿管されているような吸入をうまくできない，施行できない患者において，貼付薬を処方する．人工呼吸器のグラフィックモニターで呼気延長があったり，末梢気道の閉塞が予想される患者において選択することもある

シクレソニド　Ciclesonide

- 1日1回の吸入でいいので，コンプライアンスが優れた吸入ステロイドである．また粒子径が小さいため，肺内到達率にも優れた薬剤である
- プロドラッグである

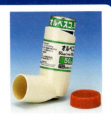

(オルベスコ50μg インヘラー112)

商 オルベスコ / Alvesco（帝人ファーマ）
規 インヘラー112吸入用　5.6 mg 6.6 g
　¥ 1,848.7，11.2 mg 6.6 g ¥ 2,378.4
　インヘラー56吸入用　5.6 mg 3.3 g ¥ 1,888，11.2 mg 3.3 g
　¥ 2,378.4

（適　応） 気管支喘息

（希釈法・用法・用量）
1〜2吸入/回を1日1回
※最大800μg/日まで使用可能．その場合，朝夜に分けて使用

（副作用） 呼吸困難　嗄声

（禁　忌）
- 有効な抗菌薬の存在しない感染症，深在性真菌症の患者（症状増悪の恐れあり）
- 本剤の成分に対して過敏症の既往歴のある患者
- 原則禁忌：結核性疾患の患者の場合は慎重に投与する

（その他） 吸入ステロイドでは嗄声が問題になることが多いが，オルベスコの場合，患者から嗄声の訴えは少ないように思える

ワンポイントアドバイス

　pMDI製剤であり残量が不明であることが多い．その際にオルベスコ専用の残量が計測できる装置がピヨスケで，傾きで薬剤の大体の残量がわかる装置になっている

ブデソニド Budesonide

- DPI製剤で，1日2回吸入のステロイド製剤である
- 他の吸入ステロイドと比較して，妊婦において最も安全な吸入ステロイドとされている

商 パルミコート / Pulmicort（アストラゼネカ）
規 吸入液　0.25 mg 2 mL ¥257.3, 0.5 mg 2 mL ¥341.7
　　タービュヘイラー112吸入　11.2 mg （100μg）¥1,689.6, 22.4 mg（200μg）¥2,198.4
　　タービュヘイラー56吸入　11.2 mg（200μg）¥1,689.6

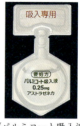

（パルミコート吸入液 0.25 mg）

適応　気管支喘息

希釈法・用法・用量
1～2吸入/回を1日2回
※ 最大 1,600μg/日まで使用可能

副作用　嗄声が最も多いが，口腔内違和感を訴えることも

禁忌
- 有効な抗菌薬の存在しない感染症，深在性真菌症の患者（症状増悪の恐れあり）
- 本剤の成分に対して過敏症の既往歴のある患者
- 原則禁忌：結核性疾患の患者の場合は慎重に投与する

 ワンポイントアドバイス

妊娠を契機に喘息発作を発症する患者が救急外来を受診されることは多く，その際にコントローラーとして同薬剤を処方する．
パルミコートはタービュヘイラーという器具で吸入する．その操作はやや複雑で高齢者には使用しにくいというデメリットもある

フルチカゾンプロピオン酸エステル

Fluticasone Propionate

- DPI, pMDI両方あり,最も頻用されている吸入薬の1つである
- DPIのディスカス製剤は使い方もシンプルで患者からの評判もいい

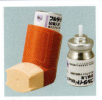

（フルタイド100μgエアゾール60）

商 フルタイド / Flutide（GSK）
規 ディスカス 50μg 60ブリスター ¥1,484.8, 100μg 60ブリスター ¥2,002.2, 200μg 60ブリスター ¥2,619.2
ロタディスク 50μg ¥24.9, 100μg ¥33.4, 200μg ¥43.2
フルタイド50μgエアゾール120吸入用 ¥1,989, フルタイド100μgエアゾール60吸入用 ¥2,034

適 応 気管支喘息

希釈法・用法・用量
- 通常100μg/回を1日2回吸入
- 最大800μg/日まで使用可能.その場合,朝夜の2回に分けて吸入

副作用 口腔内違和感

禁 忌
- 有効な抗菌薬の存在しない感染症,深在性真菌症の患者（症状増悪の恐れあり）
- 本剤の成分に対して過敏症の既往歴のある患者
- 原則禁忌：結核性疾患の患者の場合は慎重に投与する

注 意 高齢者の患者にはディスカスもロタディスクも吸入流速が足りない可能性がある

ベクロメタゾンプロピオン酸エステル
Beclometasone Dipropionate

- pMDI製剤の吸入ステロイドである

商 キュバール / Qvar（大日本住友-3M）
規 エアゾール　7 mg 8.7 g ¥2,447, 15 mg 8.7 g ¥3,235.1

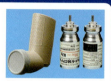
（キュバール50エアゾール）

適　応　気管支喘息

希釈法・用法・用量
100μg/回を1日2回吸入

副作用
- 咳　誤嚥　嗄声がある
- 皮膚の紫斑や薄化を認める場合がある

禁　忌
- 有効な抗菌薬の存在しない感染症，深在性真菌症の患者（症状増悪の恐れあり）
- 本剤の成分（アルコール）に対して過敏症の既往歴のある患者
- 原則禁忌：結核性疾患の患者の場合は慎重に投与する

その他　アルコールの添加によりベクロメタゾンを溶液にすることで粒子径が小さくなって肺内到達率40％を達成した

モメタゾンフランカルボン酸エステル

Mometasone Furoate

- DPI製剤の吸入ステロイドで平均粒子径が小さく，肺内到達率も優れている
- ツイストヘラーで吸入する薬剤で，キャップの開閉操作で1回分が充填される仕組みになっている

商 アズマネックスツイストヘラー /Asmanex twisthaler（MSD）
規 60吸入　6 mg（100μg）¥ 2,598.9，12 mg（200μg）¥ 3,315

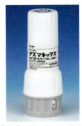
（アズマネックスツイストヘラー 100μg）

適応　気管支喘息

希釈法・用法・用量
- 100μg/回を1日2回吸入
- 最大800μg/日まで使用可能

副作用　口腔カンジダ症　嗄声　アナフィラキシー

禁忌
- 有効な抗菌薬の存在しない感染症，深在性真菌症の患者（症状増悪の恐れあり）
- 本剤の成分に対して過敏症の既往歴のある患者
- 原則禁忌：結核性疾患の患者の場合は慎重に投与する

その他　患者の吸気力の影響を受けにくく薬剤が安定して放出される

フルチカゾンプロピオン酸エステル/サルメテロールキシナホ酸塩
Fluticasone Propionate / Salmeterol Xinafoate

- COPDおよび気管支喘息両方の病態で使用可能な,気道炎症と気流閉塞の両方に優れた薬剤である.単剤での使用に比較してCOPD,喘息で有用性が良質なエビデンスで示されている.また,DPI製剤とpMDI製剤の両方が存在し,患者ごとの使い分けが可能である

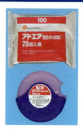

(アドエア100ディスカス)

商 アドエア / Adoair (GSK)
規 ディスカス
 100ディスカス28吸入用 ¥2,990.8, 100ディスカス60吸入用 ¥6,313.5
 250ディスカス28吸入用 ¥3,447.4, 250ディスカス60吸入用 ¥7,269.8
 500ディスカス28吸入用 ¥3,894.6, 500ディスカス60吸入用 ¥8,300.5
 50エアゾール120吸入用(12.0g) ¥6,662.7, 125エアゾール120吸入用(12.0g) ¥7,757.7, 250エアゾール120吸入用(12.0g) ¥8,806

適応 気管支喘息 COPD

希釈法・用法・用量
- ディスカス:1回1吸入 1日2回
- エアゾール:1回2吸入 1日2回

副作用 嗄声 口腔カンジダ

禁忌 有効な抗菌薬の存在しない感染症,深在性真菌症の患者,結核性疾患の患者(原則禁忌)

ワンポイントアドバイス

ICS/LABA合剤は軽症の気管支喘息に使用することを極力控え,中等症から重症の喘息患者に使用するように注意する

ブデソニド / ホルメテロール

Budesonide / Formoterol Fumarate

- COPDおよび気管支喘息の両方の病態で使用可能な薬剤である
- 発作時にも同薬剤を使用可能．単剤でコントロールにも発作時にも使用可能な薬剤であり，患者のアドヒアランスの向上も期待できる
- 同じ合剤のアドエアと異なり，DPIしか存在しない．吸入回数により，低用量，中用量，高用量の使い分けを行う

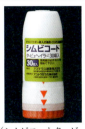
（シムビコートタービュヘイラー30吸入）

商 シムビコート / Symbicort（アストラゼネカ-アステラス）
規 タービュヘイラー 30吸入 ¥2,996.3，60吸入 ¥5,892.8

適応 気管支喘息　COPD

希釈法・用法・用量
- 維持療法：1回1吸入（1日2回）
  ※1日の最大量は1回4吸入を1日2回＝8吸入まで
- 発作時の頓用吸入：発作時に1吸入
  ⇒数分経過しても発作が持続する場合は，追加で1吸入
  ※1日の最大量は通常8吸入まで（維持療法と頓用吸入の合計）

副作用 嗄声　口腔カンジダ

禁忌 有効な抗菌薬の存在しない感染症，深在性真菌症の患者，結核性疾患の患者（原則禁忌）

ワンポイントアドバイス

発作にも吸入してもらう方法をSMART（symbicort maintenance and reliever therapy）療法といい，救急外来においても喘息発作で来院された患者に対して，用法用量を説明し吸入指導を行う．

同じICS / LABA合剤ではあるが，アドエアよりも単剤でのコントロールも可能であるので，コンプライアンスの悪い患者でも処方しやすいメリットがある

25 ステロイド

　ステロイド製剤は古くから使われている薬であり，アナフィラキシーや喘息などの救急領域から抗がん剤としてまでさまざまな用途がある．また，力価によって多種の薬があり，剤型も内服，静注，塗布と多くの種類がある．代表的なステロイドの力価を表1に示す．

　多くの種類，剤型があるため，投与する際に間違わないように確認することが重要である．

■ステロイドの作用機序

　ステロイドの作用機序はゲノム性効果と非ゲノム性効果の2通りがある．ゲノム性効果とは，細胞膜を通過し，細胞内の受容体と結合することで核内に移行し，標的遺伝子と結合する転写因子として作用し，標的タンパクの転写調整を行うことで薬理作用を

表1●ステロイド力価表

一般名	商品名	抗炎症作用（ヒドロコルチゾンを1とした力価）	作用半減期（時間）	作用時間
コルチゾン	コートン	0.8	-	-
ヒドロコルチゾン	コートリル サクシゾン ソル・コーテフ ソル・メルコート ハイドロコートン	1	8～12	短時間型
プレドニゾロン	プレドニン プレドニゾロン	4	18～36	中間型
メチルプレドニゾロン	メドロール ソル・メドロール	5	18～36	中間型
デキサメタゾン	デカドロン	25	36～54	長時間型
ベタメタゾン	リンデロン	25	36～54	長時間型

きたすことである．この効果発現には数時間から数日を要するため，この機序だけでは説明できない数秒から数分での効果発現の機序として非ゲノム性効果があることがわかってきた．この機序にはまだ不明な点も多いが，細胞膜に非特異的に作用する効果や，細胞膜内の特異的受容体に作用する効果などが知られている．

■ステロイドの適応

救急ICU領域でステロイドが使用される場面は①アレルギー（アナフィラキシー），②気管支喘息，③重症感染症，④喉頭浮腫の治療・予防，⑤脊髄損傷などがある．

● アレルギー（アナフィラキシー）

アナフィラキシーショックでの第1選択薬は即効性のあるエピネフリンである．その後の重症化の予防目的にステロイドを投与する．

● 気管支喘息

リリーバー（reliever）としてのステロイドの全身投与の意義は，投与直後の症状改善ではなく，4～6時間後の症状増悪を防ぐ，入院を防ぐ，合併症を予防する，などである．どのステロイドをどれくらい使用するかは決まった方法はない．Global Initiative for Asthma（GINA）のガイドラインでは静注のヒドロコルチゾンの効果は経口のプレドニゾロンと同等であり，経口でプレドニゾロン40～50 mgを5～10日程度内服することを推奨している[1]．

● 重症感染症

ステロイドには抗炎症作用があるが，高用量長期投与では免疫抑制作用があるため，感染症に対するステロイドの使用は両刃の剣といえる．現在，重症感染症でコンセンサスを得ているのは，重症敗血症/敗血症性ショックに対するストレス量の投与と，細菌性髄膜炎があげられる[2]．

● 喉頭浮腫の治療・予防

抜管前後，クループや急性喉頭蓋炎などの喉頭浮腫をきたす病態の治療および予防目的にステロイドが使用されることがある．いずれも確固たるエビデンスのある使用方法はなく，施設により異なるのが現状である．抜管前の予防的ステロイド投与については，抜管12時間前から投与を開始する方法が最も有名である[3]．

● 脊髄損傷

　急性期の脊髄損傷に対し，ステロイド大量投与を行うことで脊髄の浮腫による二次的損傷を予防できる可能性が示唆されている．複数の大規模臨床試験が行われ，未だ論争が続いているが，明らかな神経学的所見の改善効果はみられず，高血糖などの副作用の発現率は高いため，最近のガイドラインでは推奨しないとされている[4]．

● その他

　その他のステロイドの適応としては胆汁うっ滞型の肝不全時や，視束管損傷に伴う視力低下，一部の膠原病や神経内科疾患，一部のCOPD，一部のARDS，ステロイドカバーなどであり，作用機序や有効性，適応もcontroversialな部分があり，チームで議論をしての投与が望ましい．

文　献

1) 「Global Initiative for Asthma. Pocket guide for asthma management and prevention」(http://www.ginasthma.org/local/uploads/files/GINA_Pocket_2014_Jun11.pdf)
2) 日本神経感染症学会治療指針作成委員会：細菌性髄膜炎の診療ガイドライン．神経治療，24：4-64，2007
3) François B, et al：12-h pretreatment with methylprednisolone versus placebo for prevention of postextubation laryngeal oedema: a randomised double-blind trial. Lancet, 369：1083-1089, 2007
4) Hurlbert RJ, et al：Pharmacological therapy for acute spinal cord injury. Neurosurgery, 72 Suppl 2：93-105, 2013

コルチゾン　Cortisone

- 胆汁酸からの合成に成功した最初の副腎皮質ホルモンである．注射薬製剤は本邦では承認されていない

商 コートン / Cortone（日医工）
規 錠　25 mg　￥23.5

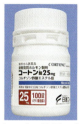

（コートン錠25 mg）

適応　内分泌疾患，血液疾患，膠原病，アレルギー疾患など，広く慢性難治性疾患に適応を有している

希釈法・用法・用量
本邦では注射薬は承認されていないため，該当しない

副作用　骨粗鬆症，誘発感染症，続発性副腎皮質機能不全，消化性潰瘍，糖尿病，精神障害などの重篤な副作用が現れることがある．連用後，投与を急に中止すると，発熱，頭痛，食欲不振，脱力感，筋肉痛，関節痛，ショックなどの離脱症状が現れることがあるため，中止する際は漸減していく．**B型肝炎ウイルスのキャリアでは，再活性化する可能性があるため注意が必要である**．水痘または麻疹に感染すると，致命的な経過をたどることがあるので，水痘または麻疹の既往や予防接種の有無を確認する．また，水痘または麻疹を発症する可能性があるので留意すること

ヒドロコルチゾン　Hydrocortizone

● 添加物が異なる複数の薬剤がある

商 ソル・コーテフ / Solu-Cortef（ファイザー）
サクシゾン / Saxizon（大正薬品 - テバ）

規 〈ソル・コーテフ〉
注射用　100 mg（溶解液付）¥ 336
静注用　250 mg（溶解液付）¥ 925，500 mg（溶解液付）¥ 1,337，1 g（溶解液付）¥ 2,930
〈サクシゾン〉
注射用　100 mg（溶解液付）¥ 307，300 mg（溶解液付）¥ 927
静注用　500 mg（溶解液付）¥ 1,221，1 g（溶解液付）¥ 2,375

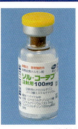
（ソル・コーテフ注射用 100 mg）

適 応　コルチゾンと同様（339ページ参照）

希釈法・用法・用量
- アレルギー（アナフィラキシー）：ソル・コーテフ 300 mg iv
- 重症敗血症 / 敗血症性ショック：サクシゾン 100 mg iv
or 100 mg ＋ NS 100 mL ⇒ 100 mL/時程度（8時間ごと）

※1日300 mgを超えない範囲で投与

副作用　コルチゾンと同様

その他
- 生理的なステロイド分泌量はヒドロコルチゾンで20 mg/日である
- ヒドロコルチゾンでは生体内有効利用率を踏まえると静脈内投与から内服へ移行する際には30％の増量が必要である

プレドニゾロン　Prednisolone

● 静注，内服などさまざまな剤型があり，用途も喘息などの急性期から膠原病やがんなどの慢性疾患に対する治療としても使われる

商 水溶性プレドニン / Predonine（塩野義）
規 10 mg ¥117，20 mg ¥212，50 mg ¥490

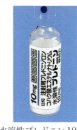

（水溶性プレドニン10 mg）

適応　コルチゾンと同様（339ページ参照）．また，臓器・組織移植後の急性拒絶反応の抑制に適応を有する．疾患によって承認されている投与方法が異なる（添付文書を参考）

希釈法・用法・用量
- 水溶性プレドニン注は用時溶解して用いる注射用製剤である
- NS or 注射用水1～5 mL をアンプルに加えて溶解する
  →用途によりiv，div，imなど様々な方法で投与可能である

副作用　コルチゾンと同様

その他
- コハク酸によるアレルギーが報告されているため，投与中にアレルギー様症状が認められた場合，本剤による可能性も考慮する
- 経口投与が不能な場合や，著明な腸管浮腫を認めるためプレドニゾロンを静脈内投与に変更する場合には，内服量の1.5～2倍の量を2分割して水溶性プレドニンを投与する

ワンポイントアドバイス
　プレドニゾロンは血液透析や腹膜透析に影響されないが，メチルプレドニゾロンは血液透析で除去されるため，投与方法および用量の調節が必要である

メチルプレドニゾロン　Methylpredonisolone

- 脊髄損傷に対する大量療法や抜管前などの喉頭浮腫予防目的に使用されることがある．コルチゾン，ヒドロコルチゾンよりも強力な抗炎症作用を有し，電解質作用がきわめて弱いことが特徴である

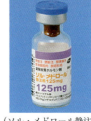

（ソル・メドロール静注用 125 mg）

商 メドロール / Medrol（ファイザー）
ソル・メドロール / Solu-medrol（ファイザー）
ソル・メルコート / Sol-melcort（富士）

規 〈メドロール〉
錠　2 mg ¥10，4 mg ¥18.9
〈ソル・メドロール〉
静注用　40 mg（溶解液付）¥428，125 mg（溶解液付）¥1,098，500 mg（溶解液付）¥3,415，1 g（溶解液付）¥5,928
〈ソル・メルコート〉
注射用　40 mg（溶解液付）¥199，125 mg（溶解液付）¥393，500 mg（溶解液付）¥1,175，1 g（溶解液付）¥2,027

適応　コルチゾンと同様（339ページ参照）．また，臓器・組織移植後の急性拒絶反応の抑制に適応を有する

希釈法・用法・用量

- アレルギー：ソル・メドロール 1〜2 mg/kg（体重60 kg例：80 mg）iv
- 喘息：ソル・メルコート 100 mg iv or 100 mg + NS 100 mL ⇒ 100 mL/時程度（8時間ごと）
- 抜管前の喉頭浮腫の予防：ソル・メドロール 20 mg を抜管12時間前から4時間ごとに投与
- 脊髄損傷：ソル・メドロール 30 mg/kg（60 kg例：1,800 mg）15分でiv⇒45分休薬
⇒ 5.4 mg/kg/時（60 kg例：324 mg/時）div（47 時間）
- 重症敗血症／敗血症性ショック：ソル・メルコート 50 mg iv or 50 mg + NS 100 mL ⇒ 100 mL/時程度（6 時間ごと）or 200 mg + NS 48 mL ⇒ 2 mL/時

副作用　コルチゾンと同様

デキサメタゾン Dexamethasone

- ステロイド系薬剤の中で糖質コルチコイド作用が最も強い

商 デカドロン / Decadron（MSD）
規 注射液 1.65 mg 0.5 mL ￥107, 3.3 mg 1 mL ￥188, 6.6 mg 2 mL ￥358

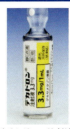
（デカドロン注射液 3.3 mg）

適応 コルチゾンと同様（339ページ参照）．また，臓器・組織移植後の急性拒絶反応の抑制に適応を有する．喉頭浮腫，細菌性髄膜炎に対して使用される

希釈法・用法・用量
※液剤であり，溶解，混和などの必要がない
細菌性髄膜炎：抗菌薬投与の10〜20分前or同時に投与
【例】デカドロン 9 mg ＋ NS 100 mL ⇒ 100 mL/時（6時間ごと）
　　＝ 0.15 mg/kg を6時間ごと
※2〜4日間の投与が推奨されている

副作用 コルチゾンと同様

禁忌 添付文書上の**原則禁忌**の項目がとても多い
（1）有効な抗菌薬の存在しない感染症，全身の真菌症 （2）消化性潰瘍 （3）精神病 （4）結核性疾患 （5）単純疱疹性角膜炎 （6）後嚢白内障 （7）緑内障 （8）高血圧症 （9）電解質異常 （10）血栓症 （11）最近行った内臓の手術創 （12）急性心筋梗塞 （13）ウイルス性結膜・角膜疾患，結核性眼疾患，真菌性眼疾患および急性化膿性眼疾患に対する眼科的投与 （14）コントロール不良の糖尿病

ベタメタゾン　Bethamethasone

● デキサメサゾンと同様，糖質コルチコイド作用が最も強い．軟膏の製剤が有名で幅広く使用される

商 リンデロン / Rinderon（塩野義）
リンデロン-V / Rinderon-V（塩野義）
リンデロン-VG / Rinderon-VG（塩野義）

規 〈リンデロン〉
注　（2％）　20 mg 1 mL ¥1,425, 100 mg 5 mL ¥5,661
注　（0.4％）　2 mg ¥189, 4 mg ¥315, 20 mg ¥1,389
〈リンデロン-V〉
ローション　0.12％ 1 mL ¥29.1
軟膏　0.12％ 1 g ¥29.1
クリーム　0.12％ 1 g ¥29.1
〈リンデロン-VG〉
ローション　0.12％ 1 mL ¥29.2
軟膏　0.12％ 1 g ¥29.2
クリーム　0.12％ 1 g ¥29.2

〔リンデロン注4 mg（0.4％）〕

適応　静注ではデキサメタゾンと同様，喉頭浮腫などに対して使用される．リンデロン-VG軟膏はゲンタマイシンとの混合製剤であり，湿疹，皮膚炎などに幅広く用いられる

希釈法・用法・用量
- 静注用製剤は液剤であり，溶解，混和などの必要がない
- divの際には，必要量をNSなどに希釈して投与する

副作用　コルチゾンと同様（339ページ参照）

25 ステロイド

26 その他の薬剤

ジャンル別のひとくくりの項目としては属さないが救急・ICU領域で頻用されて欠かせない薬剤がある．基本的には投与する場面などの適応はほとんど限定されていることが多い．それらを拾い上げ網羅してまとめたのが本稿である．

■ バソプレシン

従来の尿崩症への投与よりも，敗血症性ショックなどのホルモンとしての昇圧作用を期待されての投与が脚光を浴びて近年では頻用されている．ノルアドレナリンというカテコラミンでは昇圧作用が乏しくても，作用機序が異なるバソプレシンの投与により著明に昇圧されるケースも散見される．欠点としては血管収縮が強烈で急性心筋梗塞が生じることもあり，投与速度や投与量，また冠動脈の収縮性への寄与に関する科学的な解明などの課題は多い．バソプレシンの投与速度の決定には現時点ではSVRI（systemic vascular resistance index：体血管抵抗係数）値も参考にして極度に収縮させ過ぎない努力も必要である．状況に応じて適宜ニコランジルの併用も冠動脈に対しては望ましいかもしれない．

■ 炭酸水素ナトリウム

古典的な息の長い薬剤であるがHCO_3^-の補充には必要不可欠な薬剤である．細胞内アシドーシスの助長のために適応は厳密であるべきだが，その一方で代謝性アシドーシスの診断がつくと積極的に投与を好む医師も散見され，ある意味で適応は幅広い．適切な換気が確立していることは投与の際の大前提である．心肺蘇生中には透析患者であることや，薬物中毒の可能性がある場合などには適応となり得る．アセタゾラミドなどは逆にHCO_3^-を体外に排泄させることで代償性のCO_2低下を期待する．

■オメプラゾール

　プロトンポンプ阻害薬は救急・ICU患者だけでなく入院患者すべてに頻用される薬剤の1つであるが，実は有効性に関するRCTは小規模なものが数個しか存在せず，有効性を示す科学的根拠，エビデンスは乏しいといわざるを得ない．誤嚥性肺炎のリスクの問題もあり，適応は患者ごとに評価する姿勢も重要である．

■その他

　ファスジル塩酸塩は，脳動脈瘤破裂によるくも膜下出血の術後の重篤な合併症の1つである脳血管攣縮に対する治療薬としての地位を確立している．

　ビペリデン塩酸塩も頻用薬の1つである．救急では精神疾患の既往がある患者の割合も高く，クロルプロマジン投与の機会も多い．その際の副作用としてのパーキンソニズムへの治療および予防的投与を行う機会が多い．悪性症候群の被疑薬としての頻度も高いことで知られ，疑わしい場合には躊躇なく中止しなければならない．

　ドキサプラムも優先順位が高い薬剤ではないが，重症呼吸不全の末期や治療に関して制限がかかっている場合などに選択される場合がある．

　パパベリンは血管拡張作用を期待して，特に上腸間膜動脈の攣縮や非閉塞性腸管虚血などへの治療目的で腹部血管造影検査中に経動脈的な投与を行い，再度血管造影でその効果を確認する場合もある．

デスモプレシン酢酸塩 Desmopressin Acetate

- 集合管のバソプレシン受容体（V2）に結合して，尿細管からの水の再吸収を促進させ，抗利尿作用を示す

- 商 デスモプレシン協和 / Desmopressin Kyowa（協和発酵キリン）
- 規 点鼻液　250μg　¥7,365.2
  　　スプレー　125μg　¥4,965.2

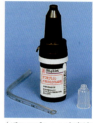
（デスモプレシン点鼻液 0.01％協和）

適応　中枢性尿崩症

希釈法・用法・用量
【成人】
- 1回5〜10μg（デスモプレシン点鼻液：0.05〜0.1 mL）を1日1〜2回鼻腔内に投与
※投与量は患者の飲水量，尿量，尿比重，尿浸透圧により適宜増減
※スプレーも同様量で使用する（1〜2噴霧）
【小児】
- 成人の半量投与

副作用　脳浮腫・昏睡・痙攣などを伴う重篤な水中毒，低ナトリウム血症，嘔気・嘔吐

慎重投与
- 高血圧を伴う循環器疾患，高度動脈硬化症，冠動脈血栓症，狭心症の患者（血圧上昇により症状を悪化させる可能性がある）
- 下垂体前葉不全を伴う患者（病状が不安定であるため水中毒が起きやすい）
- 鼻疾患を有する患者（吸収が安定しない可能性がある）

作用増強　三環系抗うつ薬（抗利尿ホルモンを分泌する）

効果発現や持続時間　投与後，30分〜2時間で発現し，6〜24時間持続する

注意　デスモプレシン・スプレー10協和という製剤もあるが，適応は夜尿症に対してである

ビペリデン塩酸塩　Biperiden Hydrochloride

● 中枢神経系において，アセチルコリン受容体と競合的に拮抗し，抗コリン作用を示す．線状体のドパミン含量の低下に伴って相対的に優位となったアセチルコリン系の機能を遮断する

商 アキネトン / Akineton（大日本住友）
　　タスモリン / Tasmolin（田辺三菱）
　　ビカモール / Bicamol（沢井）

規 〈アキネトン〉
　　注射液　0.5％1 mL　¥58
　　細粒　1％1 g　¥30.2
　　錠　1 mg　¥5.6
　　〈タスモリン〉
　　注　0.5％1 mL　¥56
　　散　1％1 g　¥19.1
　　錠　1 mg　¥5.6
　　〈ビカモール〉
　　錠　2 mg　¥5.6

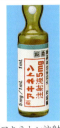
（アキネトン注射薬 5 mg）

適応

- 特発性パーキンソニズム，その他のパーキンソニズム（脳炎後，動脈硬化性，中毒性）
- 向精神薬投与によるパーキンソニズム・ジスキネジア（遅発性を除く）・アカシジア

希釈法・用法・用量

【注射】
- 5～10 mg（1～2 mL）im
- ivは特殊な場合にのみ行い，5～10 mg（1～2 mL）を5 mg（1 mL）につき約3分かけiv

【内服】
- 1回1 mg（細粒は0.1 g，錠は1錠）1日2回よりはじめる
  ⇒その後漸増し，1日3～6 mg（細粒は0.3～0.6 g，錠は3～6錠）を分割経口投与

| **副作用** | 悪性症候群, 依存性 |

| **禁 忌** | 緑内障, 重症筋無力症 |

| **慎重投与** | - 前立腺肥大などの尿路閉塞性疾患 (排尿障害が増悪する可能性)
- 消化管の閉塞性疾患 (腸管麻痺が増悪する可能性)
- 不整脈または頻拍傾向 (病状が増悪する可能性)
- 肝・腎機能障害 (排泄低下で副作用が起こりやすい)
- てんかん (発作の誘因となる可能性がある)
- 脱水・低栄養など全身状態が悪い (悪性症候群が起こりやすい) |

| **作用増強** | - ブチロフェノン系薬剤 (併用により抗コリン作用が増強する)
- バルビツール酸誘導体, フェノチアジン系薬剤, 三環系抗うつ薬, モノアミン酸化酵素阻害薬 (併用により中枢神経作用または抗コリン作用が増強する) |

| **効果発現や持続時間** | 1.5時間で最高血中濃度に到達し, 18時間で半減期を迎える |

| **注 意** | 大量投与により, パーキンソン症状の増悪がみられることがあり, その場合は減量を行う. 眠気・集中力の低下などをきたす可能性があるので, 自動車の運転などは行わないように指導する |

ワンポイントアドバイス

悪性症候群はしばしば鑑別が難しいことがある. 対象薬剤を内服していたからといって, すぐに悪性症候群と診断せず鑑別診断をしっかりと行ってほしい

ファスジル塩酸塩　Fasudil Hydrochloride

- Rhoキナーゼ阻害薬である．Rhoキナーゼ阻害作用がミオシン軽鎖のリン酸化を防ぎ，血管収縮を予防する
- 血管内皮保護作用，血液粘稠改善作用を有し，さらに脳循環を改善する
- 好中球の遊走と活性酸素産生を抑制して炎症反応を低下させる

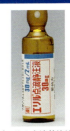
（エリル点滴静注液 30 mg）

商　エリル / Eril（旭化成ファーマ）
規　点滴静注液　30.8 mg 2 mL ￥2,861

適応　くも膜下出血術後の脳血管攣縮およびこれに伴う脳虚血症状の改善

希釈法・用法・用量
1回30 mg＋電解質液 or 糖液 50〜100 mL
⇒1日2〜3回，約30分間かけてdiv
※本剤の投与は，くも膜下出血術後早期に開始し，2週間投与することが望ましい

副作用　11.85％に副作用が出現し，肝機能異常（7.74％），頭蓋内出血（1.72％），低血圧（0.59％）の順に多かった

禁忌　出血している患者，頭蓋内出血の可能性のある患者，低血圧の患者

慎重投与
- 糖尿病合併
- 術中に主幹動脈に動脈硬化がみられた場合
- 腎機能障害
- 肝機能障害
- 重篤な意識障害
- 70歳以上の高齢者
- くも膜下出血に重症の脳血管障害が合併している

ワンポイントアドバイス

　30分程度かけて投与しないと血圧低下を起こす危険性がある．また，血管痛があることも覚えておく．脳血管造影中にdivする場合も多く，投与後に再度造影して確認する

エドロホニウム　Edrophonium

- 抗コリンエステラーゼ薬である．神経伝達物質であるアセチルコリンを分解するコリンエステラーゼを阻害し，神経終末でのアセチルコリン濃度を上昇させる

商　アンチレクス / Antirex（杏林）
規　静注　1％1 mL　¥117

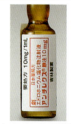
（アンチレクス静注 10 mg）

適応
① 重症筋無力症の診断
② 筋弛緩薬投与後の遷延性呼吸抑制の作用機序の鑑別診断

希釈法・用法・用量
① 重症筋無力症の診断：1回10 mgをiv
【例】はじめに2 mgを15～30秒かけてiv
⇒45秒後に反応をみたうえで必要に応じて残りの8 mgを投与
② 筋弛緩薬投与後の鑑別診断：5～10 mgを30～40秒かけてiv
⇒筋弛緩状態が改善されれば非脱分極性ブロック，筋弛緩状態が増強されれば脱分極性ブロックと判定
⇒必要があれば5～10分以内に同量を反復投与

副作用
痙攣，呼吸中枢麻痺

禁忌
消化管または尿路の器質的閉塞のある患者

慎重投与
クリーゼにある重症筋無力症患者（徐脈あるいは心肺停止の可能性あり）

ワンポイントアドバイス

重症筋無力症のクリーゼ下では原則，抗コリンエステラーゼ薬は中止とする．筋無力性クリーゼとコリン作動性クリーゼの鑑別目的で使用することがあるが，副作用をふまえると有益とはいえない．また，本薬は頻脈に対するレートコントロール目的で使用される場合もある．ただ作用時間が非常に短いので注意する

ドキサプラム Doxapram

● 頸動脈小体・大動脈小体の末梢化学受容器に作用し，呼吸中枢を刺激する

- 商 ドプラム / Dopram（キッセイ）
- 規 注射液　20 mg 1 mL　¥ 104

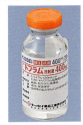

（ドプラム注射液 400 mg）

適応
①遷延性無呼吸の鑑別診断
②急性ハイパーカプニアを伴う慢性肺疾患
③麻酔時，中枢神経系抑制剤による中毒時における呼吸抑制ならびに覚醒遅延

希釈法・用法・用量
①遷延性無呼吸の鑑別診断：1.0〜2.0 mg/kgをiv
　⇒効果不十分の場合は筋弛緩薬の残存効果を考慮
②急性ハイパーカプニアを伴う慢性肺疾患：1.0〜2.0 mg/kg/時でdiv
　⇒動脈血液ガスで改善がみられない場合は人工呼吸器管理を考慮
※1日の最大投与量は2.4 g

副作用
血圧上昇，悪心・嘔吐，興奮状態，痙攣

禁忌
てんかんおよび他の痙攣状態，呼吸筋・胸郭・胸膜の異常による換気能力低下，重症の高血圧症および脳血管障害患者，冠動脈疾患，明瞭な代償不全性心不全，新生児，未熟児

慎重投与
脳浮腫患者，気管支痙攣，重症の頻脈，不整脈，心不全，甲状腺機能亢進症，高血圧症，褐色細胞腫，胃潰瘍疾患，胃の手術を受ける患者

作用増強
カテコラミン，モノアミン酸化酵素阻害薬（ドキサプラムの作用を増強させる）

効果発現や持続時間
半減期4分

パパベリン Papaverine

● ホスホジエステラーゼを阻害してcAMPの濃度を増加させ，平滑筋の収縮を抑制する

商 塩酸パパベリン「マイラン」/ Papaverine hydrochloride Mylan（マイラン-ファイザー）
塩酸パパベリン「マルイシ」/ Papaverine hydrochloride Maruishi（丸石）
パパベリン塩酸塩 / Papaverine hydrochloride（日医工）

規 〈塩酸パパベリン「マイラン」,「マルイシ」〉
散 10％1 g ¥6.2
〈パパベリン塩酸塩「日医工」〉
注 4％1 mL ¥92

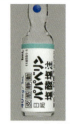
（パパベリン塩酸塩注 40 mg「日医工」）

適応
① 胃炎，胆道（胆管・胆のう）系疾患に伴う内臓平滑筋の痙攣症状
② 急性動脈塞栓，急性肺塞栓，末梢循環障害，冠循環障害における血管拡張と症状の改善

希釈法・用法・用量
① 内臓平滑筋の痙攣症状：1回30〜50 mg（0.75〜1.25 mL）を1日100〜200 mg（2.5〜5 mL）sc ※imも可
② 血管拡張と症状の改善：
- 急性動脈塞栓：1回50 mg（1.25 mL）をia
- 急性肺塞栓：1回50 mg（1.25 mL）をiv

副作用
呼吸抑制，アレルギー性肝障害

禁忌
房室ブロック

慎重投与
緑内障

作用減弱
レボドパ（レボドパの作用を減弱させる）

インスリン Insulin

- インスリンは膵臓のランゲルハンス島β細胞より分泌され，血糖抑制を中心とした生理作用を示す．インスリン製剤は，糖尿病や重症感染症などで体内インスリンでは血糖が抑制できない場合に使用する．種類は，超速攻型，速攻型，中間型，持効型，混合型がある

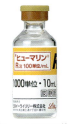

(ヒューマリンR注 100単位/mL)

商 ヒューマリンR / Humulin（日本イーライリリー株式会社）
アピドラ / Apidra（サノフィ）
ランタス / Lantus（サノフィ）

規 〈ヒューマリンR〉
注100単位/mL ¥330
注カート　300単位 ¥1,369
注ミリオペン　300単位 ¥1,788
〈アピドラ〉
注　100単位1 mL ¥391
注カート　300単位 ¥1,642
注ソロスター　300単位 ¥2,301
〈ランタス〉
注　100単位1 mL ¥447
注カート　300単位 ¥1,834
注ソロスター　300単位 ¥2,525

(適 応) ①DKAへの治療（保険適用外）
②インスリン療法適応となる糖尿病
③敗血症，外傷などの耐糖能異常（保険適用外）

希釈法・用法・用量

①DKAへの治療
- 0.1～0.2単位/kg　iv→その後，0.1単位/kg/時 div
　⇒血糖値250 mg/dL以下になったら0.05単位/kg/時

【体重60 kg例】
ヒューマリンR 0.5 mL（50単位）＋NS 49.5 mLを作成→1 mL＝1単位
12 mL（12単位）　iv⇒その後，6 mL/時 div

⇒血糖値250 mg/dL以下になったら3mL/時divへ
- or 血糖値/20単位のインスリンをiv

【例】血糖値600 mg/dLの場合　600/20 = 30単位iv

②糖尿病：持続型と速効型を併用して行う

【成人例】1回2〜20単位を毎食前sc or iv

③耐糖能異常：ヒューマリンRなどを1単位/時で開始⇒1時間ごとに血糖を評価し投与量を調節．目標血糖値は140〜180 mg/dL程度（NICE-SUGAR trial 参照）

【例】ヒューマリンR 50単位 + NS 49.5 mL ⇒ 1〜2 mL/時

副作用　低血糖，アナフィラキシー，血管神経性浮腫

慎重投与　妊婦，重篤な肝または腎機能障害，脳下垂体機能不全または副腎機能不全，下痢・嘔吐などの胃腸障害，飢餓状態，不規則な食事摂取，過度のアルコール摂取者，高齢者血糖降下作用を増強する薬剤との併用，自律神経障害

作用増強　経口血糖降下薬，三環系抗うつ薬，アスピリン，β遮断薬，ワルファリン（血糖降下作用を増強）

作用減弱　副腎皮質ステロイド，アドレナリン，グルカゴン，甲状腺ホルモン，フェニトイン（血糖降下作用を減弱）

その他
- インスリン使用中の糖尿病患者は透析中に低血糖を引き起こす危険があるので現在では生理的濃度である100〜150 mg/dLの糖を添加した透析液が用いられている．そのため，透析中の低血糖発作はほとんど起こらない
- インスリン療法を受けている糖尿病患者で透析液中の糖濃度よりも血中の糖濃度が高いとき，透析によって糖は除去されるがインスリンは透析で除去されない

ワンポイントアドバイス

敗血症などの耐糖能異常に対しては，日本版敗血症診療ガイドラインにも持続インスリン投与が推奨されている．厳重なモニタリングが行える環境下で，低血糖に注意して行う

バソプレシン　Vasopressin

- 腎集合管の主細胞基底膜に存在しているバソプレシンV2受容体と結合し抗利尿作用を発揮する．また，血管内皮細胞に存在するV1受容体と結合し血管平滑筋収縮作用と腸管平滑筋収縮作用を発揮する

商 ピトレシン / Pitressin（第一三共）
規 注射液　20単位　¥756

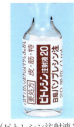
（ピトレシン注射液20）

適応　①下垂体性尿崩症，②下垂体性または腎性尿崩症の鑑別診断，③ショック，心肺停止（保険適用外）

希釈法・用法・用量
①下垂体性尿崩症：1回2～10単位を1日2～3回 sc or im
②鑑別診断：5～10単位 sc or im または0.1単位 iv
　⇒その後尿量の減少が著しく，かつ尿比重が1.010以上にまで上昇すれば，バソプレシン反応性尿崩症が考えられる
③ショック，心肺停止：
ショック：日本版敗血症診療ガイドラインではノルアドレナリンへの反応性が低下している場合，ノルアドレナリン（0.05μg/kg/分～）に加えて，バソプレシン（0.03単位/分）を投与するとある
心停止．バソプレシン40単位 iv

副作用　ショック，横紋筋融解症，心不全，心停止，精神錯乱，昏睡，水中毒，中枢性神経障害，無尿，心室頻拍

禁忌　冠動脈硬化症（心筋梗塞症，狭心症など）

ワンポイントアドバイス
　救急・集中治療分野では尿崩症に対して使用するよりも敗血症性ショックに対して使用する頻度が多い．投与量に関しては臨床症状を見ながら行うが高用量では心筋梗塞を誘発するので注意する

炭酸水素ナトリウム　Sodium Bicarbonate

- アルカリ化剤であり，直接HCO_3^-を供給し血中pHを正常な状態に戻す．また，尿中pHの上昇によりサリチル酸やフェノバルビタールなどの薬剤の尿細管再吸収を抑制する

商 メイロン / Meylon（大塚製薬工場）
規 静注　7％20 mL　¥94，7％250 mL ¥243，8.4％20 mL ¥94，8.4％250 mL ¥243

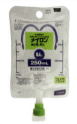
（メイロン静注8.4％）

適応　①アシドーシス，②薬物中毒，③悪心・嘔吐・めまい（メニエール病など）

希釈法・用法・用量

①アシドーシス：必要量を必要塩基量から計算する
　必要量（mEq）＝不足塩基量（Base Excess）×0.2×体重（kg）
※メイロン8.4％の場合，必要量（mEq）が投与量（mL）になる
　（1 mL＝1 mEqなので）
②薬物中毒，③悪心・嘔吐・めまい：1回12〜60 mEq（12〜60 mL）iv

副作用　高ナトリウム血症，低カリウム血症，アルカローシス

慎重投与　心肺蘇生時，うっ血性心不全，重症高血圧症，浮腫，妊娠高血圧症，低カルシウム血症，低カリウム血症

ワンポイントアドバイス

　CPR中での投与は，高カリウム血症が明らかな場合や，血液透析患者，急性薬物中毒患者などに限られる．
　安易な投与は細胞内アシドーシスを助長させてしまうので不利になる．また，集中治療中の患者での投与も，換気が十分にできていることが大前提で，かつpHが7.20〜7.15を下回る場合が適応になる

オメプラゾール（静注用） Omeprazole

- プロトンポンプ阻害薬の1つ．胃酸分泌の最終過程であるプロトンポンプ（H^+/K^+-ATPase，胃の壁細胞に存在）を特異的に阻害する．H_2遮断薬は胃酸分泌過程でヒスタミンを阻害するのみであるのに対して，プロトンポンプ阻害薬は最終過程を阻害するので，より優れた制酸作用を示す

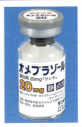

（オメプラゾール静注用 20 mg「サンド」）

- 商 オメプラゾール / Omeprazole（サンド，日医工）など
  オメプラール / Omepral（アストラゼネカ）
- 規 〈オメプラゾール〉 静注用 20 mg ¥294
  〈オメプラール〉 注用 20 mg ¥467

適 応　経口投与不可能な出血を伴う胃潰瘍，十二指腸潰瘍，急性ストレス潰瘍および急性胃粘膜病変，Zollinger-Ellison症候群

希釈法・用法・用量
1回20 mg を NS or 5% Tz に混合⇒1日2回div or 緩徐に iv

副作用　肝機能障害，中毒性表皮壊死融解症，無顆粒球症，溶血性貧血，血小板減少，急性腎不全，横紋筋融解症，ショック，アナフィラキシー

禁 忌　本剤の成分に対して過敏症の既往歴，アタザナビル硫酸塩・リルピビリン塩酸塩を投与中の患者

慎重投与　薬物過敏症の既往歴，肝障害，高齢者

作用増強　ジアゼパム，フェニトイン，シロスタゾール，ワルファリン，ジゴキシンなどの作用が増強する

配合禁忌　生理食塩液と%5ブドウ糖液以外と混合させると混濁するため行わない

ワンポイントアドバイス

オメプラゾールは頻用薬の1つ．しっかりと適応を考えること．また，薬剤性有害事象の被疑薬になることが多い

酸化マグネシウム　Magnesium Hydroxide

- 塩類（アルカリ性）下剤で，胃酸を中和し制酸作用を発揮する
- 腸内で難吸収性物質になり腸内の浸透圧を高めて腸内腔へ水分を引き寄せ，腸内容物を軟化させる
- 腸内でシュウ酸と結合し尿中への排泄を抑制する

（マグミット錠330 mg）

商 マグミット / Magmitt（協和化学）
マグラックス / Maglax（吉田）
重カマ「ヨシダ」/Jukama Yoshida（吉田）

規 〈マグミット〉
錠　200 mg・250 mg・330 mg・500 mg　¥5.6
〈マグラックス〉
錠　200 mg・250 mg・300 mg・330 mg・400 mg・500 mg　¥5.6
〈重カマ「ヨシダ」〉
末　10 g　¥15.1

適応　①便秘症，②制酸作用（胃・十二指腸潰瘍，胃炎，上部消化管機能異常），③尿路シュウ酸カルシウム結石の発生予防

希釈法・用法・用量
①便秘症：1日2gを食前または食後の3回に分けて内服 or 就寝前に1回内服
②制酸作用：1日0.5〜1.0gを数回に分けて内服
③尿路シュウ酸カルシウム結石の発生予防：1日0.2〜0.6gを多量の水とともに内服する

副作用　高マグネシウム血症（活性型ビタミンD_3製剤），高カルシウム血症（カルシウム製剤，大量の牛乳）

慎重投与　腎機能障害（高マグネシム血症を起こすおそれがある），心機能障害（高マグネシウム血症による徐脈で症状が悪

化するおそれがある），下痢，高マグネシウム血症

作用減弱 テトラサクリン系抗菌薬，ニューキノロン系抗菌薬，高カリウム血症改善イオン交換樹脂製剤，ジギタリス製剤，鉄剤の作用が減弱する

ワンポイントアドバイス

腎機能障害がある患者でも集中治療室のように頻回にマグネシウム濃度を測定できる環境では使用している

炭酸リチウム　Lithium Carbonate

● ドパミンとノルアドレナリンの放出を抑制し，セロトニンの合成および再取り込みを促進する

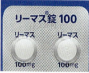

（リーマス錠100）

商 リーマス / Limas（大正−大正富山）
リチオマール / Litiomal（藤永−第一三共）
炭酸リチウム「ヨシトミ」/ Lithium carbonate YOSHITOMI（全星薬品−田辺三菱）など

規 〈リーマス〉
錠　100 mg ¥12.7，200 mg ¥20.9
〈リチオマール〉
錠　100 mg ¥10.1，200 mg ¥15.8
〈炭酸リチウム「ヨシトミ」〉
錠　100 mg ¥6，200 mg ¥9.1

適応
躁病および躁うつ病の躁状態

希釈法・用法・用量
通常1日400〜600 mgを2〜3回に分けて開始
⇒3日or1週間ごとに，1日1,200 mgまでの治療量に漸増
⇒症状が改善したら経過をみながら，維持量（1日200〜800 mgを1〜3回に分ける）に漸減
※血中リチウム濃度測定
- 維持量が決まるまで：1週間に1回程度（定常状態に約5日間を要する）
- その後：2〜3カ月に1回程度（中毒予防）
- 血清リチウム濃度＞1.5 mEq/Lの場合：必要に応じて減量or休薬など
- 血清リチウム濃度＞2.0 mEq/Lの場合：中毒の危険性があるため減量or休薬

副作用
振戦，口渇，下痢，リチウム中毒，悪性症候群，洞不全症候群，高度徐脈

禁　忌	てんかんなどの脳波異常，重篤な心疾患，腎障害，脱水などの循環血漿量減少状態，発熱・発汗・下痢を伴う疾患，食塩制限患者，妊婦
慎重投与	脳に器質的障害，心疾患・腎障害の既往歴，食事および水分摂取量不足状態，高齢者，肝障害，甲状腺機能亢進または低下症
作用増強	〔血清リチウム濃度上昇〕利尿薬，アンギオテンシン変換酵素阻害薬，アンギオテンシンⅡ受容体拮抗薬，非ステロイド性消炎鎮痛薬 〔セロトニン作用が増強〕選択的セロトニン再取り込み阻害薬，セロトニン・ノルアドレナリン再取り込み阻害薬，ノルアドレナリン・セロトニン作動性抗うつ薬

ワンポイントアドバイス

慢性リチウム中毒は治療域や治療域よりわずかに高くても生じる．また，中枢神経症状が数日から数週間継続することもある

薬剤名索引
drug index

数字

0.5％ヘキザックアルコール ······224
20％ Human Serum Albumin ······272
20％人血清アルブミン ······272
20％マンニトール「YD」······150
5％ Human Serum Albumin ······273
5％人血清アルブミン ······273
5％ヘキザック ······226

欧文

A
Acelio ······87
Acetaminophen ······87
Acetylcysteine ······246
Acetylcysteine SHOWA ······246
Aciclovir ······156
Activacin ······136
Activated charcoal ······244
Adehl ······43
Adoair ······334
Adona ······304
Adrenaline ······36
Adsorbed tetanus toxid ······300
Adsorbed tetanus toxoid KAKETSUKEN ······300
Akineton ······349
Albumin ······273
Albuminar ······273
Aleviatin ······204
Alinamin-F ······292
Alprostadil Alfadex ······56
Alteplase ······136
Alvesco ······329
Ambisome ······195
Amikacin ······182
Amikacin sulfate ······182
Aminophylline ······326
Aminophylline NP ······326
Amiodarone ······129
Ampicillin・Sulbactam ······166
Anaemetro ······189
Ancaron ······129
Anexate ······310
Antirex ······352
Antithrombin Ⅲ ······99
Apidra ······355
ARASENA-A ······158
Argamate ······288
Argatroban ······104
Arixtra ······100
Asmanex twisthaler ······333
Atropine ······127
Atropine Sulfate ······127
Azunol ······253

B
Bactramin ······188
Beclometasone Dipropionate ······332
Benzalkonium Chloride ······227
Bethamethasone ······344
Bicamol ······349
Biperiden Hydrochloride ······349
Bosmin ······36
Bridion ······314
Budesonide ······330, 335
Buprenorphine ······84

C
Cadex ······255
Calcicol ······290
Calcium Chloride ······290
Calcium Gluconate ······290
Calcium Polystyrene Sulfonate ······288
Cancidas ······194
Carbamazepine ······212
Carbazochrome Sodium Sulfonate ······304
Carperitide ······151
Caspofungin ······194
Catabon ······33
Cefamezin α ······169
Cefazolin ······169
Cefepime ······173
Cefmetazole ······170
Cefmetazon ······170
Ceftriaxone ······171
Cepharanthin ······249
Cepharanthine ······249
Cercine ······70
Chlorhexidine ······226
Chlorhexidine Ethanol Solution ······224
Chlorpromazine ······75
Ciclesonide ······329
Ciprofloxacin ······184
Ciproxan ······184
Circres ······53
Cleactor ······138
Clexane ······101
Clindamycin ······186
Clonazepam ······210
Colforsin Daropate ······43
Contomin ······75
Coretec ······42
Cortisone ······339
Cortone ······339

D
Daikenchuto ······264
Dalacin S ······186
Dalteparin ······103
Danaparoid ······108
Decadron ······343
Depakene ······208
Desmopressin Acetate ······348
Desmopressin Kyowa ······348
Dexamethasone ······343
Dexmedetomidine ······72
Dialysis Fluid ······277

Diazepam · · · · · · · · · 70	Formoterol Fumarate · · · · · · · · · · · · · · · · 335	Isodine · · · · · · · · · · 222
Diflucan · · · · · · · · · 192	Fosphenytoin · · · · · · 206	Isodine sugar paste · 255
Digitalis · · · · · · · · · 128	Fostoin · · · · · · · · · · 206	Isoprenaline · · · · · · · 39
Digosin · · · · · · · · · · 128	Fragmin · · · · · · · · · · 103	Isoproterenol · · · · · · · 39
Diltiazem · · · · · · · · · 49	Freeze-dried mamushi antivenom KAKET-SUKEN · · · · · · · · · 248	Isosorbide Dinitrate · · 53
Dimethyl Isopropylazulene · · · · · · · · · · · 253		**J・K**
Dinoprost · · · · · · · · 268	Funguard · · · · · · · · · 193	Jukama Yoshida · · · · 360
Diprivan · · · · · · · · · · 66	Furosemide · · · · · · · 146	Kalimate · · · · · · · · · 288
Distilled water · · · · · 275	Fursultiamine · · · · · · 292	Kayexalate · · · · · · · 288
D-Mannitol · · · · · · · 150	Futhan · · · · · · · · · · · 96	KCL補正液 · · · · · · · 287
Dobupum · · · · · · · · · 35	**G**	Kenketsu Albumin 20 "KAKETSUKEN" · · 272
Dobutamine · · · · · · · 35		
Dobutrex · · · · · · · · · 35	Gabapen · · · · · · · · · 216	Ketalar · · · · · · · · · · · 85
Dopamine · · · · · · · · · 33	Gabapentin · · · · · · · 216	Ketamine · · · · · · · · · 85
Dopram · · · · · · · · · 353	Gabexate · · · · · · · · · 98	**L**
Dops · · · · · · · · · · · · 44	Gastrografin · · · · · · 280	
Dormicum · · · · · · · · 68	Geben · · · · · · · · · · · 254	Landiolol · · · · · · · · · 116
Doxapram · · · · · · · 353	GFO · · · · · · · · · · · · 232	Landsen · · · · · · · · · 210
Droxidopa · · · · · · · · 44	Glucagon · · · · · · · · · 247	Laninamivir · · · · · · · 163
D-マンニトール · · · · 150	Glucagon G Novo · · · 247	Lantus · · · · · · · · · · 355
E	Glucagon ITO · · · · · · 247	Lasix · · · · · · · · · · · 146
	Glyceol · · · · · · · · · · 149	Lepetan · · · · · · · · · · 84
Edrophonium · · · · · · 352	Glycereb · · · · · · · · · 149	Levothyroxine Sodium · · · · · · · · · · · · · · · · 230
Enoxaparin · · · · · · · 101	Glycerin · · · · · · · · · · 149	
Ephedrin NAGAI · · · · 31	Grtpa · · · · · · · · · · · · 136	Lidocaine · · · · · · · · 120
Ephedrine · · · · · · · · · 31	**H**	Limas · · · · · · · · · · · 362
Epoprostenol Sodium · 58		Liposomal AmphotericinB · · · · · · · · · · 195
Eptacog Alfa · · · · · · 306	Hanp · · · · · · · · · · · · 151	
Eril · · · · · · · · · · · · · 351	Haptoglobin BENESIS · · · · · · · · · · · · · · · · 276	Liquid Thrombin MOCHIDA · · · · · · 303
Erythrocin · · · · · · · · 262		
Erythromycin · · · · · · 262	Heparin Calcium · · · 109	Lithium Carbonate · 362
Eslax · · · · · · · · · · · · 23	Heparin Sodium · · · · 94	Lithium carbonate YOSHITOMI · · · · · 362
F	Herbesser · · · · · · · · · 49	
	Hexizac · · · · · · · · · · 226	Litiomal · · · · · · · · · 362
Fasudil Hydrochloride · · · · · · · · · · · · · · · · 351	Hexizac alcohol · · · · 224	**M**
	Horizon · · · · · · · · · · 70	
Fentanyl · · · · · · · · · · 80	Human Anti-tetanus Immunoglobulin · · 301	Maglax · · · · · · · · · · 360
Fiblast · · · · · · · · · · 256		Magmitt · · · · · · · · · 360
Flagyl · · · · · · · · · · · 234	Human Haptoglobin 276	Magnesium Hydroxide · · · · · · · · · · · · · · · · 360
Flecainide · · · · · · · · 123	Humulin · · · · · · · · · 355	
Flolan · · · · · · · · · · · 58	Hydantol · · · · · · · · · 204	Magnesium Sulfate · 214
Fluconazole · · · · · · · 192	Hydrocortisone · · · · · 340	Magnesol · · · · · · · · 214
Flumazenil · · · · · · · 310	**I**	Magsent · · · · · · · · · 214
Flunitrazepam · · · · · · 71		Mamushi Antivenom · · · · · · · · · · · · · · · · 248
Flurbiprofen Axetil · · · 86	Inavir · · · · · · · · · · · 163	
Fluticasone Propionate · · · · · · · · · · · · 331, 334	Inderal · · · · · · · · · · 119	Mannitol-S · · · · · · · 150
	Inovan · · · · · · · · · · · 33	Mannitol YD · · · · · · 150
Flutide · · · · · · · · · · 331	Insulin · · · · · · · · · · 355	Maxipime · · · · · · · · 173
Fondaparinux · · · · · · 100	Iodine · · · · · · · · · · · 255	Medicinal carbon · · · 244
		Medrol · · · · · · · · · · 342

Meglumine Sodium Amidotrizoate · · · · · · · 280	Novo–Heparin · · · · · · 94	Predonine · · · · · · · · · 341
Meglumine Sodium Amidotrizoate Injection · · · · · · · · · · · · · · · · 282	Novo–Protamine Sulfate · · · · · · · · · · · · · · · · 316	Predopa · · · · · · · · · · · 33
	NovoSeven HI · · · · · 306	Primperan · · · · · · · · · 266
Meropen · · · · · · · · · · 174		Propeto · · · · · · · · · · · 252
Meropenem · · · · · · · 174	**O**	Propofol · · · · · · · · · · · 66
Methylpredonisolone · · · · · · · · · · · · · · · · 342	Olprinone · · · · · · · · · · 42	Propofol Maruishi · · 66
	Omepral · · · · · · · · · · 359	Propranolol · · · · · · · 119
Metoclopramide · · · · 266	Omeprazole · · · · · · · 359	Prosmon · · · · · · · · · · 268
Metronidazole · · · · · · · · · · · 189, 234	Onoact · · · · · · · · · · · 116	Prostandin · · · · · · · · · 56
Mexiletine · · · · · · · · · 122	Orgaran · · · · · · · · · · · 108	Prostarmon・F · · · · · 268
Mexitil · · · · · · · · · · · · 122	Oseltamivir · · · · · · · 160	Protamine · · · · · · · · · 316
Meylon · · · · · · · · · · · 358	Osvan · · · · · · · · · · · · 227	Proternol · · · · · · · · · · 39
Micafungin · · · · · · · · 193	Otsuka Distilled Water · · · · · · · · · · · · · · · · 275	Pulmicort · · · · · · · · · 330
Midazolam · · · · · · · · · 68	Otsuka Normal Saline · · · · · · · · · · · · · · · · 274	**Q・R**
Millisrol · · · · · · · · · · · 52		Qvar · · · · · · · · · · · · · · 332
Milrila · · · · · · · · · · · · · 40	**P**	Rapiacta · · · · · · · · · · 162
Milrinone · · · · · · · · · · 40	PAM · · · · · · · · · · · · · 245	Recomodulin · · · · · · 102
Minocycline · · · · · · · 187	Panthenol · · · · · · · · · 267	REF–P1 · · · · · · · · · · 240
Minomycin · · · · · · · · 187	Pantol · · · · · · · · · · · · 267	Reminaron · · · · · · · · · 98
Mometasone Furoate · · · · · · · · · · · · · · · · 333	Papaverine · · · · · · · · 354	rFVIIa製剤 · · · · · · · 306
	Papaverine hydrochloride · · · · · · · · · · · · · 354	Rinderon · · · · · · · · · · 344
Monteplase · · · · · · · 138		Rinderon–V · · · · · · · 344
Morphine · · · · · · · · · · 82	Papaverine hydrochloride Maruishi · · · · · 354	Rinderon–VG · · · · · · 344
Morphine hydrochloride · · · · · · · · · · · · · · · · · 82		Rivotril · · · · · · · · · · · 210
Musculax · · · · · · · · · · 24	Papaverine hydrochloride Mylan · · · · · · · 354	Rocephin · · · · · · · · · 171
Myslee · · · · · · · · · · · · 74		Rocuronium · · · · · · · · 23
	Pentagin · · · · · · · · · · 83	Rohypnol · · · · · · · · · · 71
N	Pentazocine · · · · · · · · 83	Ropion · · · · · · · · · · · · 86
Nafamostat · · · · · · · · 96	Peramivir · · · · · · · · · 162	**S**
Naloxone · · · · · · · · · 312	Perdipine · · · · · · · · · · 50	Salbutamol · · · · · · · 324
Naloxone hydrochloride Intravenous Injection "DAIICHI SANKYO" · · · · · · · · · · · · · · · · 312	Phenobal · · · · · · · · · 200	Salmeterol Xinafoate · · · · · · · · · · · · · · · · 334
	Phenobarbital · · · · · · 200	
	Phenobarbital Sodium · · · · · · · · · · · · · · · · 202	Saxizon · · · · · · · · · · 340
Negmin · · · · · · · · · · 222		Sekijuji Albumin · · · · · · · · · · · · 272, 273
Neophyllin · · · · · · · · 326	Phenylephrine · · · · · · 32	
Neo–synesin Kowa · · 32	Phenytoin · · · · · · · · · 204	Sepamit–R · · · · · · · · 238
Neuart · · · · · · · · · · · · 99	Physiological Saline · 274	Shinbit · · · · · · · · · · · 131
Nicardipine · · · · · · · · 50	Pilsicainide · · · · · · · · 125	Sigmart · · · · · · · · · · · 55
Nicorandil · · · · · · · · · 55	Piperacillin・Tazobactam · · · · · · 167	Silece · · · · · · · · · · · · · 71
Nifedipine · · · · · · · · 238		Slow–K · · · · · · · · · · 287
Nifekalant · · · · · · · · 131	Pitressin · · · · · · · · · · 357	Sodium Bicarbonate 358
Nitorol · · · · · · · · · · · · 53	Popyiode · · · · · · · · · 222	Sodium Chloride · · · 286
Nitroglycerin · · · · · · · 52	Potassium Canrenoate · · · · · · · · · · · · · · · · 148	Sodium Phosphate · · 294
Nobelbar · · · · · · · · · 202		Sodium Polystyrene Sulfonate · · · · · · · · 288
Nor–Adrenalin · · · · · · 38	Potassium Chloride · 287	
Noradrenaline · · · · · · 38	Povidone–Iodine · · · 222	Soldactone · · · · · · · · 148
Novastan HI · · · · · · 104	Pralidoxime Iodide · 245	Sol–melcort · · · · · · · 342
	Precedex · · · · · · · · · · 72	Solu–Cortef · · · · · · · 340
	Prednisolone · · · · · · 341	Solu–medrol · · · · · · · 342

Sosegon ············ 83	Vasopressin ······ 357	アムビゾーム ······ 195
Stericlon R ······ 226	Vecuronium ······· 24	アラセナ–A ······ 158
Stericlon R ethanol · 224	Venetlin ············ 324	アリクストラ ······ 100
Subload-BSG ····· 277	Verapamil ········ 118	アリナミンF ······ 292
Sugammadex ····· 314	Vidarabine ········ 158	アルガトロバン ···· 104
Sulfadiazine Silver ·· 254	Vitamedin ········· 293	アルテプラーゼ ···· 136
Sulfamethoxazole・	Vitamin B$_1$ / B$_6$ / B$_{12}$	アルブミナー ······ 273
Trimethoprim ···· 188	················· 293	アルプロスタジル アルファ
Sultanol ··········· 324		デクス ············ 56
Sunrythm ········· 125	## W・X・Z	アレビアチン ······ 204
Suxamethonium ···· 22	Water for injection · · 275	アンカロン ········ 129
Symbicort ········· 335	Warfarin ·········· 106	アンチトロンビンⅢ · 99
	White Petrolatum ·· 252	アンヒレクス ······ 352
## T	Xylocaine ········· 120	アンピシリン・スルバク
Tambocor ········· 123	Zalban ············· 84	タム ············· 166
Tamiflu ············ 160	Zolpidem ··········· 74	## い・う
Targocid ·········· 178	Zosyn ············· 167	イソジン ·········· 222
Tasmolin ·········· 349	Zovirax ··········· 156	イソジンシュガーパスタ
Tazin ·············· 304		················· 255
Tegretol ··········· 212		イソプレナリン ····· 39
Teicoplanin ······· 178	## 和文	イソプロテレノール · 39
Tetagam P ········ 301	## あ	イナビル ·········· 163
Tetanobulin ······· 301	アーガメイト ······ 288	イノバン ············ 33
Tetanobulin IH ···· 301	アキネトン ········ 349	インスリン ········ 355
Thrombin ········· 303	アクチバシン ······ 136	インデラル ········ 119
Thrombin KAKET-	アシクロビル ······ 156	ウロキナーゼ ······ 139
SUKEN ··········· 303	アズノール ········ 253	ウログラフイン ···· 282
Thrombomodulin Alfa	アズマネックスツイストへ	## え
················· 102	ラー ············· 333	エスラックス ······· 23
Thyradin-S ········ 230	アセチルシステイン · 246	エドロホニウム ···· 352
Tobracin ·········· 180	アセトアミノフェン · 87	エノキサパリン ···· 101
Tobramycin ······· 180	アセリオ ············ 87	エフェドリン ······· 31
Tosparyl ··········· 83	アデール ············ 43	エフェドリン「ナガヰ」31
Trafermin ········· 256	アドエア ··········· 334	エプタコグ アルファ
Tranexamic Acid ·· 305	アドナ ············· 304	················· 306
Transamin ········ 305	アドレナリン ······· 36	エポプロステノールナトリ
TSUMURA Daikenchuto	アトロピン ········ 127	ウム ·············· 58
················· 264	アトロピン硫酸塩 ·· 127	エリスロシン ······ 262
Tulobuterol ······· 328	アネキセート ······ 310	エリスロマイシン ·· 263
## U	アネメトロ ········ 189	エリル ············· 351
Unasyn-S ········· 166	アピドラ ··········· 355	塩化カリウム ······ 287
U-pasta KOWA ···· 255	アミオダロン ······ 129	塩化カルシウム ···· 290
Urografin ········· 282	アミカシン ········ 182	塩化ナトリウム ···· 286
Urokinase ········· 139	アミカシン硫酸塩 ·· 182	塩化ベンザルコニウム
Urokinase Fuji ···· 139	アミドトリゾ酸ナトリウム	················· 227
## V	メグルミン液 ····· 280	塩酸パパベリン ···· 354
Valproate ········· 208	アミドトリゾ酸ナトリウム	塩酸バンコマイシン
Vancomycin · 176, 236	メグルミン注射液 · 282	··············· 175, 236
Vasolan ··········· 118	アミノフィリン ···· 326	

お

- 大塚蒸留水 ······· 275
- 大塚生食注 ······· 274
- オスバン ········ 227
- オセルタミビル ···160
- オノアクト ·······116
- オメプラール ·····359
- オメプラゾール ···359
- オルガラン ·······108
- オルプリノン ····· 42
- オルベスコ ·······329

か

- ガストログラフィン ·280
- カスポファンギン ·194
- カタボン ········· 33
- 活性炭 ··········244
- カデックス ·······255
- ガバペン ········216
- ガバペンチン ·····216
- ガベキサート ····· 98
- カリメート ·······288
- カルチコール ·····290
- カルバゾクロムスルホン酸ナトリウム ···304
- カルバマゼピン ···212
- カルペリチド ·····151
- カンサイダス ·····194
- 乾燥まむし抗毒素"化血研" ·········248
- カンレノ酸カリウム ·148

き・く

- キシロカイン ·····120
- キュバール ·······332
- クリアクター ·····138
- グリセオール ·····149
- グリセリン ·······149
- グリセレブ ·······149
- クリンダマイシン ·186
- グルカゴン ·······247
- グルカゴンGノボ ·247
- グルカゴン「イトウ」 ·247
- グルコン酸カルシウム ·········290
- グルトパ ········136
- クレキサン ·······101
- クロナゼパム ·····210
- クロルプロマジン ·· 75
- クロルヘキシジン ···226
- クロルヘキシジン含有エタノール ········224

け

- ケイキサレート ···288
- ゲーベン ········254
- ケタミン ········· 85
- ケタラール ······· 85
- 献血アルブミン20「化血研」 ·········272
- 献血アルブミン「ベネシス」 ···········273
- 献血トロンビン「ベネシス」 ···········303

こ

- コアテック ······· 42
- 抗破傷風人免疫グロブリン ·········301
- コートン ········339
- コルチゾン ·······339
- コルホルシンダロパート ············· 43
- コントミン ······· 75

さ

- サークレス ······· 53
- サイレース ······· 71
- サクシゾン ·······340
- サブブラッド血液ろ過użu補充液BSG ·········277
- サルタノール ·····324
- ザルバン ········· 84
- サルブタモール ···324
- サルメテロールキシナホ酸塩 ···········334
- 酸化マグネシウム ·360
- サンリズム ·······125

し

- ジアゼパム ······· 70
- ジギタリス ·······128
- シグマート ······· 55
- シクレソニド ·····329
- ジゴキシン ·······128
- ジゴシン ········128
- ジノプロスト ·····268
- ジフルカン ·······192
- シプロキサン ·····184
- シプロフロキサシン ·184
- シムビコート ·····335
- ジメチルイソプロピルアズレン ········253
- 重カマ「ヨシダ」 ···360
- 硝酸イソソルビド ·· 53
- 蒸留水 ··········275
- ジルチアゼム ····· 49
- シンビット ·······131

す

- 水溶性プレドニン ·341
- スガマデクス ·····314
- スキサメトニウム ·· 22
- ステリクロンR ···226
- ステリクロンRエタノール ···········224
- スルファジアジン銀 ·254
- スルファメトキサゾール・トリメトプリム ···188
- スローケー ·······287

せ

- 生理食塩液 ·······274
- 赤十字アルブミン ·······272, 273
- セパミット-R ·····238
- セファゾリン ·····169
- セファメジンα ···169
- セファランチン ···249
- セフェピム ·······173
- セフトリアキソン ·171
- セフメタゾール ···170
- セフメタゾン ·····170
- セルシン ········· 70

そ

- ゾシン ··········167
- ソセゴン ········· 83
- ゾビラックス ·····156
- ソル・コーテフ ···340
- ソルダクトン ·····148
- ゾルピデム ······· 74
- ソル・メドロール ·342
- ソル・メルコート ·342

た

- 大建中湯 ········264
- タゴシッド ·······178
- タジン ··········304
- タスモリン ·······349
- ダナパロイド ·····108
- タミフル ········160

ち・つ

ダラシンS	186
ダルテパリン	103
炭酸水素ナトリウム	358
炭酸リチウム	362
タンボコール	123

ち・つ

注射用水	275
チラーデンS	230
沈降破傷風トキソイド	300
ツムラ大建中湯エキス顆粒	264
ツロブテロール	328

て

テイコプラニン	178
ディプリバン	66
デカドロン	343
デキサメタゾン	343
デクスメデトミジン	72
テグレトール	212
デスモプレシン協和	348
デスモプレシン酢酸塩	348
テタガムP	301
テタノブリン	301
テタノブリンIH	301
デパケン	208

と

透析液	277
ドキサプラム	353
トスフロール	83
ドパミン	33
ドブス	44
ドブタミン	35
ドブトレックス	35
ドブポン	35
トブラシン	180
トブラマイシン	180
ドプラム	353
トラネキサム酸	305
トラフェルミン	256
トランサミン	305
ドルミカム	68
ドロキシドパ	44
トロンビン	303
トロンビン液モチダ	303
トロンビン"化血研"	303
トロンボモデュリン アルファ	102

な・に

ナファモスタット	96
ナロキソン	312
ナロキソン塩酸塩静注0.2mg「第一三共」	312
ニカルジピン	50
ニコランジル	55
ニトロール	53
ニトログリセリン	52
ニフェカラント	131
ニフェジピン	238

ね・の

ネオシネジンコーワ	32
ネオフィリン	326
ネグミン	222
ノイアート	99
ノーベルバール	202
ノバスタンHI	104
ノボセブンHI	306
ノボ・ヘパリン	94
ノボ・硫酸プロタミン	316
ノルアドリナリン	38
ノルアドレナリン	38

は

白色ワセリン	252
バクトラミン	188
バソプレシン	357
破トキ「ビケンF」	300
パパベリン	354
パパベリン塩酸塩	354
ハプトグロビン「ベネシス」	276
パム	245
バルプロ酸	200
パルミコート	330
バンコマイシン	176, 236
パンテノール	267
パントール	267
ハンプ	151

ひ

ビカモール	349
ビタミンB_1/B_6/B_{12}	293
ビタメジン	293
ビダラビン	158
ヒダントール	204
人ハプトグロビン	276
ピトレシン	357
ヒドロコルチゾン	340
ピペラシリン・タゾバクタム	167
ビペリデン塩酸塩	349
ヒューマリンR	355
ピルシカイニド	125

ふ

ファスジル塩酸塩	351
ファンガード	193
フィブラスト	256
フェニトイン	204
フェニレフリン	32
フェノバール	200
フェノバルビタール	200
フェノバルビタールナトリウム	202
フェンタニル	80
フォンダパリヌクス	100
フサン	96
ブデソニド	330, 335
ブプレノルフィン	84
フラグミン	103
フラジール	234
プラリドキシムヨウ化メチル	245
ブリディオン	314
プリンペラン	266
フルコナゾール	192
フルスルチアミン	292
フルタイド	331
フルチカゾンプロピオン酸エステル	331, 334
フルニトラゼパム	71
フルマゼニル	310
フルルビプロフェンアキセチル	86
フレカイニド	123
プレセデックス	72
プレドニゾロン	341
プレドパ	33
フローラン	58
プロスタルモン・F	268
プロスタンディン	56
プロスモン	268

フロセミド · · · · · · · · 146	ミノサイクリン · · · · · 187	リンデロン · · · · · · · · 344
プロタノール · · · · · · · · 39	ミノマイシン · · · · · · · 187	リンデロン–V · · · · · · · 344
プロタミン · · · · · · · · 316	ミリスロール · · · · · · · · 52	リンデロン–VG · · · · · 344
プロプラノロール · · · 119	ミルリーラ · · · · · · · · · · 40	
プロペト · · · · · · · · · · 252	ミルリノン · · · · · · · · · 40	**れ・ろ**
プロポフォール · · · · · · 66		レフビーワン · · · · · · 240
へ	**め**	レペタン · · · · · · · · · · 84
ベクロニウム · · · · · · · 24	メイロン · · · · · · · · · · 358	レボチロキシンナトリウム · · · · · · · · · · · 230
ベクロメタゾンプロピオン酸エステル · · · · · · · 332	メキシチール · · · · · · · 122	レミナロン · · · · · · · · · 98
ベタメタゾン · · · · · · · 344	メキシレチン · · · · · · · 122	ロクロニウム · · · · · · · 23
ベネトリン · · · · · · · · 324	メチルプレドニゾロン · · · · · · · · · · · · · · · 342	ロセフィン · · · · · · · · 171
ヘパリンCa皮下注「サワイ」· · · · · · · · · · 109	メトクロプラミド · · · 266	ロピオン · · · · · · · · · · 86
ヘパリンカルシウム · 109	メドロール · · · · · · · · · 342	ロヒプノール · · · · · · · 71
ヘパリンナトリウム · · 94	メトロニダゾール · · · · · · · · · · · · 189, 234	**わ**
ベラパミル · · · · · · · · 118	メロペネム · · · · · · · · · 174	ワーファリン · · · · · · 106
ペラミビル · · · · · · · · 162	メロペン · · · · · · · · · · 174	ワソラン · · · · · · · · · · 118
ペルジピン · · · · · · · · · 50		ワルファリン · · · · · · 106
ヘルベッサー · · · · · · · · 49	**も**	
ペンタジン · · · · · · · · · 83	モメタゾンフランカルボン酸エステル · · · · · · · 333	
ペンタゾシン · · · · · · · 83	モルヒネ · · · · · · · · · · 82	
ほ	モルヒネ塩酸塩 · · · · · · 82	
ホストイン · · · · · · · · 206	モンテプラーゼ · · · · · 138	
ホスフェニトイン · · · 206	**や・ゆ・よ**	
ボスミン · · · · · · · · · · · 36	薬用炭 · · · · · · · · · · · 244	
ポビドンヨード · · · · · 222	ユーパスタコーワ · · · 255	
ポピヨード · · · · · · · · 222	ユナシン–S · · · · · · · · 166	
ポリスチレンスルホン酸カルシウム · · · · · · · · · 288	ヨウ素 · · · · · · · · · · · 255	
ポリスチレンスルホン酸ナトリウム · · · · · · · · · 288	**ら**	
ホリゾン · · · · · · · · · · · 70	ラシックス · · · · · · · · 146	
ホルメテロール · · · · · 335	ラニナミビル · · · · · · · 163	
ま	ラピアクタ · · · · · · · · 162	
マイスリー · · · · · · · · · 74	ランジオロール · · · · · 116	
マキシピーム · · · · · · · 173	ランタス · · · · · · · · · · 355	
マグセント · · · · · · · · 214	ランドセン · · · · · · · · 210	
マグネゾール · · · · · · · 214	**り**	
マグミット · · · · · · · · 360	リーマス · · · · · · · · · · 362	
マグラックス · · · · · · 360	リコモジュリン · · · · · 102	
マスキュラックス · · · · 24	リチオマール · · · · · · · 362	
まむし抗毒素 · · · · · · 248	リドカイン · · · · · · · · 120	
マンニットールS · · · · 150	リポソーマル アムホテリシン B · · · · · · · · · · · 195	
み	リボトリール · · · · · · · 210	
ミカファンギン · · · · · 193	硫酸マグネシウム · · · 214	
ミダゾラム · · · · · · · · · 68	リン酸Na補正液 · · · · 294	
	リン酸ナトリウム · · · 294	

重要語索引 index

数字

- β2刺激薬 ······· 318
- β遮断薬 ········ 30

欧文

A〜C

- ACT ············ 316
- APTT ··········· 316
- Behavioral Pain Scale ······ 79
- BPS ············· 79
- Brugada症候群 ··· 125
- CAST study ····· 124
- Ca拮抗薬 ········ 46
- Ca製剤 ·········· 285
- COX ············ 77
- CPOT ··········· 78
- Critical-Care Pain Observation Tool ····· 78

D〜H

- De-escalation ···· 165
- DIC ············· 91
- DPI ············· 319
- ECMO ·········· 317
- GABA$_A$受容体 ··· 310
- heparin rebound ·· 317
- HIT ············· 89

I〜O

- iP製剤 ·········· 285
- IVHフィルター ··· 86
- IV-PCA ······ 81, 82
- K吸着薬 ········· 285
- K製剤 ··········· 284
- NaCl製剤 ········ 284
- N-メチル-D-アスパラギン酸受容体 ······· 77
- one pill can kill ··· 243

P

- PaCO$_2$ ········· 309
- PADガイドライン ·· 63
- patient-controlled analgesia ······· 81
- PCPS ··········· 317
- pMDI ··········· 319
- PTC ············ 314

R〜W

- RACE II trial ···· 117
- RALES試験 ·· 144, 145
- TOF ············ 314
- t-PA ············ 132
- VA-ECMO ······· 317
- Vaughan-Williams分類 ····· 112
- VV-ECMO ······· 317
- WPW症候群 ······ 118

和文

あ

- 悪夢 ············· 77
- アスピリン喘息 ···· 76, 86, 87
- アドナ ·········· 296

救急ICU薬剤ノート

- アビガン ········ 153
- アミノフィリン ··· 318
- アラキドン酸カスケード ········· 77
- アルガトロバン ···· 90
- アルコール禁 ····· 220
- アルテプラーゼ ··· 132
- アンチトロンビン ·· 317

い〜お

- 意識障害 ········ 309
- イソプロテレノール ·· 28
- 引火 ········ 221, 225
- ウイルスの増殖経路 ········· 152
- ウロキナーゼ ····· 134
- エプタコグアルファ ········· 296
- 鉛管現象 ········· 80
- オピオイド系 ····· 312
- オピオイド受容体 ·· 76
- オメプラゾール ··· 347

か

- 外傷で使用する薬剤 ········· 296
- 潰瘍性大腸炎 ······ 86
- 火気厳禁 ········ 225
- 覚醒遅延 ········ 312
- カルバゾクロムスルホン酸ナトリウム ······· 296
- 冠血管拡張薬 ······ 47
- 肝障害 ··········· 87
- 感染制御 ········ 298

き・く

- 気管支拡張作用 ···· 85
- 気管支喘息 ········ 86
- 気管内投与 ······· 313
- 危険物 ·········· 225
- 拮抗性鎮痛薬 ···· 76, 83, 84

拮抗薬 ･･････････308	呼吸抑制 ･･････････76, 80, 308, 310, 312	**た**
逆説反応 ･･････････310		第4類危険物 ･･････218
急性オピオイド中毒 ･･････････････312	**さ**	多剤耐性菌 ･･････････164
吸入ステロイド ････319	サージセル ･･････････296	炭酸水素ナトリウム ･･････････････346
強心作用 ･････････29	細胞外液 ･･････････270	
強心薬 ･･････････26	細胞内液 ･･････････270	**ち**
筋弛緩薬 ･････････20		中枢性COX阻害作用 ･･････････････77
クローン病 ･･････････86	**し**	
	シクロオキシゲナーゼ ･･････････････77	中毒 ･･････････242
け	止血 ･･････････296	鎮静 ･････60, 64, 310
経管投与時の注意 ･･228	止血薬 ･･････････296	鎮静薬 ･･････････60
経管投与で頻用する薬剤 ･･････････････228	シャワー浴 ･･････････221	鎮静薬の選択 ･･････63
経口避妊薬 ･･････････314	重症心不全 ･･･････41	鎮痛薬 ･･････････76
経腸栄養 ･･････････259	出血傾向 ･･････････309	
ケイツー ･･････････297	昇圧薬 ･･････････26	**て・と**
痙攣 ･･････････86, 196	消化管蠕動薬 ･･････258	電解質補正 ･･････････284
劇薬 ･･････････310, 312	消化性潰瘍 ･･････････86	天井効果 ･････76, 84
血液培養 ･･････････220	消毒の分類 ･･････････218	疼痛の評価 ･････････78
血管拡張作用 ･････29	消毒薬 ･･････････218	トラネキサム酸 ････296
血管拡張薬 ･････････46	小児 ･･････････243	トランサミン ･･････296
血漿浸透圧 ･･････････270	除毛 ･･････････221	ドロキシドパ ･･････28
血栓溶解薬 ･･････････132	腎障害 ･･････････86	トロンビン ･･････････296
	真菌感染症 ･･････････190	
こ	新生児 ･･････････310	**な～の**
降圧薬 ･････････46	心不全への適応 ･････29	軟膏・クリーム ････250
抗ウイルス薬 ････152		ニューキノロン系抗菌薬 ･･････････････86
抗凝固作用 ･･････316	**す**	
抗凝固薬 ･････････88	ステロイド ･･････････336	ノボセブン ･･････････296
抗菌薬 ･･････････164	スペクトル ･･････････218	
抗痙攣薬 ･････････196	スポンゼル ･･････････297	**は**
甲状腺クリーゼ ･･117		バイオフィルム ････218
抗真菌薬 ･････････190	**せ・そ**	肺塞栓 ･･････････93
抗てんかん薬 ････197	絶縁性 ･･････････222	ハイポ ･･････････223
抗破傷風人免疫グロブ リン ････････････298	舌根沈下 ･･････････308	破傷風 ･･････････298
	ゼルフォーム ･･････297	破傷風トキソイド ･･298
抗不整脈薬 ･･････112	線溶亢進 ･･････････296	バソプレシン ･･････346
硬膜外麻酔 ･･････････82	造影剤 ･･････････278	
呼吸器関係の薬剤 ･･318	早期経管栄養 ･･････228	**ふ～ほ**
呼吸数 ･･････････308	早期経腸栄養 ･･････258	ファビピラビル ････153
		不整脈 ･･････････112

プロスタグランジン製剤 ‥‥‥‥‥‥‥‥‥47

ヘパリンリバウンド ‥‥‥‥‥‥‥‥317

ベンゾジアゼピン系 ‥‥‥‥‥‥‥‥310

ホルモン製剤‥‥‥‥314

ま～も

末梢性COX阻害作用 ‥‥‥‥‥‥‥‥‥77

モンテプラーゼ‥‥‥133

や・ゆ

薬剤性錐体外路症状 ‥76

輸液投与 ‥‥‥‥‥270

輸液・輸血‥‥‥‥‥270

り～ろ

離脱症状 ‥‥‥ 84, 311

利尿薬 ‥‥‥‥‥‥142

硫酸プロタミン ‥‥‥297

ロックアウトタイム ‥81

執筆者一覧

■ 編集

清水敬樹	東京都立多摩総合医療センター救命救急センター 部長 / センター長

■ 執筆者（五十音）

麻喜幹博	東京都立広尾病院循環器科
井手亮太	昭和大学医学部救急医学講座
岩下義明	三重大学医学部附属病院救命救急センター
加茂徹郎	慶応義塾大学医学部呼吸器内科
九鬼隆家	東京都立多摩総合医療センター腎臓内科・救急診療科
光銭大裕	東京都立小児総合医療センター救命救急科
小島直樹	公立昭和病院救命救急センター
齊藤修	東京都立小児総合医療センター集中治療科
佐藤祐	東京都立多摩総合医療センター 呼吸器・腫瘍内科 / 総合内科 / 救急診療科
塩澤知之	順天堂大学医学部附属順天堂医院循環器内科
菅野敬之	東邦大学医療センター佐倉病院麻酔科
高氏修平	市立札幌病院救命救急センター
田頭保彰	東京都立多摩総合医療センター感染症科
竹田寛恵	日本医科大学付属病院麻酔科
田中幸太郎	東京労災病院救急科
土井信一郎	順天堂大学医学部附属順天堂医院循環器内科
永田健一郎	東京都立多摩総合医療センター循環器内科
萩原祥弘	東京都立多摩総合医療センター救命救急センター
早野大輔	日本赤十字社医療センター救急科
速水宏樹	獨協医科大学越谷病院救命救急センター
堀内美樹博	東京都立多摩総合医療センター薬剤科
堀越久子	順天堂大学医学部附属順天堂医院形成外科
本田仁	東京都立多摩総合医療センター感染症科
牧野隆雄	市立札幌病院循環器内科
森川健太郎	東京都立多摩総合医療センター救命救急センター
山下智幸	昭和大学医学部救急医学講座

● **編者プロフィール**

清水敬樹　Shimizu Keiki

東京都立多摩総合医療センター救命救急センター
部長／センター長

1995年　広島大学医学部医学科　卒業
麻酔科，脳神経外科を経て現在は東京都立多摩総合医療センターの救命救急センター長として三次救急対応，およびICU，HCUでの重症患者管理を施行している．
広範囲熱傷，多発外傷，重症頭部外傷，重症呼吸不全，顔面外傷の管理への専門性が高く，広範囲植皮，開頭血腫除去，ECMO，TAEを主な業務としてきて現在に至る．現在の興味は重症呼吸不全へのECMO管理および伊豆諸島のヘリ搬送の体制の再構築などであり，レジデントと楽しい毎日をおくっている．また，PRIDE，K-1，UFC，RINGSなど格闘技におけるリングドクターとしても活躍した．
救命救急，および集中治療の症例が非常に豊富な当施設での研修を希望する若きレジデント諸君をいつでも歓迎します．

主な編著書：
「ICU実践ハンドブック」，「経過でみる救急・ICU画像診断マニュアル」，「ICU看護パーフェクト」（以上羊土社），「ICU完全攻略」（中外医学社）など多数．

救急ICU薬剤ノート
希釈まで早わかり！

2015年2月20日　第1刷発行			
2019年5月25日　第3刷発行	編　集	清水敬樹	
	発行人	一戸裕子	
	発行所	株式会社　羊　土　社	
		〒101-0052	
		東京都千代田区神田小川町2-5-1	
		TEL　03（5282）1211	
		FAX　03（5282）1212	
© YODOSHA CO., LTD. 2015		E-mail　eigyo@yodosha.co.jp	
Printed in Japan		URL　www.yodosha.co.jp/	
	装　幀	日丁尤典	
ISBN978-4-7581-1764-7	印刷所	広研印刷株式会社	

本書に掲載する著作物の複製権，上映権，譲渡権，公衆送信権（送信可能化権を含む）は（株）羊土社が保有します．

本書を無断で複製する行為（コピー，スキャン，デジタルデータ化など）は，著作権法上での限られた例外（「私的使用のための複製」など）を除き禁じられています．研究活動，診療を含み業務上使用する目的で上記の行為を行うことは大学，病院，企業などにおける内部的な利用であっても，私的使用には該当せず，違法です．また私的使用のためであっても，代行業者等の第三者に依頼して上記の行為を行うことは違法となります．

JCOPY ＜(社) 出版者著作権管理機構　委託出版物＞
本書の無断複写は著作権法上での例外を除き禁じられています．複写される場合は，そのつど事前に，(社) 出版者著作権管理機構 (TEL 03-5244-5088, FAX 03-5244-5089, e-mail：info@jcopy.or.jp) の許諾を得てください．

集中治療の現場で役立つ羊土社の書籍

ICU実践ハンドブック改訂版
病態ごとの治療・管理の進め方

清水敬樹／編
- 定価（本体 6,600円＋税） ■ A5判 ■ 719頁
- ISBN 978-4-7581-1845-3

Dr.竜馬の
やさしくわかる集中治療 循環・呼吸編
内科疾患の重症化対応に自信がつく！

田中竜馬／著
- 定価（本体 3,800円＋税） ■ A5判 ■ 351頁
- ISBN 978-4-7581-1784-5

Dr.竜馬の
やさしくわかる集中治療 内分泌・消化器編
内科疾患の重症化対応に自信がつく！

田中竜馬／著
- 定価（本体 4,000円＋税） ■ A5判 ■ 431頁
- ISBN 978-4-7581-1810-1

教えて！
ICU 集中治療に強くなる

早川 桂，清水敬樹／著
- 定価（本体 3,800円＋税） ■ A5判 ■ 239頁
- ISBN 978-4-7581-1731-9

教えて！
ICU Part2 集中治療に強くなる

早川 桂／著
- 定価（本体 3,800円＋税） ■ A5判 ■ 230頁
- ISBN 978-4-7581-1763-0

教えて！
ICU Part3 集中治療に強くなる

早川 桂／著
- 定価（本体 3,900円＋税） ■ A5判 ■ 229頁
- ISBN 978-4-7581-1815-6

発行 羊土社 YODOSHA
〒101-0052 東京都千代田区神田小川町2-5-1　TEL 03(5282)1211　FAX 03(5282)1212
E-mail: eigyo@yodosha.co.jp
URL: www.yodosha.co.jp

ご注文は最寄りの書店、または小社営業部まで